W0255028

Erfolgskonzepte Zahnarztpraxis & Management

Erfolgs-Konzepte für Ihre Zahnarztpraxis

Als Zahnarzt sind Sie auch Führungskraft und Manager: Teamführung, Qualitätsmanagement, Abrechnungsfragen, Erfüllung gesetzlicher Vorgaben, patientengerechtes Leistungsspektrum, effiziente Abläufe, leistungsgerechte Kostensteuerung ...

Zusätzliche Kompetenzen sind entscheidend für Ihren Erfolg.

Agieren statt reagieren

Gestalten Sie zielgerichtet die Zukunft Ihres Unternehmens – als Organisator, Stratege und Vermarkter.

Mehr Informationen zu dieser Reihe auf http://www.springer.com/series/8782

Thomas Sander
Hrsg.

Meine Zahnarztpraxis – Marketing

Patientengewinnung, Markenbildung, Positionierung

2., vollständig überarbeitete und aktualisierte Auflage

Mit 51 Abbildungen und 19 Tabellen

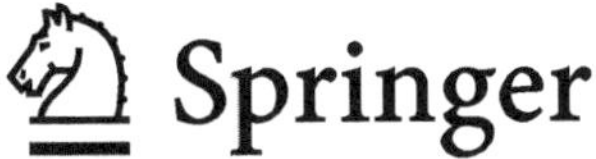

Springer

Herausgeber
Thomas Sander
OE 7705 Praxisökonomie
Medizinische Hochschule Hannover
Hannover
Deutschland

Erfolgskonzepte Zahnarztpraxis & Management
ISBN 978-3-662-52937-9 ISBN 978-3-662-52938-6 (eBook)
DOI 10.1007/978-3-662-52938-6

Die Deutsche Nationalbibliothek verzeichnet diese Publikation in der Deutschen Nationalbibliografie; detaillierte bibliografische Daten sind im Internet über http://dnb.d-nb.de abrufbar.

Umschlaggestaltung: deblik Berlin
Fotonachweis Umschlag: © alimyakubov/de.fotolia.com, ID: 84397150

Gedruckt auf säurefreiem und chlorfrei gebleichtem Papier

Springer ist Teil von Springer Nature
Die eingetragene Gesellschaft ist Springer-Verlag GmbH Berlin Heidelberg

Vorwort von Thomas Sander

Das Thema Marketing ist für viele Zahnärzte immer noch neu und mit großen Unsicherheiten behaftet. In meinen Vorträgen sowie bei Praxisbesuchen erfahre ich immer wieder, dass gerade das Thema Positionierung, also die Frage, was der Zahnarzt eigentlich will und wofür er steht, nicht bearbeitet wurde. Im Ergebnis sind dann häufig – wenn überhaupt – ein unausgereiftes Marketingkonzept und ein paar Werbeversuche ohne ein tragfähiges Fundament zu erkennen. Die Frage der richtigen Positionierung ist für mich die Schlüsselfrage für ein erfolgreiches Marketing.

Dieses Buch soll Hilfestellung bei der Bewältigung dieser neuen Aufgabe einer jeden Zahnarztpraxis geben. Es ist entstanden aus der langjährigen Erfahrung bei der Unterstützung von Zahnarztpraxen und aus der Arbeit beim Aufbau der Praxisökonomie an der Medizinischen Hochschule Hannover. Im Rahmen dieser Tätigkeit ist auch die erste größere Untersuchung zum Thema „Marketing von Zahnarztpraxen" entstanden, die im Wesentlichen Dr. Michal-Constanze Müller durchgeführt hat, und die durch weitere Studien- bzw. Bachelorarbeiten ergänzt wurde. Das Buch wurde durch die Integration der vorhandenen Literatur, meine Erfahrungen mit Zahnarztpraxen und die praktische Sichtweise der niedergelassenen Zahnärztin Müller vervollständigt.

Michal-Constanze Müller hat meine Sichtweise als Nicht-Zahnarzt auf das Thema bereits für die 1. Auflage, die wir zusammen erarbeitet haben, und auch danach im ständigen professionellen Austausch stark geprägt. Ihre stets fragende berufsethische Beleuchtung der Thematik und ihr Ziel, dass sich ihre Kollegen selbst mit den Marketingherausforderungen kritisch auseinandersetzen, haben nach wie vor großen Einfluss auf meine Einstellung: „Die Profession hat nach meiner Auffassung hier die wichtige Selbstverantwortung, ihre Handlungs- und Entscheidungsfreiheit entsprechend dem Selbstbild freier Berufe zu wahren und somit die Aufgabe, die Begegnung mit dem Thema Marketing aktiv aus dem Werteverständnis der Profession unter Einbeziehung der Grundsätze ärztlicher Ethik mit zu gestalten." (aus Vorwort Müller, 1. Auflage)

Ich bedauere sehr, dass Michal-Constanze Müller aus Zeitgründen an der 2. Auflage nicht mehr in dem Maß wie damals mitwirken konnte. Natürlich freue ich mich, dass ihre Praxis so erfolgreich läuft, und dass sie trotz der damit verbundenen Zeitknappheit an zwei Kapiteln dieser Auflage und insbesondere beim professionellen Diskurs mitgewirkt hat. Für ihre langjährige, positiv kritische Einflussnahme auf meine Arbeit und unseren steten freundschaftlichen Austausch möchte ich mich ganz herzlich bedanken.

Nach meinem Kenntnisstand ist dieses als Lehr- und Handbuch konzipierte Werk das erste dieser Art, das versucht, ein Fundament des Themas mit wissenschaftlicher Orientierung zu legen. Zielgruppe sind Studierende und Assistenten in Seminaren und Workshops sowie niedergelassene Zahnärzte, die sich vor ihrem professionellen Markenauftritt informieren möchten. Ich möchte aber darauf hinweisen, dass allein die Lektüre des Buches nicht zu einem ausgereiften Konzept führt. Dazu ist im Anschluss daran viel Arbeit erforderlich. Und es sollte immer bedacht werden: Es gibt in Deutschland ca. 44.000 Zahnarztpraxen, noch mehr Praxisinhaber, einen rasanten Konzentrationsprozess, z. B. auch mit zahnärztlichen MVZ, und entsprechend viele Konzepte. Authentizität ist die Voraussetzung für einen erfolgreichen Marketingplan, und das erfordert die Berücksichtigung der Individualität von Menschen in der Praxis und in der Zielgruppe. Von der Verwendung von „Schubladen-Konzepten" kann ich nur abraten.

In dieser 2. Auflage werden die Kenntnisse aus der Pionierzeit des Praxismarketings um viele aktuelle Erfahrungen aus Wissenschaft und Praxis ergänzt. Ein Ergebnis: Die Website hat in Verbindung mit Arztbewertungsportalen die Bedeutung des Empfehlungsmarketings nahezu eingeholt. Das Marketing-Controlling, also der effiziente Werbemitteleinsatz und der gemessene Werbeerfolg, wird mit zunehmendem Wettbewerb immer wichtiger. Dem ist ein eigenes, neues Kapitel gewidmet. Im Hinblick auf das Binnenmarketing, also dem „Wirken" der Praxis auf die Patienten, werden die Anforderungen an das Team, aber auch die der Mitarbeiter an die Praxisleitung, immer komplexer, gerade in Zeiten des Personalmangels. Leena Pundt, Professorin für Personalmanagement, gibt neue, wertvolle Anregungen zum modernen „Arbeitsplatz Praxis".

Ich möchte mich bei allen mitwirkenden Autoren und bei den Unterstützern im Springer-Verlag ganz herzlich bedanken.

Professor Dr. Thomas Sander
Hannover, im Sommer 2016

Der Herausgeber

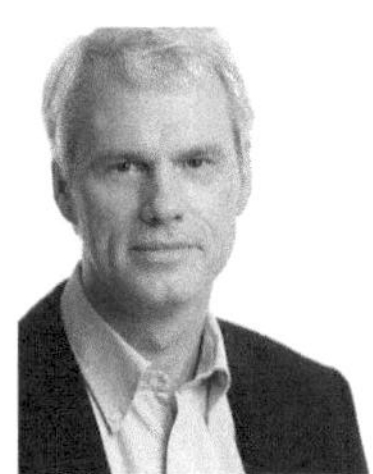

© Sander

Professor Dr. Thomas Sander

Thomas Sander ist Professor für Infrastrukturökonomie. Er hat Ingenieurwissenschaften studiert und beschäftigt sich seit 1990 mit praktischen Fragen der wirtschaftlichen Optimierung infrastruktureller Einrichtungen. 1999 erhielt er den Ruf an die Fachhochschule Hannover, wo er seine wissenschaftlichen Arbeiten zum Thema Infrastrukturökonomie intensivieren konnte.

Seit 2001 beschäftigt sich Professor Sander auch mit Fragen der Ökonomie von Arzt- und Zahnarztpraxen. Im Auftrag der Zahnärztekammer Schleswig-Holstein hat er an der Entwicklung eines der ersten Qualitätsmanagementsysteme für Zahnarztpraxen mitgewirkt. Seine Erfahrungen konnte er seitdem in zahlreichen Vorträgen und Workshops für Ärzte und Zahnärzte weitergeben und in der Auseinandersetzung mit den Praxen erweitern.

In 2005 wechselte Professor Sander an die Medizinische Hochschule Hannover (MHH), wo er neben projektbezogenen Tätigkeiten für die MHH das Lehrgebiet Praxisökonomie aufbaute. Der Schwerpunkt seiner Forschungsaktivitäten liegt im Bereich des Praxismarketings für Zahnärzte.

Professor Sander berät auch weiterhin Praxen und erarbeitet Lösungen für diese mit folgenden Themenschwerpunkten:

- Marketing
- Positionierungsstrategien
- Unternehmensberatung
- Internetauftritte
- Existenzgründung

Inhaltsverzeichnis

Autorenverzeichnis

Cornelius-Uerlich, Ahlke, M.A.
Uerlich – Zahnärzte in Partnerschaft,
Dr. Helmut Uerlich und Dr. Silke Dörner
Claußenstraße 4,
26919 Brake

Klein, Hans-Dieter, Dipl.-oec.
Im Falkenrain 20,
70192 Stuttgart

**Müller, Michal Constanze,
Dr. med. dent., M.A.**
Heidornstraße 2,
30171 Hannover

Pundt, Leena, Prof. Dr. phil.
Hochschule Bremen, Fakultät 1,
Fachbereich Personalmanagement
Werderstraße 73,
28199 Bremen

Sander, Thomas, Prof. Dr.-Ing.
OE 7705 Praxisökonomie,
Medizinische Hochschule Hannover
Carl-Neuberg-Straße 1,
30625 Hannover

Der Zahnarzt als Unternehmer – eine Einleitung

Thomas Sander und Michal-Constanze Müller

T. Sander (Hrsg.), *Meine Zahnarztpraxis – Marketing*, Erfolgskonzepte Zahnarztpraxis & Management,
DOI 10.1007/978-3-662-52938-6_1

In diesem einführenden Kapitel wird auf die Entwicklung der Werbefreiheit für Zahnärzte in Verbindung mit der Aufhebung der Zulassungsbeschränkungen sowie auf die damit verbundenen Konsequenzen eingegangen. Dabei werden die Veränderungen hinsichtlich der Zahnarztdichte und des zunehmenden Wettbewerbs behandelt und der Einfluss der Feminisierung des Berufs, die starke Zunahme der Anzahl der angestellten Zahnärzte, die Vielfalt der Betriebsformen sowie der Konzentrationsprozess der Zahnarztpraxen thematisiert.
Es wird deutlich gemacht, inwieweit heute betriebswirtschaftliches und insbesondere auch Marketing-Know-how für den Betrieb einer Praxis erforderlich sind und welche Bedeutung die Person des Zahnarztes und seines Teams für den Erfolg hat.

Die wirtschaftlichen und berufspolitischen Entwicklungen fordern auch vom Zahnarzt immer mehr unternehmerisches Denken. Die Sicherheit, dass ohnehin genügend Patienten zur Behandlung kommen werden und um das Auskommen kein Grund zur Sorge besteht, existiert so nicht mehr: Die Aufhebung von **Zulassungsbeschränkungen** führten seit 2007 insbesondere in städtischen Ballungsgebieten, aber auch bereits in vielen ländlichen Regionen zu einer Überversorgung mit hoher Zahnarztdichte – potenzielle Neupatienten können sich „ihren" neuen Zahnarzt meist aus einer Vielzahl unterschiedlicher Anbieter aussuchen. Die einzelne Praxis muss sich zunehmend im Konkurrenzumfeld der benachbarten Kollegen behaupten.

Verstärkt wird diese Entwicklung noch durch den nachlassenden Niederlassungswillen der jungen Zahnärzte, der auch im Zusammenhang mit der zunehmenden Feminisierung des Berufs gesehen werden muss. Immer mehr Zahnärzte lassen sich abhängig beschäftigen. Die Zahl der angestellten Zahnärzte ist seit 2007, als die Möglichkeit geschaffen wurde, von 1800 auf mehr als 9000 im Jahr 2015 gestiegen. Darüber hinaus waren in 2015 etwa ein Drittel aller Behandler älter als 55. Vielerorts können die alteingesessene Praxen nicht mehr verkauft werden. In der Folge sinkt die Zahl der Praxen kontinuierlich: Von 2007 bis 2013 hat sie sich von rund 46.000 auf weniger als 44.000 reduziert. Man kann daher auch von einem **Konzentrationsprozess** sprechen. Die Zahnarztpraxen werden immer weniger und immer größer, wobei nach wie vor die Einzelpraxen mit einem Anteil von mehr als 80 % dominieren (Zahlen aus dem KZBV Jahrbuch 2015).

Eine weitere Tendenz in Richtung Marktwirtschaft wurde im Juli 2015 mit dem GKV-Versorgungsstärkungsgesetz geschaffen. Damit sind rein zahnärztliche medizinische Versorgungszentren (**Z-MVZ**) möglich geworden. Sie können von einem oder mehreren Zahnärzten in verschiedenen Rechtsformen gegründet werden, auch als Gesellschaft mit beschränkter Haftung. Seitdem sind viele **BAG** in Z-MVZ umgewandelt worden bzw. neue entstanden. Mit dieser Gesetzesänderung bot sich gerade unternehmerisch aktiven Zahnärzten die Chance, die eigene Praxis noch erfolgsorientierter auszubauen, zumal die Einstellung von angestellten Zahnärzten im Z-MVZ zahlenmäßig unbeschränkt ist.

Diese Entwicklung ist für tendenziell weniger unternehmerisch orientierte Zahnärzte problematisch, weil sich die Patienten, die eine neue Praxis suchen, eher für die junge, moderne Praxis als für eine kleine, weniger attraktive entscheiden, wobei dies in urbanen Gebieten ausgeprägter ist als im ländlichen Bereich. Das hat zur Folge, dass bei den älter werdenden Praxen, die nicht mehr investieren, der Inhaber mit seinen Patienten altert. Und da zu wenige Neupatienten nachwachsen, kommt es zu einem langsamen Umsatzrückgang. Aber auch für normale, junge Praxen wird es immer schwerer, sich gegen die marketingaktiven zu behaupten.

Hinzu kommt nämlich, dass die früher strikt geltenden absoluten Werbeverbote für Heilberufe nicht mehr bestehen. Zwar gibt es weiter berufsrechtliche Beschränkungen, aber inzwischen haben auch Arzt und Zahnarzt ein weites zulässiges Spektrum an Möglichkeiten, gezielt auf sich und ihre Praxen aufmerksam zu machen. Die frühere Sicherheit, dass keiner werben darf, daher die Chancen für alle Mitbewerber ohnehin gleich sind und allein der eigene Ruf zählt, ist somit nicht mehr in dieser Form gegeben.

Auch wenn nach wie vor ein Großteil neuer Patienten über die persönliche Weiterempfehlung durch andere Patienten auf die Praxis aufmerksam wird, zeigen verschiedene Untersuchungen, dass immerhin mindestens ein Drittel der Patienten durch andere, nicht empfehlungsgebundene Werbemaßnahmen auf die Praxis, für die sie sich am Ende entscheiden, aufmerksam werden. Führend sind hier die Praxiswebsite, aber auch Arztbewertungsportale, Anzeigen oder das Praxisschild. Form, Qualität und Intensität der eigenen Marketingmaßnahmen gegenüber dem Konkurrenzumfeld haben einen Einfluss darauf, ob und in welchem Umfang sich diese Patientengruppe für die Praxis interessiert und sich möglichst dann auch für sie entscheiden wird.

Es ist essenziell, dass sich der Zahnarzt auch als Unternehmer versteht und sich aktiv mit dem Thema Marketing als Teilgebiet der Betriebswirtschaftslehre auseinandersetzt.

Hierzu sind zunächst der Erwerb von Wissen um die Möglichkeiten von Marketing und die inhaltliche eigene Auseinandersetzung damit erforderlich. Es geht darum, ein individuelles Konzept zu entwickeln, wie sich die eigene Praxis am besten gegenüber der Konkurrenz der umgebenden Praxen abhebt und potenzielle neue Patienten auf sich aufmerksam machen kann.

Dringend empfohlen wird dabei ein methodisches Vorgehen:

Zunächst muss die Positionierung der Praxis gefunden und festgelegt werden. Sie wird wesentlich durch die Person des Zahnarztes geprägt. Wichtig sind aber unter anderem auch Historie und Lage der Praxis sowie das Team und die Behandlungsschwerpunkte. In ▶ Kap. 3 wird diese „Basis des Marketings" erläutert. Auf der Grundlage der Positionierung muss dann das Marketingkonzept entwickelt werden. Hier werden alle Marketingmaßnahmen geplant und auch das Werbekonzept entwickelt.

Werbung ist ein Teil des Marketings. ▶ Kap. 4 setzt sich mit den Grundlagen von Werbung speziell für Zahnarztpraxen auseinander. In ▶ Kap. 6 werden die Grundlagen praxisgerecht im Hinblick auf eine effektive Patientengewinnung aufbereitet. ▶ Kapitel 8 widmet sich dem so wichtigen Thema Internet. Die Praxiswebsite ist heute neben dem Empfehlungsmarketing die wichtigste Quelle für die Neupatientenakquisition. Zukünftig wird sie, sowohl was die Zahl der akquirierten Patienten als auch was die Inhalte betrifft, immer bedeutsamer werden. Zahlreiche Forschungsprojekte widmen sich zurzeit dem Thema Internet. Mit ▶ Kap. 10 wird ein relativ neues Thema aufgegriffen: Da die Ausgaben für Marketing und Werbung auf 5 % bis in Einzelfällen 20 % des Umsatzes gestiegen sind und damit beträchtliche Größen ausmachen, kommt der Frage des effizientesten Mitteleinsatzes große Bedeutung zu. Mit einem gezielten Marketing-Controlling kann die Praxis ihr Budget steuern und erfolgsorientiert aufteilen.

Mit der hiermit vorgelegten Schrift wird erstmalig versucht, das Thema Marketing für Zahnarztpraxen wissenschaftlich systematisch und gleichzeitig praxisgerecht aufzubereiten. In dieser zweiten Auflage werden die Erkenntnisse aktualisiert.

Das vorliegende Buch liefert einzigartig auf dem Markt der derzeit erhältlichen Bücher einen Ansatz, in dem das Thema Marketing für Zahnarztpraxen wissenschaftlich systematisch und gleichzeitig praxisgerecht aufbereitet wird.

Was ist zulässig – Werberecht für Zahnärzte

Thomas Sander

T. Sander (Hrsg.), *Meine Zahnarztpraxis – Marketing*, Erfolgskonzepte Zahnarztpraxis & Management,
DOI 10.1007/978-3-662-52938-6_2

In diesem Kapitel wird die Entwicklung der Liberalisierung des Werberechts für Zahnärzte angerissen. Grundsätzlich kann jeder Zahnarzt in beliebigen Medien, aber nicht mit beliebigen Inhalten für seine Praxis werben. Angemessene Werbung ist zulässig. Sie darf aber nicht irreführend, anpreisend, vergleichend sein oder gegen die guten Sitten verstoßen.

Früher galt für Freiberufler nahezu ausnahmslos ein **Werbeverbot**. Dies hat sich in letzter Zeit zunehmend geändert: Inzwischen hat auch der Zahnarzt die Möglichkeit, durch vielfältige Werbemaßnahmen gezielt auf sich und die eigene Praxis aufmerksam zu machen. Die liberalere Auffassung geht hierbei vom Bundesverfassungsgericht aus, das zwar weiterhin anerkennt, dass einer gesellschaftspolitisch unerwünschten **Kommerzialisierung** des Arztberufes durch Werbeverbote vorgebeugt werden darf. Allerdings darf dem Arzt deshalb nicht mehr einfach jede, sondern nur noch die berufsrechtswidrige Form von Werbung untersagt werden. Die Entscheidung über die Zulässigkeit oder Nicht-Zulässigkeit von Werbemaßnahmen verlagert sich somit in den Bereich der berufsrechtlichen Normen (Langhoff und Pastille 2009).

Maßgeblich sind hier die jeweiligen Berufsordnungen der Länderkammern, die sich teilweise an der allerdings rechtlich nicht bindenden „Musterberufsordnung für Zahnärzte" orientieren, sowie das Heilmittelwerbegesetz (HWG) (Institut für freie Berufe Nürnberg 2007). Werbung gilt vor diesem neuen Hintergrund insbesondere dann als (berufs-)rechtlich nicht zulässig, wenn sie über interessengerechte und sachangemessene Informationen hinausgeht (Pecher 2009). Hierzu ist allerdings dringend zu beachten, dass der Entscheidungsspielraum, was am Ende ggf. nicht mehr angemessen ist, derzeit trotz der zunehmenden Liberalisierungstendenzen des Werberechts für Heilberufler immer noch schwer vorhersagbar ist. Allein schon zwischen den einzelnen Länderkammern bestehen hierbei teilweise erhebliche Unterschiede in der Auslegung der einzelnen Bestimmungen. Es ist daher in jedem Fall empfehlenswert, sich unabhängig von Einzelfallrechtsprechungen mit den Besonderheiten der eigenen zuständigen Kammer gut vertraut zu machen, um die eigene Rechtssicherheit hierbei zu erhöhen. Eine Schlussfolgerung, dass aufgrund der zunehmenden Liberalisierung der Rechtsprechung in der Fragestellung Zahnarzt und Werberecht in Zukunft nichts mehr unmöglich sein wird, ist zudem weiter nur eine Prognose. Der an sich „durchaus wünschenswerte Wertungsgleichlauf mit dem Regelungsregime des Gesetzes gegen den unlauteren Wettbewerb (UWG)" (Langhoff und Pastille 2009) liegt für die Zahnarztwerbung bislang aufgrund der zusätzlichen Bindungen an die Regularien des Berufsrechtes nicht vor.

Insbesondere bei Werbemaßnahmen, die über das im kollegialen und regionalen Umfeld allgemein übliche Maß hinausgehen, ist daher weiterhin zu empfehlen, bei der Planung solcher Maßnahmen einen in diesem Fachgebiet entsprechend versierten Rechtsanwalt beratend hinzuzuziehen. Es sollte eine kritische Abwägung zwischen einem möglichen Wettbewerbsvorteil des Zahnarztes auf der einen und dem Risiko möglicher Rechtsfolgen wie Disziplinarverfahren seitens der Zahnärztekammern oder der Abwehr von Unterlassungsklagen und Schadensersatzansprüchen durch Kollegen oder entsprechend spezialisierte Verbände auf der anderen Seite erfolgen.

Unabhängig davon gilt: Angemessene Werbung ist zulässig. Dem Arzt und Zahnarzt sind nach der Berufsordnung sachliche und berufsbezogene Informationen gestattet. Der Arzt kann nach der Weiterbildungsordnung erworbene Bezeichnungen, nach sonstigen öffentlich-rechtlichen Vorschriften erworbene Qualifikationen, Tätigkeitsschwerpunkte und organisatorische Hinweise ankündigen.

Tipp

Die Werbung des Zahnarztes darf nicht irreführend, anpreisend, vergleichend sein oder gegen die guten Sitten verstoßen. Anpreisende Werbung, Übertreibungen und Superlative sind nicht zulässig ebenso wie die Behauptung einer Alleinstellung mit dem Ziel, die eigene Leistung besonders wirkungsvoll herauszustellen und Patienten suggestiv zu beeinflussen.

Im folgenden Beispiel wird anhand eines spektakulären Exempels aus der Orthopädie deutlich, wie das höchste deutsche Gericht eine nahezu reißerisch anmutende Werbung hinsichtlich ihrer Zulässigkeit beurteilt. Ganz gegen das Gefühl vieler befragter

Zahnärzte sind danach derartige Extreme möglich. Dieser Grundsatz gilt natürlich auch für Zahnärzte. Und tatsächlich urteilen viele Gerichte heute sehr liberal in Streitfällen um die Zulässigkeit von Werbemaßnahmen von Zahnärzten.

Urteil des BVerfG: 1 BvR 191/2005

Anzeige eines Orthopäden in der Zeitung sowie ein Zeitungsartikel mit den Formulierungen: „Weil er die unangefochtene Nr. 1 für Bandscheibenvorfälle sei./Mit einer sensationellen Erfolgsquote./Oft sind Patienten bereits im Rollstuhl oder vom Kortison schwer gezeichnet, haben lange Leidenswege hinter sich. Wenn sie dann am Tag nach der OP gesund und munter auf ihren Beinen stehen, mich glücklich anstrahlen und mit der Assistentin ein Tänzchen wagen, dann sind das bewegende Momente./Die sanfteste Bandscheibenoperation der Welt ist ein ärztliches Spitzenprodukt made in B../[…] führt Eingriffe nicht nur mit behutsamen Fingern aus – er hat genial anmutende Operationsprogramme selbst entwickelt und realisiert alltägliche Wunder mit feinen Mini-Instrumenten, die speziell für ihn hergestellt sind."
Das BVerfG sah in den Artikeln keinen Verstoß gegen berufsrechtliche Vorschriften:
Im Vordergrund steht die Information potenzieller Patienten über Behandlungs- und Operationsmethoden. Die Texte leisten keiner Kommerzialisierung des Arztberufes Vorschub, noch beeinträchtigen sie das Vertrauen der Bevölkerung in den ärztlichen Berufsstand. Die Formulierung „ein Tänzchen wagen" verdeutliche den Erfolg der Methode und den schonenden Umgang mit den Patienten. Zwar lassen die gewählten Formulierungen den Arzt in einem sehr positiven Licht erscheinen, aber hierdurch wird auch die Persönlichkeit des Arztes gekennzeichnet. Der Arzt nimmt an der Stimmungslage des Patienten teil und interessiert sich für den Behandlungserfolg auch persönlich. Es handele sich um Image- und Sympathiewerbung.

Nach Lyck und Sauerbier (2014) ist die Zulässigkeit von Werbemaßnahmen stets am Inhalt und nicht am Medium zu messen. Als anschauliches Beispiel kann hier die Werbung für zahnmedizinische Leistungen auf der Rabattangebot-Plattform Groupon angesehen werden (groupon.de). Viele Zahnärzte haben dies, z. B. für Bleaching-Angebote, mit großem Erfolg im Hinblick auf die Neupatientenakquisition genutzt.

Grundsätzlich sind sowohl Schenkungen und auch Verlosungen von z. B. Zahnbürsten etc., aber auch für PZR, zulässig. Für medizinische Eingriffe, also eben auch für Bleaching, ist das nicht statthaft. Danach kann grundsätzlich für z. B. PZR auch auf Groupon geworben werden, weil ja der Inhalt und nicht das Medium maßgeblich ist. Da aber der Behandlungsvertrag zwischen dem Patienten und dem Zahnarzt direkt abgeschlossen werden muss, was bei Groupon nicht der Fall ist (hier wird der Vertrag zwischen dem Patienten und Groupon auf der einen und Groupon und dem Zahnarzt auf der anderen Seite geschlossen), ist diese Konstruktion selbst für PZR nicht zulässig. Auch kostenlose Erstuntersuchungen sind nicht möglich.

Die zugehörigen Urteile zeigen auf, wie weit Werbung heute gehen darf. Grundsätzlich spricht selbst gegen ein von vielen als reißerisch empfundenes Medium wie Groupon nichts. In einem mir bekannten Fall hat in 2016 ein Zahnarzt mit vielen Metern langen Plakaten und großen Fotos mit schönen Gesichtern an seinem Praxisgebäude für ästhetische Zahnmedizin geworben und wurde von der Kammer – offenbar nach Anzeige durch einen Kollegen – abgemahnt. Begründung: reißerische Werbung. Es reichte ein nicht juristisch formuliertes, klares Antwortschreiben des werbenden Kollegen aus, damit die Kammer ihre Unterlassungsverfügung zurückzog.

Dennoch wird – wie oben erläutert – die Abstimmung mit der jeweils zuständigen Zahnärztekammer bei allen über das normale Maß hinausgehenden Werbemaßnahmen empfohlen. Als weiterführende Literatur wird insbesondere auf „Ärztliches Werberecht" (Rumetsch und Kalb 2015) verwiesen.

Literatur

Langhoff N, Pastille N (2009) Zahnarztwerbung: Sonderfall Spezialist. ZWP 9:32–25 http://www.zwp-online.info/de/zwpnews/wirtschaft-und-recht/recht/zahnarztwerbung-sonderfall-spezialist

Lyck KH, Sauerbier C (2014) Werbung: Sind der Kreativität Grenzen gesetzt? In: ZWP 4/2014, Oemus Verlag, Leipzig

Pecher F (2009) Freie Werbewelt für Zahnärzte? Bayrisches Zahnärzteblatt 9:16

Weiterführende Literatur

Rumetsch V, Kalb P (2015) Ärztliches Werberecht. Verlag C.F. Müller, Heidelberg

Wirkungsvoll positionieren – Formen des Praxismarketings

Thomas Sander

T. Sander (Hrsg.), *Meine Zahnarztpraxis – Marketing*, Erfolgskonzepte Zahnarztpraxis & Management,
DOI 10.1007/978-3-662-52938-6_3

In diesem Kapitel werden die Grundlagen und verschiedenen Formen des Marketings beschrieben. Neben der Einschätzung zur Bedeutung des Marketings für Zahnärzte wird insbesondere die Sichtweise des Patienten betrachtet. Die Zunahme der Zahnarztdichte und die sich verschärfende Wettbewerbssituation erfordern eine strategische Planung und die Ausarbeitung von zielgerichteten Marketingkonzepten. Es werden Planungstools wie z. B. Stärken- und Portfolio-Analysen vorgestellt.

Die Basis aller Überlegungen stellt die Positionierung, also die Erarbeitung des Alleinstellungsmerkmals, dar, aus der die „Marke" der Praxis abgeleitet werden kann. Dabei muss stets der Nutzen für den Patienten im Vordergrund stehen. Daraus werden verschiedene Marketingarten wie z. B. das Zielgruppenmarketing abgeleitet.

Unter Zuhilfenahme von Wettbewerber-, Markt- und Standortanalysen werden schließlich die konkreten Marketingmaßnahmen entwickelt. Dabei sollte stets die angemessene und wirksame Markenkommunikation unter Berücksichtigung der Besonderheiten des medizinischen Dienstleistungsmarketings im Auge behalten werden.

Es werden die neuesten Studienergebnisse zum Patientenverhalten, insbesondere auch im Vergleich USA-Deutschland, vorgestellt und die allgemeine Marktentwicklung, z. B. im Implantatmarkt beleuchtet.

3.1 Definition

Immer mehr Zahnärzte erkennen die Bedeutung von **Marketing.** Doch was ist Marketing eigentlich? Es existieren verschiedene Definitionen.

Als Grundlagenwerk zum Thema dieses Kapitels wird Kotler et al. Grundlagen des Marketings (2010) empfohlen.

Der Begriff Marketing basiert auf dem englischen Wort „market", also Markt. In diesem Sinne versteht man unter Marketing jedes unternehmerische Handeln, das sich am Markt orientiert. Das umfasst alle Aktivitäten, die in der Praxis stattfinden, bevor (Außenmarketing) und nachdem (Binnenmarketing) der Patient Kontakt mit der Praxis gewonnen und Kontakt zu ihr aufgenommen hat. Dazu gehört auch die Ausstattung der Praxis, die Ansprache der Patienten durch das Team und die Behandler, das Qualitätsmanagement etc. Dieser Teilaspekt des Marketings (Binnenmarketing) wird in diesem Rahmen nicht ausführlich behandelt. Zur Vertiefung wird neben anderen die gut aufbereitete Darstellung von Christa Maurer (2007) empfohlen.

Marketing – Zum **Marketing** im Sinne des Autors gehören alle Maßnahmen einer Unternehmung zur Steigerung von Umsatz und Gewinn.

Außenmarketing – Als **Außenmarketing** (Marketing nach außen) werden in diesem Buch alle Maßnahmen bezeichnet, die sich vorrangig auf die Akquisition von Neupatienten beziehen, die die Praxis also noch nicht kennen bzw. noch „draußen sind". Es sind dies beispielsweise Zeitungsanzeigen, Plakate, die Website und vieles mehr. Sie sollen Aufmerksamkeit erzeugen und über die noch nicht bekannte Praxis informieren.

Im Hinblick auf die Bestandspatienten hat das Außenmarketing stabilisierende Wirkung. Der Patient schaut auf der Website nach der Telefonnummer „seiner" Praxis oder wird durch eine Anzeige daran erinnert, wieder einmal „seine" Praxis aufzusuchen.

Binnenmarketing – Als **Binnenmarketing** (Marketing nach innen) werden hier alle Maßnahmen bezeichnet, die dazu dienen, den Patienten an die Praxis zu binden, nachdem er sie das erste Mal betreten hat. Dies sind in erster Linie die Gestaltung der Praxis und die Ansprache durch das Team sowie der Service. Ein gutes Binnenmarketing unterstützt auch das Außenmarketing, indem das Empfehlungsmarketing verbessert wird.

Schwerpunkt dieses Buchs ist das Außenmarketing.

Hier geht es in erster Linie um den Teilaspekt, der sich auf die Markenbildung und auf die Gewinnung von Neupatienten konzentriert. Für mich steht die „**Positionierung der Praxis**" im Vordergrund. Die daraus abgeleiteten Maßnahmen münden in der Regel in Werbung (Definition: ▶ Abschn. 5.1). Zwischen diesen beiden Teilaspekten gibt es selbstverständlich viele Schnittmengen; so kann eine gute Markenbildung auch bei Stammpatienten die Bereitschaft erhöhen, beispielsweise eine umfangreiche Versorgungsleistung beim Stammzahnarzt zu beauftragen.

Gemäß einer Untersuchung der Stiftung Gesundheit (2014) ist aktuell für 41 % der Ärzte und Zahnärzte das Thema Marketing wichtig bzw. eher wichtig. Allerdings schwankt diese Zahl von Jahr zu Jahr erheblich und ist vermutlich durch den hohen

Anteil der befragten Ärzte mit den von den Zahnärzten abweichenden Besonderheiten dieses Berufsstandes begründet (Zulassungsbeschränkung, Ärztemangel). Es ist bei einer ausschließlichen Befragung von Zahnärzten zu erwarten, dass die Quote dort deutlich höher ist.

Interessant ist die Entwicklung des Anteils der Ärzte, die ein Marketing-Budget eingerichtet haben. Es stieg von 8 % in 2005 auf 19 % in 2014. Auch hier ist zu vermuten, dass die Gruppe der Zahnärzte höhere Anteile ausweist. Insgesamt ist aber aufgrund der starken Schwankungen auf eine große Unsicherheit der Ärzteschaft gegenüber Marketing zu schließen. Die Stiftung Gesundheit geht aber davon aus, dass die Bedeutung des Marketings zunehmen wird.

19 % der Praxen (Ärzte und Zahnärzte) haben nach Stiftung Gesundheit in 2014 ein **Marketingbudget** festgelegt (bei Zahnärzten vermutlich mehr), das im Schnitt 5500 Euro beträgt bzw. 1,5 % des Umsatzes (von 0,1–8 %). Zum Vergleich: Je nach Branche empfehlen Fachleute einen Anteil zwischen 2 und 8 % des Umsatzes:

- Industrie: 1 % vom Netto-Umsatz (B2B)
- Einzelhandel: 4–10 % vom Netto-Umsatz (B2C)
- Gesundheitswesen: bis zu 20 % vom Netto-Umsatz (B2C)
- Konsumgüter: bis zu 50 % des geplanten Umsatzes bei Produktneueinführungen (B2C)

B2B bedeutet Business-to-Business, also im weitesten Sinne Großhandel. B2C bedeutet Business-to-Consumer, also Verkauf an den Endkunden. In mit Zahnärzten vergleichbaren Dienstleitungsbranchen wird ebenfalls von ca. 5 % des Umsatzes ausgegangen. Der Autor sieht im Marketing von Zahnärzten Parallelen zum gehobenen Einzelhandel, wo 4 % bis 10 % des Umsatzes für Marketingmaßnahmen investiert werden.

Tipp

Empfohlen wird die Festlegung eines Marketingbudgets in der Größenordnung von mindestens 5 % des Gesamtumsatzes, zum Start der Praxis bzw. zur Neuausrichtung je nach Lage und Ziel bis zu 10 %.

In der Praxis begegnen dem Autor häufig Praxen mit einem Budget von weniger als 5 % des Umsatzes. In absoluten Zahlen ist bei Praxen mit einem oder wenigen Behandlern häufig ein Budget von 10.000 Euro bis 20.000 Euro und bei Mehrbehandlerpraxen nicht selten von 20.000 Euro bis 40.000 Euro anzutreffen. Immer häufiger setzen größere Praxen ein sechsstelliges Budget an, teilweise bis zu 500.000 Euro pro Jahr. Das sind Großpraxen, die beispielsweise im Bereich der Schönheitschirurgie oder der Implantologie mit direktem Patientenmarketing aktiv sind. Hier werden 5 % bis 20 % des Planumsatzes zur Gewinnung eines Patienten investiert, im Mittel 10 % (Maaz 2015). Das bedeutet, dass zum Beispiel für die bezahlten Anzeigen bei Google (Google AdWords) 500 Euro ausgegeben wird, um eine OP für 5000 Euro durchzuführen.

Gemäß der Stiftung Gesundheit werden als wichtigste Marketingmaßnahmen die Internetpräsenz (74 %), Personal (48 %) und Visitenkarten (39 %) angesehen. Bemerkenswert ist, wie welche Entwicklung hier durchlaufen wurde: 2007 lagen die Internetpräsenz und die Visitenkarte noch gleichauf mit knappen 65 %. Die Wichtigkeit des Webauftritts wird also auf breiter Ebene inzwischen erkannt. Warum der Visitenkarte überhaupt eine Bedeutung beigemessen wird, kann ich nur vermuten: Möglicherweise denkt der Arzt, dass durch die Weitergabe seiner Visitenkarte das Empfehlungsmarketing erfolgreich unterstützt wird. Tatsächlich ist die Akquisition von Neupatienten maßgeblich vom Empfehlungsmarketing abhängig, und das wird stark von dem beeinflusst, was der Patient in der Praxis empfindet. Alle Maßnahmen in der Praxis sollten daher so ausgerichtet sein, dass die Patienten „begeistert“ sind. Interessant ist in diesem Zusammenhang auch, für wie wichtig richtigerweise also die Erscheinung des Personals erachtet wird. Leider nicht erfasst wurde die Trennung des Teams in Behandler und Helferinnen, denen nach allgemeiner Auffassung jeweils in etwa die gleiche Bedeutung zukommt.

Tipp

Die Bedeutung von Arztbewertungsportalen und Anzeigen (Online und Print) als wirksame Marketinginstrumente wird nach meiner Auffassung bei weitem unterschätzt.

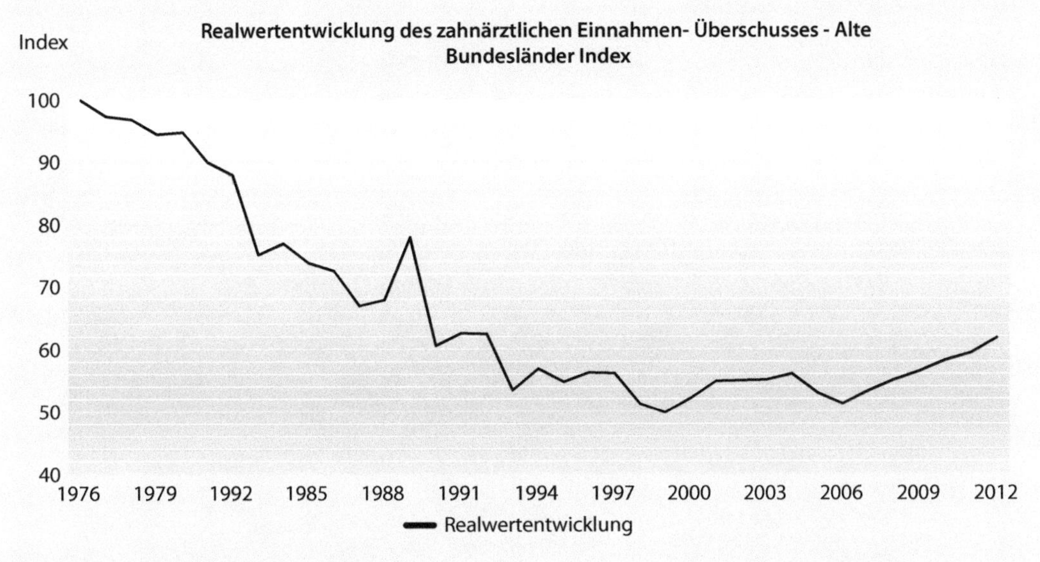

Abb. 3.1 Realwertentwicklung des zahnärztlichen Einnahmen-Überschusses (Quelle: KZBV-Jahrbuch 2015)

3.2 Strategisches Marketing

Eine Zahnarztpraxis ist ein Unternehmen am Markt, für das die gleichen Gesetze gelten wie für andere Unternehmen auch. Sie lebt ausschließlich von ihren **Kunden**, die im Medizinsektor als **Patienten** bezeichnet werden. Bei allen Überlegungen zur Gestaltung einer erfolgreichen Zukunft muss der Patientennutzen im Vordergrund stehen.

Dieser Grundsatz wird von einigen etablierten Zahnärzten deshalb negiert, weil es Zeiten gab, in denen die Zahnarztbranche den Marktgesetzen nicht unterlag. Ab den 1970er Jahren wurden nahezu alle Leistungen von der GKV bezahlt, und es gab eine verhältnismäßig geringe **Zahnarztdichte** (ca. 1900 Patienten pro Zahnarzt).

Im Folgenden wird der Begriff „Zahnarztdichte" verwendet. Dabei geht man streng genommen von der Arztzahl bezogen auf die Einwohnerzahl aus, also z. B. 80 Zahnärzte auf 100.000 Einwohner. Die Dichte an Zahnärzten steigt, wenn es mehr Zahnärzte gibt. Es ist aber üblich, in der Zahlendarstellung den Kehrwert zu verwenden, hier also 1250 Einwohner pro Zahnarzt. Wenn die Zahl der Zahnärzte steigt, also deren Dichte, verringert sich der Zahlenwert auf z. B. 800 Einwohner pro Zahnarzt. Trotz der abnehmenden numerischen Größe steigt der Zahlenwert der Zahnarztdichte.

Infolge des daraus resultierenden hohen Patientendrucks in Verbindung mit dem Umstand, dass die Patienten für die von ihnen in Anspruch genommenen Leistungen in der Regel nichts zuzahlen mussten, stabilisierten sich wettbewerbsfreie Strukturen inklusive einer quasi-garantierten hohen Grundauslastung. Obwohl noch Reste dieser Marktposition vorhanden sind, weil ca. 50 % der Praxisumsätze in Deutschland KZV-generiert sind und damit eine Grundauslastung garantiert ist (man muss sich um die grundlegenden Produkte keine Gedanken machen), hat sich die Situation deutlich gewandelt. Erstens ist die Zahnarztdichte deutlich gestiegen (ca. 1150 Patienten pro Zahnarzt), so dass sich der Wettbewerb um Patienten mittlerweile sogar auf den KZV-Bereich ausdehnt. Zweitens sind viele Leistungen zuzahlungspflichtig geworden bzw. müssen vollständig vom Patienten selbst bezahlt werden. Entsprechend dieser Entwicklung hat sich das Realeinkommen der Zahnärzte seit den 1970er Jahren bis zum Jahr 2000 bzw. 2006 halbiert (Abb. 3.1). Festzustellen ist aber auch die positive Entwicklung in den letzten Jahren.

Die Realwertentwicklung entspricht nicht der nominellen Wertentwicklung. In Euro (bzw. DM), also nominal, hat der Zahnarzt von heute ein höheres Einkommen als früher. Der Realwert berücksichtigt

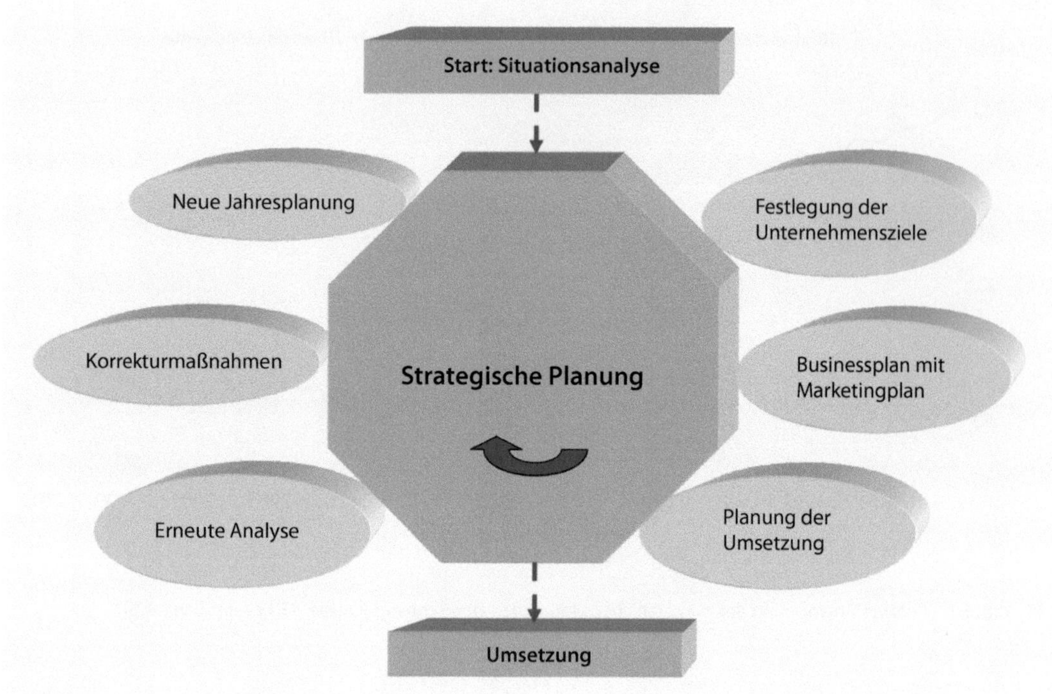

Abb. 3.2 Strategische Planung

dagegen aber, was man für ein bestimmtes Einkommen erwerben kann, also die Kaufkraft. Und die hat sich halbiert. Dieser Umstand verstärkt den Wettbewerb zu anderen Praxen, was eine strategische Unternehmensplanung zwingend erforderlich macht.

3.2.1 Grundlagen der Planung

Die **strategische Planung** ist die Grundlage jeder Unternehmensentwicklung. Grundsätzlich sollte sie auf dem Bestehenden aufbauen, was zu Abweichungen im Vorgehen zwischen etablierten und neuen Praxen führt. Unter Berücksichtigung von eigenen Stärken und Schwächen, Marktumfeld, zu erwartenden zukünftigen Entwicklungen im Markt allgemein und am Ort der Niederlassung sowie globalem und regionalem Kundenverhalten muss sich jeder Praxisinhaber überlegen, welche Maßnahmen er im Rahmen einer **Langfristplanung** ergreifen will, um zukünftig am Markt zu bestehen bzw. die Praxis ggf. für ihn vorteilhaft abgeben zu können.

Auf der Basis einer **Analyse** der internen und externen Situation müssen zunächst die **Unternehmensziele** festgelegt und eine daraufhin abgestimmte **Planung** entwickelt werden. Es entsteht ein **Marketingplan**, der wesentliche Bestandteile eines **Businessplans** haben sollte. Erst wenn die Planung feststeht, sollte die **Implementierung** der Pläne erfolgen. Im Vorfeld eines jährlichen Planungstermins erfolgt die Kontrolle der Ergebnisse, was ggf. den Einsatz von **Korrekturmaßnahmen** zur Folge hat (Abb. 3.2).

3.2.2 SWOT-Analyse

Die SWOT-Analyse (strengths, weaknesses, opportunities, threats; also: Stärken, Schwächen, Chancen, Risiken) bietet eine gute Grundlage für die Marketingplanung. Sie erfolgt idealerweise zusammen mit dem Praxisinhaber, seinem vertrauten Team, ggf. Freunden und Familienangehörigen und einem neutralen Berater. Die SWOT-Analyse ist die einfachste

Form der Praxisanalyse und sollte in regelmäßigen Abständen (alle 1–5 Jahre) wiederholt werden. Sie kann auch als Grundlage für die Entwicklung einer Praxisphilosophie dienen, die im Rahmen eines Qualitätsmanagements, z. B. der DIN EN ISO 9001:2015, formuliert werden muss.

Stärken und Schwächen

Auch für Zahnarztpraxen und deren Mitarbeiter gilt der Managementgrundsatz:

Managementgrundsatz: Stärken verstärken, Schwächen akzeptieren!

Die Konzentration auf die Tätigkeiten, die dem Behandler liegen, bzw. auf die unternehmerische Ausrichtung, die zu ihm passt, ist zielführender, als dass er sich mit den Dingen verschleißt, die er nicht gut kann bzw. die ihm nicht liegen. Nur sind den meisten Menschen ihre Stärken nicht in dem Maß bewusst, dass daraus eine unternehmerische Strategie entwickelt werden könnte.

Für die Analyse sind die **Stärken** der Behandler, des Teams und der gesamten Praxis zu ermitteln. Dies geschieht am besten im Rahmen eines Workshops, bei dem alle Teilnehmer (das ist bei Zahnarztpraxen in der Regel das gesamte Team; die Anzahl sollte aber 10 Personen nicht überschreiten) die von ihnen empfundenen Stärken getrennt nach den oben genannten drei Gruppen auf Kärtchen schreiben. Dabei sollten sie sich von folgenden Fragen leiten lassen:

- Was kann der Behandler (bzw. Team, gesamte Praxis) besonders gut?
- Was mag er besonders gern?
- Wofür ist er positiv bekannt?
- Was sagen die Patienten über ihn?
- Was sagen die Labore und andere Geschäftspartner über ihn?

Die anonymen Meinungsäußerungen werden gesammelt und sortiert. Insbesondere die Häufungen geben ein gutes Bild über die tatsächlichen Stärken. Auf dieser Basis werden **Visionen** entwickelt, wie sich die Praxis in 5–10 Jahren unternehmerisch darstellen könnte.

Tipp

Wenn sich im Rahmen der Analyse herausstellt, dass der Behandler sehr positiv auf Kinder und deren Eltern wirkt, ihm die Behandlung von Kindern sehr viel Spaß macht und hier ein vermehrter Zuspruch festzustellen ist, könnte die Vision darin bestehen, in 5 Jahren die führende Kinder- und Familienpraxis der Stadt zu sein.

In einem zweiten Schritt werden auf vergleichbare Weise die **Schwächen** ermittelt. Das Ergebnis dient in erster Linie dazu zu erkennen, mit welchen Dingen man sich zukünftig nicht mehr beschäftigen sollte. Vielleicht führt der eine oder andere Punkt auch dazu, eine Schulung zu besuchen.

Die Schwächenanalyse stärkt die Vision.

Chancen und Risiken

Da der Ausbau nicht jeder Stärke auch automatisch zum Erfolg führt, sind die Chancen und Risiken jeder Vision zu bewerten. Besteht beispielsweise die herausragende Stärke des Inhabers bzw. der Praxis darin, Kinder sehr einfühlsam zu behandeln, die Stadt hat aber bereits einen sehr bekannten und erfolgreichen Kinderzahnarzt, zu dem sehr viele Patienten gehen, ist die Verwirklichung der Vision möglicherweise eine Utopie. Besteht eine gravierende Schwäche beispielsweise im unternehmerischen Handeln grundsätzlich, sollten eventuell Kooperationen mit anderen Zahnärzten in Betracht gezogen werden.

Chancen und Risiken müssen also so gut wie möglich bewertet werden.

Strategie, Ziele und Maßnahmen

Ist die Vision schriftlich festgelegt, müssen nun konkrete **Ziele** zu deren Verwirklichung entwickelt werden. Dabei ist zu empfehlen, lediglich die wichtigsten Ziele und damit möglichst wenige im Hinblick auf die Vision zu definieren. Ziele müssen stets messbar sein und ein Zieldatum haben. Besteht die Vision beispielsweise darin, in 5 Jahren das größte Prophylaxezentrum der Stadt zu sein, kann das Ziel lauten: „Wir wollen bis zum Jahresende zwei neue Prophylaxeräume eingerichtet und zwei Helferinnen ausgebildet bzw. Dentalhygienikerinnen eingestellt haben.“ Die Messbarkeit besteht hier in Erfüllung bzw. Nichterfüllung. Bei anderen Zielen, z. B. Erhöhung des Anteils von Privatleistungen um 30 %, sind genaue Berechnungen möglich.

Die Ziele sind entsprechend ihrer Laufzeit zu prüfen. Beträgt diese beispielsweise 1 Jahr, so sollte der Erfüllungsgrad vierteljährlich überprüft werden. Wenn das Ziel am Ende nicht erreicht wurde, ist zu klären, warum, und es sind entsprechend neue Ziele mit ggf. veränderten Maßnahmen zu setzen.

Maßnahmen im oben genannten Ziel sind z. B.: Architekten beauftragen mit Umbauplanung, Anzeigen schalten für Dentalhygienikerin.

Beispiel

Ein junger Zahnarzt ist nach der Assistenzzeit als Partner in die Lehrpraxis eingestiegen. Nach ein paar Jahren kam der Wunsch auf, sich allein niederzulassen. Zu diesem Zweck ging er zunächst in eine Praxisgemeinschaft mit einem alteingesessenen Kollegen, um später eine andere Altpraxis zu übernehmen. Alle Praxen befanden sich in demselben Ortsteil einer Großstadt. Die gewählte Strategie richtete sich zunächst auf die Etablierung der eigenen Praxis in der Praxisgemeinschaft. Es wurde eine SWOT-Analyse (► Übersicht) durchgeführt.

SWOT-Analyse zum Praxisbeispiel

- Stärken: Geboren im Stadtteil, viele Menschen kennen ihn, „Stadtteilzahnarzt“; musikalisch sehr aktiv; Patienten schätzen besonders, dass er nichts „verkaufen“ will; sehr zielorientiert.
- Schwächen: ökonomisch und rechtlich unerfahren; zu wenig egoistisch; wenig Gestaltungskompetenz bei Praxisarchitektur und Marketing.
- Vision: Stets erreichbare Stadtteilpraxis für die ganze Familie mit dem Image, gerade nicht jede neue zahnmedizinische Zusatzleistung verkaufen zu wollen.
- Chancen: Bekanntheitsgrad im Stadtteil; Stammpatienten durch Assistenz- und Behandlungszeit; sehr zugewandte Patienten; Chance auf gute Mundpropaganda.
- Risiken: Schwierige USP-Entwicklung (USP: Alleinstellungsmerkmal), weil „Standard-Zahnarzt“; sehr hohe Zahnarztdichte im Stadtteil; ökonomische Unerfahrenheit.
- Strategieentwicklung mit einem Existenzgründungsberater für Zahnärzte; Ausarbeitung des USP.
- Ziel 1: Stabilisierung und Erweiterung der Patientenzahl in der Praxisgemeinschaft.
- Ziel 2: Entwicklung eines langfristigen Marketingkonzeptes.
- Maßnahme 1: Entwicklung von Logo und Farben, die den Stil des Zahnarztes ideal widerspiegeln.
- Neue Ziele nach 2 Jahren: Übernahme einer vorhandenen Praxis; Stabilisierung und Erweiterung der Patientenzahl.
- Neue Maßnahmen: Prüfung des vorhandenen Marketingkonzeptes und Anpassung; Umsetzung des Werbekonzeptes.

3.2.3 Portfolio-Analyse

Die Portfolio-Analyse soll Klarheit über die gegenwärtige Ausrichtung des Angebotsspektrums sowohl hinsichtlich ihres wirtschaftlichen Erfolgs als auch hinsichtlich der Zukunftsplanung liefern. Die im Folgenden verwendete Vier-Felder-Matrix wurde von der Boston Consulting Group entwickelt. Grundlage dabei ist die Einteilung der zahnärztlichen Tätigkeit in strategische Geschäftseinheiten (SGE). Die wesentlichen SGE sind in ◘ Tab. 3.1 beispielhaft aufgeführt.

Über diese grundlegenden SGE hinaus können noch weitere entwickelt werden.

In einem ersten Schritt muss nun bewertet werden, wie groß der Umsatz in den einzelnen SGE im Vergleich zu den entsprechenden Umsätzen in anderen, konkurrierenden Praxen ist. Konkurrierende Praxen sind in der Regel die in derselben Stadt bzw. im selben Stadtteil. Je seltener eine

Tab. 3.1 Wesentliche strategische Geschäftseinheiten (SGE)

SGE 1	Kons./Chirurgie
SGE 2	Implantatchirurgie
SGE 3	Zahnersatz
SGE 4	Kieferbruch/Funktionsanalyse
SGE 5	KFO
SGE 6	PA
SGE 7	Prophylaxe
SGE 8	Cosmetic Dentistry

Leistung angeboten wird, desto größer wird der Wettbewerberradius.

Anmerkung: Der Umsatz der Wettbewerber kann – wie in anderen Branchen auch – nur geschätzt werden. Eine Schätzung ist bei diesem Verfahren allerdings ausreichend, weil eine Einteilung in lediglich zwei Kategorien erfolgt. Ist beispielsweise der Umsatz der SGE 5 bei meinem stärksten Wettbewerber 10-mal so groß wie bei mir, beträgt mein relativer Marktanteil:

$$relativer\ Markt\,anteil = \frac{Umsatz\ der\ SGE\ in\ meiner\ Praxis}{Umsatz\ des\ stärksten\ Wettbewerbers\ in\ dieser\ SGE} = \frac{1}{10} = 0{,}1$$

Habe ich einen Prophylaxeumsatz, der doppelt so hoch ist wie der meines stärksten Wettbewerbers, beträgt der relative Markanteil:

$$relativer\ Markt\,anteil = \frac{Umsatz\ der\ SGE\ in\ meiner\ Praxis}{Umsatz\ des\ stärksten\ Wettbewerbers\ in\ dieser\ SGE} = \frac{2}{1} = 2$$

Tab. 3.2 Matrix für strategische Geschäftseinheiten (SGE)

SGE	Bezeichnung	Relativer Marktanteil	Marktwachstum
SGE 1	Kons./Chirurgie	Niedrig	Niedrig
SGE 2	Implantatchirurgie	Niedrig	Hoch
SGE 3	Zahnersatz	Hoch	Hoch
SGE 4	Kieferbruch/ Funktionsanalyse	Niedrig	Niedrig
SGE 5	KFO	Hoch	Niedrig
SGE 6	PA	Niedrig	Hoch
SGE 7	Prophylaxe	Niedrig	Hoch
SGE 8	Cosmetic Dentistry	Niedrig	Niedrig

Liegt der relative Marktanteil <1, ist er niedrig, ist er >1, ist er hoch.

In einem zweiten Schritt muss das Wachstumspotenzial der jeweiligen SGE abgeschätzt werden. Hier reicht ebenfalls die Einteilung in die Kategorien niedrig bzw. hoch.

Dann ist eine Matrix für alle SGE zu erstellen, in der das Marktwachstum und der relative Marktanteil aufgeführt werden. Dies ist beispielhaft zu sehen in ◘ Tab. 3.2.

Es ergibt sich eine graphische Einteilung wie in ◘ Abb. 3.3.

Die vier Bereiche werden wie folgt erklärt:

▪ Sterne

Als Sterne werden die SGE bezeichnet, die einen hohen Marktanteil und hohe Wachstumsraten haben. Bei sich verlangsamendem Wachstum können aus Sternen Milchkühe werden. Oft sind für die Entwicklung von Sternen hohe Investitionen erforderlich.

▪ Milchkühe

Milchkühe sind die SGE mit hohem Marktanteil und niedrigen Wachstumserwartungen. Es sind keine hohen Investitionen erforderlich, um den Marktanteil zu halten. In der Regel bringen Milchkühe hohe Umsätze und Gewinne und können ggf. andere SGE stützen.

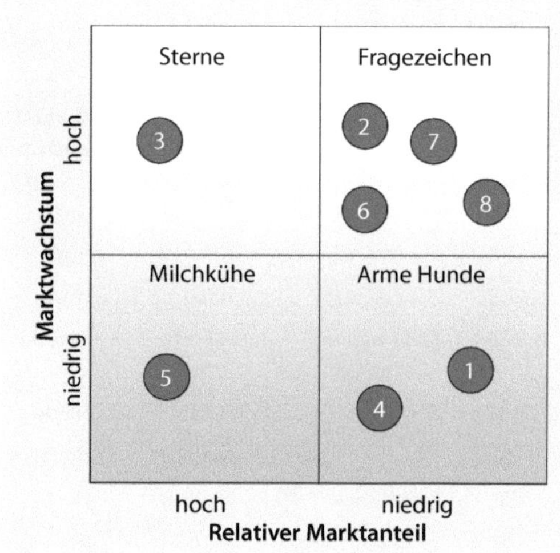

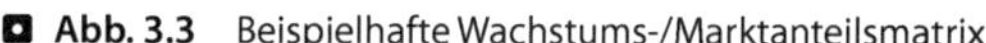

Abb. 3.3 Beispielhafte Wachstums-/Marktanteilsmatrix

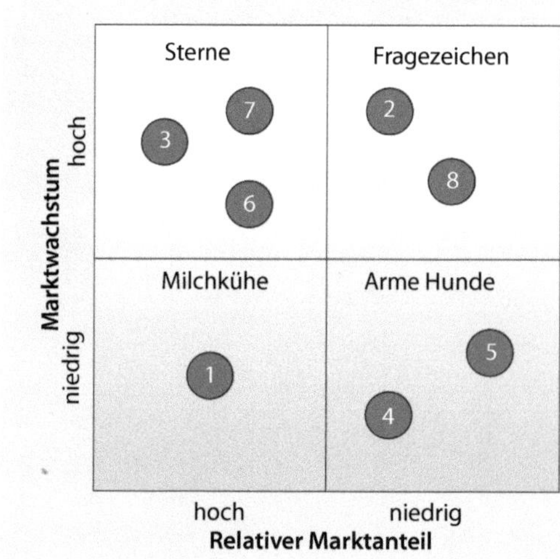

Abb. 3.4 Relativer Marktanteil

- **Fragezeichen**

Fragezeichen sind SGE mit niedrigen Marktanteilen und hohem Marktwachstum. Zum Ausbau der Fragezeichen sind in der Regel Investitionen erforderlich, so dass die Praxis hier genau überlegen muss, ob der Ausbau zu Sternen sinnvoll ist, oder ob diese SGE lieber gestrichen werde sollte.

- **Arme Hunde**

Arme Hunde haben niedrige Marktanteile bei niedrigen Wachstumsraten. Grundsätzlich sollte überlegt werden, sie aufzugeben. Typisch für die Zahnheilkunde ist der Bereich Kons./Chirurgie als Armer Hund, der aber aus strategischen Gründen in den meisten Fällen erhalten bleiben sollte. Abweichend können z. B. Kunststofffüllungen auch Milchkühe oder Fragezeichen sein. Grundsätzlich können „Arme Hunde" auch als Stützgeschäft für weitere sich daraus entwickelnde SGE beim Patienten gesehen werden.

Die Situation der Zahnarztpraxis, die in Abb. 3.3 dargestellt ist, kann wie folgt interpretiert werden: Der einzige Stern ist der Zahnersatz. Die marktführende Position sollte hier unbedingt ausgebaut werden, da auch weiterhin hohe Wachstumsraten zu erwarten sind. Die KFO bringt dazu die nötigen Mittel. Allerdings sollte hier abhängig von der demografischen Entwicklung an dem Praxisort überlegt werden, ob die generelle Erwartung des Marktanteil-Rückgangs in der KFO im Allgemeinen durch eine lokale Monopolstellung kompensiert und vielleicht sogar zum Stern ausgebaut werden könnte.

Die Armen Hunde sollten hier aus oben genannten Gründen nicht eliminiert werden, es sei denn, alle Fragezeichen werden so zu Sternen ausgebaut, dass eine extrem spezialisierte Praxis entsteht, die auf die grundlegenden konservierenden Leistungen ganz verzichten will.

Der Ausbau der Fragezeichen PA, Implantatchirurgie, Prophylaxe und Cosmetic Dentistry zu Sternen muss je nach Vision der Praxis gründlich überlegt werden. Hier würde es nur Sinn machen, die Praxis insgesamt zu vergrößern. Es wären hohe Investitionen erforderlich. Hier könnte ggf. auf die Implantatchirurgie verzichtet werden, um andere Bereiche sinnvoll auszubauen (Abb. 3.4).

Insgesamt handelt es sich bei dieser Praxis um einen „Bauchladen" mit zu vielen Fragezeichen, dem Verzettelung droht. Elimination bzw. Ausbau der Fragezeichen ist hier dringend angeraten. Die Strategien und die damit verbundenen Investitionsentscheidungen werden in Tab. 3.3 dargestellt.

Für unseren jungen Zahnarzt aus oben genanntem Beispiel sieht die Portfolio-Analyse wie in Tab. 3.4 dargestellt aus.

■ Tab. 3.3 Strategien und Investitionsentscheidungen

Bereich	Strategie	Investitionsentscheidung
Fragezeichen	Fördern oder Eliminieren	Erweiterungsinvestition
Sterne	Forcieren	Rationalisierungsinvestition
Milchkühe	Melken	Rationalisierungsinvestition
Arme Hunde	(Eliminieren)	(Desinvestition)

■ Tab. 3.4 Portfolio-Analyse

SGE	Bezeichnung	Relativer Marktanteil	Marktwachstum
SGE 1	Kons./Chirurgie	Hoch	Niedrig
SGE 2	Implantatchirurgie	Niedrig	Hoch
SGE 3	Zahnarzt	Hoch	Hoch
SGE 4	Kieferbruch/ Funktionsanalyse	Niedrig	Niedrig
SGE 5	KFO	Niedrig	Niedrig
SGE 6	PA	Hoch	Hoch
SGE 7	Prophylaxe	Hoch	Hoch
SGE 8	Cosmetic Dentistry	Niedrig	Hoch

Es ist dem Zahnarzt zu empfehlen, den Bereich Kons./Chirurgie zu stabilisieren und durch rationale Arbeitsweise wirtschaftlich zu gestalten (mehrere Behandlungszimmer) sowie die Bereiche Zahnersatz, PA und Prophylaxe strategisch auszubauen. Die Schwerpunkte Implantatchirurgie und Cosmetic Dentistry sollte er gar nicht mehr in sein Behandlungsprogramm aufnehmen.

Vielen Zahnärzten erscheint die Empfehlung, bestimmte Leistungsbereiche zu eliminieren, nicht vorteilhaft zu sein, weil den Patienten dann nicht das gesamte Spektrum angeboten werden kann. In der Folge würden eigene Umsatzpotenziale in anderen Praxen realisiert werden. Das ist aber nur vordergründig richtig: Bei der Konzentration auf bestimmte Leistungsbereiche kann der zugehörige Umsatz in der Regel leicht gesteigert werden. Aufgrund der Spezialisierung werden die Leistungen dann effizienter erbracht, und der Gewinn pro Zeiteinheit wird größer. Es gibt Praxen, die mit der Konzentration allein auf Kons./Chirurgie (KZV) weit mehr als das Doppelte des mittleren Gewinns deutscher Zahnarztpraxen erwirtschaften (vgl. Beispiel in ► Abschn. 3.2.4).

3.2.4 Umgang mit Bewertungsverfahren

Neben den zwei in den vorherigen Abschnitten genannten Bewertungsverfahren existieren weitere, höherwertige Verfahren, die hier nicht im Einzelnen aufgezählt werden. Sie leiten sich im Wesentlichen aus den ausgeführten Grundlagen ab. Aus meiner Sicht erscheinen sie bei der heutigen Größe einer Zahnarztpraxis als unangemessen aufwendig.

An dieser Stelle stellt sich die grundsätzliche Frage, ob die Anwendung der SWOT-Analyse bzw. der Portfolio-Analyse für ein kleines Unternehmen wie eine Zahnarztpraxis überhaupt angemessen ist. Und davor steht die Frage, welche Ziele mit der Anwendung dieser Verfahren eigentlich verbunden sind.

Die Verfahren sollen dazu dienen, dem Praxisinhaber in einem zunehmenden Wettbewerbsumfeld **Klarheit** über seine Aussichten, auch zukünftig im Markt zu bestehen, zu verschaffen. Um das zu erreichen, muss er genau einschätzen können, was er kann und was er will. Er muss seine Stärken und Schwächen ergründen. Für das, was er will, muss er eine Vision entwickeln und dann seine Chancen und Risiken bewerten. Und mit dem zunehmenden Wettbewerb in der Branche empfiehlt es sich, strategisch an die Fragestellung, wie das Unternehmen Praxis mittelfristig marktgerecht agieren soll, heranzugehen. Dabei hilft die SWOT-Analyse als Grundlage für alle weiteren Maßnahmen. Sie hilft dem Unternehmer, Klarheit über das „Jetzt" in Verbindung mit einer Vision zu bekommen, und ist unerlässlich, um die Praxis marktgerecht aufzustellen.

Einige erfolgreiche Praxisinhaber haben die SWOT-Analyse nicht – wie hier empfohlen – schriftlich ausgearbeitet. Dabei ist aber zu beachten, dass es „Unternehmertypen" gibt, die ein untrügliches Gespür für die richtige Strategie haben, ohne diese

Tab. 3.5 Portfolio-Analyse einer realen Zahnarztpraxis

SGE	Bezeichnung	Relativer Marktanteil	Marktwachstum
SGE 1	Kons./Chirurgie	Hoch	Niedrig
SGE 2	Implantatchirurgie	Niedrig	Hoch
SGE 3	Zahnarzt	Niedrig	Hoch
SGE 4	Kieferbruch/ Funktionsanalyse	Niedrig	Niedrig
SGE 5	KFO	Niedrig	Niedrig
SGE 6	PA	Niedrig	Hoch
SGE 7	Prophylaxe	Niedrig	Hoch
SGE 8	Cosmetic Dentistry	Niedrig	Hoch

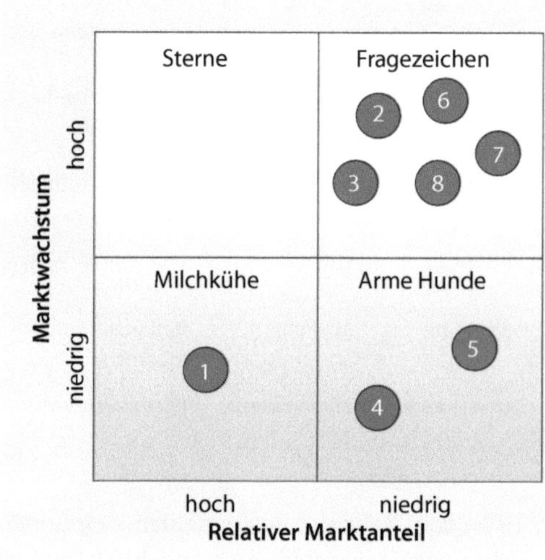

Abb. 3.5 Portfolio-Analyse einer realen Zahnarztpraxis

mit einem formalen Verfahren auszuarbeiten. Ob das zukünftig auch noch in diesem Maß so funktioniert, bleibt abzuwarten. Nach den Erfahrungen des Autors sind diese „geborenen Unternehmer-Zahnärzte" aber eher selten, so dass im Allgemeinen die **schriftliche Ausarbeitung** unbedingt anzuraten bleibt.

Die Portfolio-Analyse stellt höhere Ansprüche. Trotzdem wird deren Ausarbeitung empfohlen. Sie hilft, Klarheit zu schaffen – hier bei der zukünftigen Entwicklung der verschiedenen möglichen Geschäftsfelder der Praxis. Bei der Interpretation sollte dann nicht streng formalistisch vorgegangen werden. Viele Unternehmen, die die gesamte Unternehmensstrategie nach den Ergebnissen der Portfolio-Analyse ausgerichtet haben, sind damit gescheitert, unter anderem, weil sie sich auf Felder begeben haben, die sie nicht wirklich beherrschen. Trotzdem – und auch trotz des relativ großen Aufwands – wenden 75 % der großen US-Unternehmen die Portfolio-Analyse in irgendeiner Form an (Kotler et al. 2010).

Ein Beispiel, welche Ergebnisse ein Zahnarzt – vermeintlich gegen den Trend – mit der Portfolio-Analyse erzielte, soll abschließend zur Findung der richtigen Strategie aufgeführt werden. Für einen real existierenden Zahnarzt sah die Portfolio-Analyse wie in Tab. 3.5 dargestellt aus.

Der Zahnarzt sah sich in seiner individuellen Situation überwiegend mit Fragezeichen konfrontiert und hatte sich daraufhin entschlossen, seine einzige Milchkuh zum Stern auszubauen. Heute macht er ausschließlich Kons./Chirurgie und erzielt einen mehr als doppelt so hohen Gewinn wie die durchschnittliche Zahnarztpraxis (Abb. 3.5).

Das Beispiel zeigt, dass die Portfolio-Analyse bei der Entscheidungsfindung helfen kann. Es wird aber auch klar, dass die unternehmerische Entscheidung beim Praxisinhaber unter Berücksichtigung des gesunden Menschenverstandes bleibt.

3.3 Der Patient als Käufer

Die Zahnmedizin stellt aus Patientensicht zunächst einmal ein Angebot zur Deckung elementarer Grundbedürfnisse dar. Im Konsumbereich lässt sich das am besten z. B. mit dem Kauf von Salz vergleichen. Hier gibt es keine besondere Markenausprägung, aber die Kunden neigen dazu, das Salz immer desselben Herstellers zu kaufen. Dies geschieht allerdings mehr aus Gewohnheit statt aus Markentreue.

Die sehr hohe Patienten-Zahnarzt-Bindung – es wird davon ausgegangen, dass bis zu 90 % der Patienten den Zahnarzt nicht wechseln – ist in erster Linie ebenso die Folge von **Gewohnheit**. Aus Marketingsicht erfordert dies drei notwendige Konsequenzen:

- Die Neupatientenakquisition ist verstärkt zu betreiben, um Wechselpatienten für die

eigene Praxis zu gewinnen und zu binden (Verdrängungswettbewerb).
- Es muss eine Aufmerksamkeit erreicht werden, die das Bedürfnis zum Wechsel weckt. Die Gewohnheit muss aufgebrochen werden.
- Aufgrund der zunehmenden Zahl von Wechselpatienten sind Maßnahmen zur Bindung von Stammpatienten durchzuführen (Service).

Über das Grundbedürfnisprinzip hinaus gibt es zwei bestimmende Faktoren für die Wahl des Zahnarztes:
- Der Patient möchte – aus medizinischer Sicht – von einem sehr guten Zahnarzt versorgt werden (Qualität).
- Der Patient möchte zur Elite der Patienten gehören, vom besten Zahnarzt der Stadt (bzw. für seine Zielgruppe) behandelt zu werden (Nr.1-Zahnarzt).

Bedauerlicherweise kann kaum ein Patient den ersten Punkt, die Qualität, beurteilen. Bezogen auf das Marketing müssen hier also **Emotionen** geweckt werden, die den **Eindruck** erzeugen, dass die Qualität des Behandlers sehr gut ist. Der zweite Aspekt trifft vermutlich nicht für alle Zielgruppen zu. Mit den entsprechenden Marketingmaßnahmen kann aber dieses Bedürfnis geweckt werden. Als Beispiel für den besten Zahnarzt der Zielgruppe dient ein Zahnarzt, der seine Praxis auf die Fans eines berühmten Fußball-Bundesliga-Clubs ausgerichtet hat. Da es viel mehr Fans als Behandlungskapazitäten gibt, verspürt dieser Zahnarzt einen erheblichen Patientendruck und ist auch wirtschaftlich sehr erfolgreich, unter anderem weil er keine Preisgespräche führen muss.

Für das Marketingkonzept sind die oben genannten Käuferaspekte zu berücksichtigen.

3.4 Positionierung der Praxis

» Am Anfang steht ein Produkt, eine Dienstleistung, ein Unternehmen, eine Institution oder eine Person. Die Positionierung steht für das, was bei den Interessenten entsteht. (nach Al Ries und Jack Trout, Gründer und Pioniere der Positionierungstheorie)

Positionierung ist mehr als Spezialisierung. Sie ist entscheidend für das, was in den Köpfen der Patienten passiert. Aus der Positionierung werden das Alleinstellungsmerkmal (USP) und die gesamte Marketingstrategie entwickelt. Sie ist die Basis für alle Maßnahmen der Praxis.

Am Anfang stehen Sie und Ihre zahnmedizinische Dienstleistung. Die Positionierung steht für das, was bei den Patienten im Kopf entsteht.
Oder: Welche Geschichte erzählt Ihre Praxis?

3.4.1 Marktsegmentierungen

Die Positionierung der Praxis ist also, wie oben erläutert, die Basis für alle Marketingmaßnahmen. Um sie zu finden, muss zunächst die Marktsegmentierung vorgenommen werden.

Für die meisten Zahnarztpraxen ist das **lokale Marketing** von zentraler Bedeutung, da die meisten Patienten aus dem näheren Umfeld akquiriert werden. Die Abgrenzung erscheint hier oft nicht leicht. Grundlage für die Planung sollte eine Analyse über die Wohn- und Arbeitsstätten der Patienten sein. Es reicht dabei nicht aus zu wissen, wo die Patienten wohnen bzw. arbeiten, sondern auch, ob sie aus dem Arbeits- oder Wohnumfeld in die Praxis kommen. Der Autor hat Standard-Patienten-Fragebögen entwickelt, mit denen die Patienten-Analyse durchgeführt werden kann (► Abschn. 5.6).

Es gab Versuche von **Massen-Marketing**, z. B. mit „Dental Highcare" ab 2007/2008. Hier hatten sich Praxen aus ganz Deutschland zu einer Vermarktungsallianz für Spitzenpraxen unter diesem Namen zusammengeschlossen. Es stellte sich aber heraus, dass selbst die Monatsbeiträge von bis zu 1000 Euro pro Praxis nicht reichten, um eine Massenwirkung in ganz Deutschland zu erzeugen. Das Budget für eine solche Strategie muss zum einen die Maßnahmen zur Erreichung einer deutschlandweiten Aufmerksamkeit umfassen und zum anderen noch die jeweils lokale Verstärkung für Presseberichte, Anzeigen, Internetauftritte etc. abdecken. Dazu wären mehrere Millionen Euro pro Jahr erforderlich gewesen bzw. eine dreistellige Zahl von teilnehmenden Praxen.

Dies ist aufgrund der Individualstruktur von Zahnarztpraxen zurzeit nicht möglich.

Andere Marketingabstufungen wie **Zielgruppen-Marketing**, **Nischen-Marketing**, Mikro-Marketing und individuelles Marketing lassen sich nur eingeschränkt auf die Zahnmedizin übertragen. Ein Beispiel für Zielgruppen-Marketing ist der bereits zuvor erwähnte Fußball-Zahnarzt, der sich vornehmlich auf eine ganz bestimmte Zielgruppe konzentriert. Auch Privatpraxen können ganz gezielt bestimmte Zielgruppen ansprechen. Nischen-Marketing kann sich z. B. mit neuen Technologien entwickeln (in jüngerer Vergangenheit Laser, Implantologie) oder ästhetischer Zahnheilkunde. Allerdings werden Nischen in der Zahnmedizin in der Regel oft dadurch schnell geschlossen, dass sehr viele Zahnärzte auf den fahrenden Zug aufspringen. Weil dies aber jeweils die Bauchladenstruktur fördert, ist angesichts des zunehmenden Wettbewerbs insgesamt zu beobachten, wie sich das Nischen-Marketing entwickelt. Aktuell ist zu beobachten, dass sich vermehrt Zahnärzte auf die Endodontie konzentrieren und dies auch entsprechend vermarkten.

Die weiteren Marketingstrategien haben für die Zahnmedizin keine wesentliche Bedeutung.

Neben der oben aufgeführten Abstufung der Marktsegmentierung spielt die **Segmentierung** nach demografischen, psychografischen und verhaltensorientierten Merkmalen eine Rolle. Eine Zahnarztpraxis kann sich im Rahmen der demografischen Segmentierung z. B. auf Kinder (Kinder- und Jugendzahnheilkunde, KFO) spezialisieren, zumindest mit bestimmten Produkten bzw. Abteilungen. Auch Einkommen, Beruf, Religion und Staatsangehörigkeit zählen zu den demografischen Merkmalen. Zu den psychografischen Merkmalen zählen die Klassenzugehörigkeit und der Lebensstil. Es kann z. B. davon ausgegangen werden, dass die Patienten aus den unteren Bevölkerungsschichten weniger häufig in High-End-Praxen zu finden sind, weil sie sich dort nicht so wohl fühlen. Die Einteilung nach verhaltensorientierten Merkmalen kann wie folgt vorgenommen werden:

- Kaufanlässe (akuter Versorgungsfall)
- Nutzenerwartungen (Wertigkeit von verschiedenen Zahnersatz-Alternativen)
- Nutzerstatus (festsitzender versus nicht-festsitzender Zahnersatz)
- Produktloyalität (Loyalität zum Behandler, Gewohnheit)
- Kaufbereitschaft (Überzeugungskraft des Behandlers, finanzielle Situation des Patienten)

Mit Kenntnis der Elemente der Marktsegmentierung kann eine individuelle Marktbearbeitungsstrategie entwickelt werden. Diese muss eingebunden werden in den Prozess der Differenzierung und Positionierung.

3.4.2 Differenzierung

Eine Differenzierung scheint für Zahnarztpraxen schwieriger als für Unternehmen anderer Branchen zu sein; dennoch gelingt es einigen sehr gut. Wichtig ist die Erkenntnis, dass es nicht darum geht, nur einfach anders zu sein als andere, sondern genau auf eine Art anders, wie es die Patienten wünschen. Erfolgreiche Praxen kennen die **Patientenwünsche** besser als die Wettbewerber und liefern somit einen höheren Gegenwert. Dieser Gegenwert stellt sich meistens nicht im Produkt selbst dar, sondern in dem gefühlten Erlebnis in der Praxis.

Die klassischen Arten der Differenzierung sind die über das Produkt, über die Dienstleistung, über die Mitarbeiter und über das Image. Für die Zahnarztpraxis muss diese Einteilung abgewandelt werden. Die **Differenzierung** kann hier erfolgen über:

- Spezialisierungen,
- Service,
- Image.

Hinsichtlich der **Spezialisierung** muss die Grundsatzfrage gestellt werden, ob die Praxis das gesamte zahnmedizinische Behandlungsspektrum anbietet und ggf. durch einzelne Interessenschwerpunkte ergänzt, oder ob eine konsequente Konzentration auf eine oder mehrere Fachgebiete erfolgen soll. Eine Differenzierung nach Service ist schwierig, weil bereits viele Praxen diesen Aspekt für sich herausgearbeitet haben. Hier müssen große Anstrengungen unternommen werden (Hausbesuche, Taxischeine etc.), um eine wahrnehmbare Differenzierung zu erreichen.

Das **Image** ist die wirkungsvollste Methode zur Differenzierung. Hier besteht die Verbindung zur Positionierung. Auf der Basis der Arbeit von Sawtschenko (2006) können für Zahnarztpraxen folgende **Positionierungsstrategien** identifiziert werden:

- Spezialisten-Positionierung
- Zielgruppen-Positionierung
- Innovations-Positionierung
- Produkt-Positionierung
- Service-Positionierung
- Marktnischen-Positionierung
- Preis-Positionierung

Die verschiedenen Positionierungsstrategien können kombiniert werden. Eine wesentliche Voraussetzung ist die **Authentizität** der Strategie. Sie muss zum Praxisinhaber passen. Aus diesem Grund kann es auch keine allgemeingültige Empfehlung weder für die Positionierungs- noch für die Marketingstrategie geben. Die Strategien sind individuell zu entwickeln.

▪ Positionierung als Spezialist

Die Positionierung als Spezialist nimmt bei Zahnärzten immer mehr zu und ist eine Folge der marktwirtschaftlichen Entwicklung von Zahnarztpraxen. Sie birgt allerdings auch Gefahren, insbesondere weil sie in der Regel nicht konsequent angegangen wird. So verzeichnen manche – insbesondere kleine – sich auf Implantologie und kosmetische Zahnmedizin spezialisierende Praxen Umsatzrückgänge im Basisgeschäft, weil die Patienten durch die neue Ausrichtung abgeschreckt werden. Dies wirkt sich dann unter Umständen auf die wirtschaftliche Gesamtsituation der Praxis negativ aus. An dieser Stelle sei also noch einmal auf die Gefahr des „Bauchladen-Anbieters" hingewiesen. Größere Praxen können dies durch die Spezialisierung einzelner Behandler umgehen. Hier besteht eine Verbindung zur Produkt-Positionierung. Schließlich ist noch zu beachten, dass die Positionierung als Allgemein-Zahnarztpraxis (Familienpraxis) durchaus auch in die Kategorie der Spezialisten-Positionierung fällt, wenn sie konsequent vorgenommen wird.

▪ Zielgruppen-Positionierung

Bei der Zielgruppen-Positionierung wird eine ganz bestimmte Patientenklientel angesprochen. So gibt es beispielsweise, wie bereits oben erwähnt, einen Zahnarzt, der sich auf die Fans eines Fußball-Bundesliga-Clubs konzentriert. Die ganze Praxis ist in den Farben des Clubs gestaltet, Fan-Artikel werden angeboten, und der Behandler spricht mit seinen Patienten über aktuelle Fußball-Ereignisse. Eine andere Zahnärztin hat eine Vorliebe für Esoterik. Im Wartezimmer gibt es Wasserspiele, im Hintergrund läuft Entspannungsmusik, die Wandfarben sind warm und erdig. Um die Authentizität zu erreichen, hat sie lange nach geeigneten Helferinnen suchen müssen. Schließlich war der gesamte Auftritt der Praxis stimmig. Die Zielgruppe, hauptsächlich Frauen, die ähnlich orientiert sind wie die Praxisinhaberin, kommt gern in die Praxis und fühlt sich wohl. Unter den Freunden der Patienten spricht sich die Besonderheit der Praxis schnell herum. Neue Patienten kommen hinzu. Zu beachten ist, dass zielgruppen-positionierte Praxen ihre Leistungen nicht über den Preis verkaufen müssen. In derartigen Konstellationen wird über den Preis der angebotenen Leistung in der Regel nicht diskutiert.

▪ Innovations- oder Nr.1-Positionierung

Die Innovations- oder Nr.1-Positionierung ist dadurch gekennzeichnet, dass die Praxis für das Neue, das Moderne steht. Neuheiten wirken auf den Kunden in besonderer Weise. Wenn beispielsweise eine neuartige, besonders schonende Behandlungsmethode aus den USA angeboten wird, kann damit eine bestimmte Klientel an die Praxis gebunden werden. Laser hatten eine vergleichbare Wirkung: In vielen Praxen gibt es einen Laser, der gar nicht benutzt wird. Die Patienten erwarten allerdings, dass die Praxis über einen Laser verfügt, weil sie ansonsten das Gefühl haben, in einer nicht auf dem neuesten Stand der Technik befindlichen Praxis behandelt zu werden. Auch bestimmte Vermarktungsstrategien bauen auf dem Prinzip der Innovations-Positionierung auf. Wenn dem Kunden vermittelt wird, dass es eine neue Fünf-Sterne-Praxis mit zertifizierter Behandlungsqualität, und zwar als einzige in der Stadt, gibt, vermittelt das den Patienten das Gefühl einer besonderen Hochwertigkeit. Zu beachten ist allerdings, dass die Praxis entweder nach einer gewissen Zeit die Positionierungs-Strategie verändern oder immer neue Innovationen nachlegen muss, weil sich ansonsten der Nr.1-Charakter verliert.

- **Produkt-Positionierung**

Die Produkt-Positionierung ist die am häufigsten anzutreffende Positionierungsstrategie. Hier ist der Zahnarzt mit seiner Leistung das Produkt. Zu beachten ist allerdings, dass der Patient die zahnmedizinische Qualität der Leistung in der Regel nicht beurteilen kann. Die Produkt-Positionierung geht über die Person des Zahnarztes und/oder das Team, die bestimmte Emotionen wecken. Alteingesessene Praxen oder ältere Behandler haben hier naturgemäß Vorteile. Gestützt werden kann die Positionierung durch entsprechende Wirkung in den Medien. So muss sich ein Zahnarzt aus Rendsburg, der auch Olympia-Goldmedaillen-Gewinner im Vielseitigkeitsreiten ist, sicher keine Gedanken um nachhaltigen Patientenzulauf machen.

Zu beachten ist stets, dass der Patient letztlich die **beste zahnmedizinische Qualität** erwartet. Über die Strategie, den gesamten Auftritt der Praxis, wird er zur Praxis geführt und an sie gebunden. Die Bindung kann aber nur dauerhaft sein, wenn er das Gefühl hat, beim zahnmedizinisch erstklassigen Behandler zu sein. Authentizität und Souveränität ist also unbedingt erforderlich.

Die folgenden drei Positionierungen sind nach meiner Auffassung für Zahnarztpraxen eher ungeeignet:

- **Positionierung auf den Service**

Eine ausschließliche Positionierung auf den Service stellt keine geeignete Differenzierung dar, weil die meisten Praxen diesen Aspekt besonders hervorheben. Und wenn diese Positionierung, beispielsweise als Zahnarzt, der immer erreichbar ist, gelungen ist, wird sie von den Patienten auch eingefordert. So gibt es beispielsweise einen Zahnarzt in Deutschland, der von Montag bis Samstag von 7 bis 23 Uhr arbeitet und dann auch noch den Patienten annimmt, der um 23 Uhr in die Praxis kommt. Diese Praxis ist wirtschaftlich extrem erfolgreich. Da sich der Zahnarzt aber bei dem Wunsch nach normalen Arbeitszeiten ständig um den Verlust seiner Positionierung sorgt, kommt er nicht mehr aus dieser Tretmühle heraus.

- **Marktnischen-Positionierung**

Auch die Marktnischen-Positionierung, die eine Verbindung zur Innovations-Positionierung hat, ist dauerhaft für eine Zahnarztpraxis ungeeignet, weil die Nischen in der Regel sehr schnell geschlossen werden (s. oben).

- **Preis-Positionierung**

Die Preis-Positionierung ist für die meisten Praxen ungeeignet bzw. sogar gefährlich. Unter Patienten sprechen sich die besonderen Merkmale einer Praxis sehr schnell herum (Nachteil eines überwiegenden Empfehlungs-Marketings), und die Praxis befindet sich daraufhin in permanenten Preisgesprächen mit ihren Patienten. Außerdem begibt sich die preis-positionierte Praxis in eine Abwärtsspirale im Wettbewerb zu Praxen, die die Leistung noch ein wenig günstiger anbieten. Die Preisbildung sollte sich eher an den in ▶ Abschn. 3.4.5 dargestellten Grundlagen orientieren und berücksichtigen, dass die sog. Preiselastizität der Nachfrage nach zahnmedizinischen Leistungen vermutlich negativ ist, weswegen eine Preissenkung unvorteilhaft ist. Die Preis-Positionierung ist lediglich für einige wenige, besonders unternehmerisch aufgestellte Praxen geeignet.

Aus den dargestellten Strategien sind für jede Praxis die geeignete Positionierung und dann das geeignete Marketing individuell zu entwickeln. Bemerkenswert ist noch, dass vielen erfolgreichen Praxen eine Strategie zugeordnet werden kann, obwohl sich der Inhaber dieser Tatsache gar nicht bewusst ist.

Mögliche Positionierungsfragen sind in ◘ Tab. 3.6 aufgeführt.

Die Spezialisierungsmöglichkeiten stehen in ◘ Tab. 3.7.

In ◘ Tab. 3.8 werden Überlegungen zur Überarbeitung des Corporate Designs dargestellt.

In ◘ Tab. 3.9 werden mögliche Überlegungen zur Kommunikation aufgeführt.

Für unseren jungen Zahnarzt aus dem Beispiel in ▶ Abschn. 3.2.3 sieht die Positionierung wie folgt aus: Für die Spezialisten-Positionierung wird der Allgemeinzahnarzt marketingmäßig aufbereitet. Verbunden wird dies mit der Zielgruppen-Positionierung, in der er als Zahnarzt für „Jedermann" in seinem Stadtteil zu etablieren ist, also auch für Patienten, die Angst davor haben, viel Geld beim Zahnarzt ausgeben zu müssen. Hierdurch kann aber eine klare Abgrenzung zu anderen Praxen erfolgen, wenn die Wettbewerbsanalyse dies bestätigt.

■ Tab. 3.6 Positionierung allgemein

A	Positionierung allgemein
A1	Wie ist Ihre Praxis positioniert? Schreiben Sie Ihr Leitbild auf.
A2	Was ist Ihr Alleinstellungsmerkmal (USP)?
A3	Auf welche Leistungen haben Sie sich spezialisiert (vs. Bauchladen)?
A4	Welches sind Ihre wichtigsten Wettbewerber, was bieten sie und wie kommunizieren sie ihr Angebot?
A5	Wie wird Ihre Abgrenzung zu Ihrem wichtigsten Mitbewerber deutlich?
A6	Welche Praxen sind Ihnen in Ihrem USP ähnlich, die aber keine Wettbewerber sind (z. B. in anderer Stadt)? Analysieren Sie deren Marketingstrategien.
A7	Welche besonderen Vorteile bietet Ihre Praxis (Parkplätze, Abholservice etc.)?
A8	Wie ist Ihre Patientenbefragung organisiert?
A9	Welches Budget weist Ihr Marketingplan für dieses Jahr aus?
A10	Wie groß sind Ihr Marktpotenzial und der derzeitige Marktanteil?
A11	Warum kommen die Patienten zu Ihnen?
A12	Welches sind die größten Stärken Ihrer Praxis?
A13	Warum kommen manche Patienten nicht mehr?
A14	In welchem Bereich häufen sich die Beschwerden und Reklamationen?
A15	Wo ist Ihr größter Wettbewerber schwach und wie nutzen Sie das?

■ Tab. 3.7 Spezialisierung

B	Spezialisierung
B1	Welche Zukunftspotenziale hat Ihre Spezialisierung?
B2	Welches sind die größten Risiken Ihrer Spezialisierung im Hinblick auf die zukünftige Entwicklung (5–10 Jahre)?
B3	Zu welcher Zielgruppe haben Sie eine besondere Beziehung?
B4	Wie viel Umsatz und wie viel zusätzlichen Gewinn bringt ein neuer Patient in Ihrer Spezialisierung?
B5	Wie viele neue Patienten kann Ihnen ein begeisterter Patient durch Mund-zu-Mund-Propaganda bringen?
B6	Wie stellen Sie Ihre Spezialisierung stets in den Vordergrund aller Marketingmaßnahmen (Plan)?
B7	Mit wem wollen Sie zukünftig und in welchem Bereich (Spezialisierung, Marketing) kooperieren?
B8	Was bekommt der Patient nur bei Ihnen?
B9	Womit können Sie die Probleme Ihrer Zielgruppe am besten befriedigen (emotional)?
B10	Mit welcher neuen Idee oder Kombination von Ideen können Sie neue Patienten gewinnen?
B11	Was hindert Menschen in Ihrer Zielgruppe, zu Ihnen zu kommen?
B12	Wie können Sie diese Hemmnisse abbauen?

Zu verstärken ist die Positionierung dadurch, dass seine musikalischen Aktivitäten in das Konzept eingebunden werden. So gibt er regelmäßig Konzerte, zu denen er auch seine Patienten einlädt. Diese wiederum erzählen das ihren Freunden und nehmen diese eventuell sogar mit. Das Image wird gefestigt und gefördert.

Diese Positionierung ist nicht leicht in ein Marketing umzusetzen, weil sie sehr allgemein erscheint. Um ein konkretes Beispiel für ein solches Konzept zu präsentieren, wird in den folgenden Beispielen die Umsetzung einer realen Marketingstrategie eines Zahnarztes, deren Ausgangslage mit dem des Beispielzahnarztes vergleichbar ist, gezeigt.

3.4.3 Patientennutzen und -zufriedenheit

Patienten entscheiden sich für die Praxis, die ihnen den besten Gegenwert bzw. den größten **Nutzen** bietet. Dieses Grundprinzip muss stets beachtet werden. Allerdings stellt sich die Frage nach dem größten Nutzen und nach dem Patientenverhalten im Detail. Ganz wesentlich ist das Patientenverhalten von der **Erwartungshaltung** geprägt:

Tab. 3.8 Corporate Design

C	Corporate Design
C1	Inwiefern ist Ihr Logo unverwechselbar, entspricht es dem Zeitgeist?
C2	Inwiefern entspricht Ihr Logo Ihrer Philosophie, Ihrer USP?
C3	Wie ist Ihre USP in Logo und Claim (Wortzusatz zum Logo) integriert?
C4	Was könnte die Wirkung des Logos noch verstärken?
C5	Inwiefern verstärkt Ihre Corporate Identity (▶ Abschn. 3.5) Ihre Glaubwürdigkeit und Kompetenz?

Tab. 3.9 Kommunikation

D	Kommunikation
D1	Wie oft erklären Sie Ihre Angebote ausgewählten Testpersonen?
D2	Wie machen Sie Ihre Philosophie, Ihre USP nach außen hin deutlich?
D3	Wie machen Sie den Nutzen Ihrer Angebote deutlich?
D4	Wie binden Sie Ihre Mitarbeiterinnen in die Patientenkommunikation ein?
D5	Werden Sie von den Patienten verstanden, und woher wissen Sie die Antwort?
D6	Wie fördern Sie Kritik von Mitarbeiterinnen und Patienten?

- Wenn die Praxis die Erwartung nicht erfüllt, ist der Patient unzufrieden.
- Wenn die Praxis die Erwartung erfüllt, ist der Patient zufrieden.
- Wenn die Praxis die Erwartung übertrifft, ist der Patient hoch zufrieden oder begeistert.

Die zentrale Erwartungshaltung in Bezug auf eine Zahnarztpraxis ist die Behandlungsqualität, die der Patient aber nicht beurteilen kann. In der Regel fühlt er sie als erfüllt an, was zu einer Zufriedenheit bzw. Gewohnheit führt. Dies hat die in Deutschland zu verzeichnende überwiegend starke Patienten-Praxis-Bindung zur Folge.

Allerdings ist zu beachten, dass durch die Positionierungsstrategien im Wettbewerb weitergehende Erwartungen geweckt werden. Deshalb muss jede Praxis langfristig das Bestreben haben, nicht nur Erwartungen durch Positionierung und Marketing zu wecken, sondern die Patienten durch den tatsächlichen Auftritt zu begeistern.

In diesem Zusammenhang ist die Messung der Patientenerwartung und der Patientenzufriedenheit von maßgeblicher Bedeutung. Insbesondere folgende Fragen sollten Sie Patienten regelmäßig stellen:

- Warum kommen Sie in meine Praxis?
- Wie sind Sie auf meine Praxis aufmerksam geworden?
- Was ist Ihnen besonders wichtig?
- Was gefällt Ihnen hier besonders gut?
- Was gefällt Ihnen nicht in der Praxis?

Die Fragebögen sollten insbesondere allen Neupatienten und auch ausgewählten Bestandspatienten gegeben werden. Sie müssen grundsätzlich individuell nach den jeweils aktuellen Bedürfnissen gestaltet werden. Wichtig ist auch eine ansprechende optische Gestaltung. Erfahrungen aus Praxen zeigen, dass die Patienten die Umfragen als Zeichen dafür ansehen, dass sie als Patienten ernst genommen werden und dass sich die Praxis im Sinne der Patienten weiterentwickeln möchte. Sie bewerten Befragungen in der Regel positiv.

Fragebögen sollten einen Umfang von 1–2 Seiten und maximal bis zu 10 Fragen haben. Die Fragen können quartalsweise wechseln. Die gesamte Fragebogenaktion ergibt sich aus der Positionierungs- und Marketingstrategie und sollte individuell entwickelt werden.

Ich habe als Basis für individuelle Fragebögen ein Grundmuster aus drei Standard-Fragebögen für Neupatienten und einen für Bestandspatienten entwickelt (▶ Abschn. 5.6).

Für die Patientenbindung ist neben den zehn Geboten der Service-Orientierung die Nachbetreuung zu nennen. Die Zahnärzte, die ihre Patienten nach einer aufwendigeren Behandlung und/oder zu runden Geburtstagen anrufen, schärfen ihre Positionierung. Wegen des überwiegenden Empfehlungsmarketings spricht sich die besondere Kundenorientierung schnell herum.

Die zehn Gebote der Service-Orientierung (nach Kotler et al. 2010)

1. Der Patient ist die wichtigste Person in unserer Praxis.
2. Der Patient ist nicht auf uns angewiesen, wir sind auf ihn angewiesen.
3. Der Patient unterbricht nicht unsere Arbeit, er ist Zweck unseres Tuns.
4. Der Patient erweist uns einen Gefallen, wenn er hereinkommt, nicht wir erweisen ihm einen Gefallen, wenn wir ihn behandeln.
5. Der Patient ist Teil unserer Praxis, nicht ein Außenstehender.
6. Der Patient ist nicht eine Kartei in unserem System, er ist ein Mensch aus Fleisch und Blut mit Gefühlen, genau wie wir.
7. Der Patient ist nicht jemand, mit dem wir streiten oder an dem wir unsere Intelligenz messen sollten.
8. Der Patient hat offene und verdeckte Wünsche. Es ist unsere Aufgabe, sie alle zu erfüllen.
9. Der Patient verdient die höflichste und aufmerksamste Behandlung, die wir ihm bieten können.
10. Der Patient ist das Herzblut für diese, aber auch für jede andere Praxis.

Hinsichtlich des **Beziehungsmarketings** bedeutet das für den Zahnarzt, dass er auf die persönliche Bindung zum Patienten angewiesen ist und seinen Erfolg durch entsprechendes Wirken im persönlichen Bereich bzw. in der Öffentlichkeit vergrößern kann. Fast gleichbedeutend ist aber auch die Bindung zwischen einzelnen Teammitgliedern und manchen Patienten. Dies sollte durch den Praxisinhaber gefördert werden.

3.4.4 Wettbewerbsstrategien

Die wichtigste Wettbewerbsstrategie für Zahnärzte besteht in der **Positionierung** bzw. **Differenzierung**, ohne sich allzu sehr in einem Kampf mit konkurrierenden Praxen zu verschleißen. Es ist zwar notwendig, sich über die Anzahl und Ausrichtung der anderen Praxen im Umfeld zu informieren, um ähnliche Positionierungen zu vermeiden. Auch ist die individuell vorhandene Zahnarztdichte zu beachten, die im Mittel ca. 1150 Patienten pro Zahnarzt mit vermutlich gleichbleibender Tendenz bis 2030 beträgt.

Wesentlich bleibt aber die Erkenntnis, dass die wichtigsten Wettbewerber für den Zahnarzt die anderen **Konsumwünsche** der Patienten sind. Das sind z. B. ein neues Paar Damenschuhe, ein neues Auto oder der jährliche Sommerurlaub. Es kommt entscheidend auf die Arzt-Patienten-Kommunikation an, den Kunden davon zu überzeugen, andere Konsumwünsche mit der Entscheidung z. B. für einen hochwertigen Zahnersatz einschließlich der dazugehörigen Lebensqualität zu verschieben (► Abschn. 3.6).

Am Beginn der strategischen Marketingplanung stehen die beschriebenen Selbst- und Marktanalysen (► Abschn. 3.2). Ist die individuell realistische Vision gefunden, muss nun das wettbewerbliche Umfeld daraufhin analysiert werden, ob die Nr. 1-Positionierung am geplanten Ort realistisch ist, oder ob es eventuell bereits einen oder mehrere andere Zahnärzte mit ähnlicher Positionierung gibt, was die eigene Situation erschweren könnte.

In der ► Übersicht sind Fragen aufgeführt, die sich die Praxis nach Festlegung der Vision stellen sollte.

Fragen für die Wettbewerbsanalyse (Beispiel)

- Patienten
  - Einzugsgebiet (Landkarte)
  - Alter
  - Geschlecht
  - Nationalität/Sprache
  - Versicherungsstatus
  - Beruf, Einkommen, Hobbys
- Wo sind in meinem Einzugsgebiet andere Zahnärzte (Landkarte)?
- Welche Schwerpunkte haben diese Zahnärzte?

- Welche dieser Zahnärzte haben eine Philosophie?
- Welche dieser Zahnärzte haben welchen USP?
- Wie stehe ich mit meiner Positionierung dazu?
- Welche Öffentlichkeitsarbeit machen die Wettbewerber?
  - Webseite
  - Zeitungsanzeigen
  - Patientenabende
  - „Schützenverein"
  - Andere
- Wie reagieren die Patienten auf diese Öffentlichkeitsarbeit (Team fragen)?
- Welchen Service (Patientenbindung) bieten die drei größten Wettbewerber (Team)?
- Wie beurteilen die Patienten diese Maßnahmen (Team)?
- Welche besonderen Patientenbindungsmaßnahmen machen die Wettbewerber?
- Was unterscheidet Sie von den drei größten Wettbewerbern?
- Womit können Sie die Nummer eins sein?
- Wie können Sie die Nummer eins werden (Markenbildung, Marketingplan)?

Wie bereits bei der strategischen Marketingplanung schaffen die Analysen Klarheit für den Unternehmer. Marktanalysen, wie sie z. B. für die Gründung von Einzelhandelsfilialen größerer Konzerne an einem neuen Ort gemacht werden, kosten mehrere zehntausend Euro und sind nach meiner Auffassung (noch) unverhältnismäßig aufwendig.

Ein Beispiel für einen Zahnarzt, der in einer Vorstadt bereits lange allgemeinzahnärztlich, aber relativ neu auch implantologisch tätig ist, ist in der Übersicht aufgeführt. Die **Wettbewerbsanalyse** findet sich später auch in seinem Marketingkonzept wieder (► Abschn. 3.7).

Wettbewerbsanalyse (Beispiel)

- **Patienten**
  Die Patienten kommen vorwiegend aus Musterstadt und der nahe gelegenen Großstadt. Musterstadt ist eine kaufkraftstarke Stadt, viele gut situierte Bewohner, die in Großstadt arbeiten, leben hier. Musterstadt hat sich vor 20 Jahren entwickelt, viele Menschen leben entsprechend lange hier. Der Kinderanteil ist relativ gering. Der Anteil an Privatpatienten ist überdurchschnittlich hoch.
- **Andere Zahnärzte (Landkarte)**
  Musterstadt hat fünf andere Praxen mit zusammen acht Zahnärzten. Die Zahnarztdichte in Musterstadt beträgt 1430 Patienten pro Zahnarzt.
- **Welche Schwerpunkte haben diese Zahnärzte?**
  Allgemeinzahnärzte
- **Welche dieser Zahnärzte haben eine Philosophie bzw. ein Alleinstellungsmerkmal?**
  Keiner
- **Wie stehe ich mit meiner Positionierung dazu?**
  Alleinstellung (Implantologie) in Musterstadt, aber in Großstadt gibt es ca. 20 implantologische Praxen. Keine dieser Praxen hat aber die Ausrichtung auf Vollkeramik-Implantate. Trotzdem gehen einige Berufstätige zur implantologischen Behandlung nach Großstadt.
- **Welche Öffentlichkeitsarbeit machen die Wettbewerber?**
  - Website (nahezu alle)
  - Zeitungsanzeigen (drei große Praxen in Großstadt), Beispiele im Anhang
  - Patientenabende (s. oben)
- **Wie reagieren die Patienten auf diese Öffentlichkeitsarbeit (Team fragen)?**
  Die Patienten berichten, dass sie insbesondere die Anzeigen der Wettbewerber in Großstadt wahrnehmen. Manche sagen, dass sie gar nicht genau wissen, was in unserer Praxis alles angeboten wird.

- **Welchen Service (Patientenbindung) bieten die drei größten Wettbewerber (Team)?**
  Keinen besonderen/nicht bekannt
- **Was unterscheidet unsere Praxis von den drei größten Wettbewerbern?**
  Keramik-Implantate, „Ganzer Mensch", besondere Zuwendung
- **Womit können Sie die Nummer eins sein?**
  Genau damit
- **Zusammenfassung**
  Unsere Praxis hat eine sehr gute Wettbewerbsposition. Allerdings muss unser USP mehr bekannt gemacht werden, auch in Großstadt. Das muss aber behutsam erfolgen, damit unser Basisgeschäft in Musterstadt nicht gefährdet wird.

Diese sehr einfach gehaltene **Wettbewerbsanalyse** reicht in diesem Fall aus, um das Marketingkonzept zu entwickeln. Je nach individueller Situation kann oder sollte auch tiefer gehend analysiert werden.

Es ist zukünftig zu erwarten, dass Wettbewerbsanalysen eine größere Bedeutung für die Positionierung von Zahnarztpraxen bekommen. Dies gilt insbesondere und bereits heute für die Bildung von Zweigniederlassungen oder unternehmerisch ausgelegte Praxiskonzepte (z. B. Franchise-Systeme). Dann kann darüber hinaus eine **Standortanalyse** sinnvoll sein. Sie unterscheidet sich von der Wettbewerbsanalyse dadurch, dass nicht die Praxis mit ihrer geplanten Positionierung im Vordergrund steht, sondern der Standort mit seinen ökonomischen Besonderheiten. Zu analysieren wären beispielsweise folgende Aspekte:

Standortanalyse

- **Die Makrostandortbewertung**
- 1. Beschreibung des Ortes/Stadtteils
- 2. Altersverteilung
- 3. Geschlechterverteilung
- 4. Bevölkerungsstruktur
- 5. Makroökonomische Daten
- 6. Einkommensverteilung und Kaufkraft
- 7. Ort als Wirtschaftsstandort
- 8. ggf. Unternehmensstruktur der Standortumgebung

- **Die Mikrostandortbewertung**
- 1. Praxisstandort und -gebäude
- 2. Bewertung der Struktur anderer anwesender Unternehmen
- 3. Bewertung im Hinblick auf die Teilnahme der geplanten Praxis
- 4. Zukünftige Entwicklung des Standortes
- 5. Konzept der Öffentlichkeitsarbeit für den Standort

- **Die Mitbewerberbetrachtung** (ggf. bereits durch die Wettbewerberanalyse abgedeckt)
- 1. Darstellung der zahnärztlichen Versorgung
- 2. Bewertung einzelner Praxen im Umfeld

Zu Beginn der Analyse sollten die Ziele der Praxis in wirtschaftlicher (geplante Umsätze und Ergebnisse) und organisatorischer (interne Organisation und Personal) Hinsicht sowie im Hinblick auf das Leistungsspektrum, die Außendarstellung und sonstige Ziele definiert und beschrieben werden. Die Alters- und Geschlechterverteilung muss im Hinblick auf das geplante Ziel analysiert werden, um zukünftiges Umsatzpotenzial abschätzen zu können. Die Bevölkerungsstruktur gibt zusammen mit der Einkommenssituation und z. B. der Arbeitslosenquote Aufschluss über mögliche Entwicklungen. Aus all diesen Faktoren ergibt sich das ideale Leistungsangebot für den geplanten Standort.

Dann wird geprüft, inwieweit die erarbeiteten Ziele mit dem konkreten Standort kompatibel sind. Kann beispielsweise dadurch, dass aufgrund der anderen Einzelhandelsgeschäfte ein für die Praxis günstiger „Lauf" erwartet werden? Sind eventuell andere Arztpraxen ansässig oder ist das geplant? Wie wird der Standort übergreifend vermarktet?

Für Standortanalysen gibt es kein festgelegtes Muster, sie sind stets an die individuelle Situation anzupassen. Man kann auch schon viel erreichen, wenn die allgemeine Kaufkraftsituation, die

Bevölkerungsdichte, die Bevölkerungsentwicklung sowie die Zahnärztedichte und deren Entwicklung dargestellt werden. Ich bin mit anderen praxisökonomischen Experten zusammen der Meinung, dass mit einem unbedingten Erfolgswillen des Inhabers bei professionellem, vernünftigen Vorgehen der Erfolg der Praxis nahezu überall erreicht werden kann.

Der wirtschaftliche Erfolg einer Praxis ist zu 50 % von der Person des Inhabers und seinem unbedingten unternehmerischen Willen und Handeln abhängig. Danach folgen Aspekte wie Lage, Marketingbudget, Werbekonzept, Spezialisierung, Organisation, Wettbewerbersituation und vieles mehr.

3.4.5 Positionierung als Zuweiserpraxis

Ein besonderer Praxistyp ist die Zuweiserpraxis wie z. B. die oralchirurgische, kieferchirurgische und kieferorthopädische Praxis. Hier ist ein spezielles **Zuweisermarketing** zu entwickeln, das auf die normale Zahnarztpraxis ausgerichtet werden muss. In der Zahnmedizin gehören hierzu insbesondere vertrauensbildende Maßnahmen wie die überzeugende Darstellung, dass die überwiesenen Patienten immer zurück überwiesen werden.

Zu den Maßnahmen gehören Informationsabende für Zahnärzte, Erste-Hilfe-Kurse für Praxis-Teams, Bildung von Study Clubs, Kongresse etc. Erfahrungen zeigen, dass ca. 3–5 % der eingeladenen Zahnärzte zu Veranstaltungen kommen und ca. 0,5–1,0 % der eingeladenen Zahnärzte bei geeigneten Folgemaßnahmen mitwirken.

Für auf Zuweiser angewiesene Praxen ist das **Beziehungsmarketing** von entscheidender Bedeutung, das konsequent von vornherein entwickelt werden muss. Es muss grundsätzlich davon ausgegangen werden, dass eine normale Praxis, die z. B. auch kieferorthopädisch tätig ist, von anderen Praxen keinen Patienten zur Kieferorthopädie überwiesen bekommt. Dennoch sind dem Autor Praxen in dieser Konstellation bekannt, die sehr viele Überweisungen erhalten. Dies ist die Folge einer konsequenten und langjährigen Vertrauensbildung.

3.5 Markenbildung und Corporate Identity

Produkte, zu denen auch Dienstleistungen wie die der Zahnmedizin gehören, brauchen lange, um zu einer Marke zu werden. Bekannte Marken sind BMW, Google, MTV, Apple, Madonna, Wimbledon-Tennisturnier etc.

Nach wie vor ist der Name des Zahnarztes der bedeutendste Markenname. In nahezu jeder Stadt gibt es einen solchen Platzhirsch, dessen Namen jeder kennt und der als „der Zahnarzt" angesehen wird. Aber es entwickeln sich auch in der Zahnmedizin bereits Phantasienamen zu Markennamen wie McDent, Smiledesigner, die +-Zahnärzte, Ku 64, White Lounge und viele mehr.

Neue Markennamen sind nur mit großem Aufwand nachhaltig wirksam zu platzieren. In der Regel wird die Einzelpraxis damit überfordert sein. Der Aufwand dafür beträgt mindestens 100.000 Euro pro Jahr für Werbemaßnahmen und das über mehrere Jahre. Aus diesem Grund bilden sich zunehmend auch Vermarktungsallianzen. Als Beispiel sei hier eine Gruppe genannt, die in 2007/2008 eine bundesweit wirksame Markenbildung versucht hat. Die mitwirkenden Praxen waren unabhängige Praxen, die sich einen gemeinsamen Fünf-Sterne-Auftritt zugelegt hatten. Um über eine bundesweite Kampagne Aufmerksamkeit zu erreichen, waren bis zu mehrere hundert mitwirkende Praxen geplant. Der Werbeetat sollte sich dann auf mehrere Millionen Euro belaufen. Abgesehen davon, dass es fraglich ist, ob dieser Etat für eine deutschlandweite Etablierung der Marke gereicht hätte, musste das Projekt aufgegeben werden, weil viel zu wenige Praxen mitmachten.

Dennoch ist der Aspekt der Markenbildung für jede Praxis sehr wichtig. Um eine Marke am Ort der zahnärztlichen Betätigung langfristig erfolgreich zu platzieren, sollte ein dauerhafter Etat von mindestens 5 % des Gesamtumsatzes für Werbemaßnahmen angesetzt werden. Für die mittlere deutsche Zahnarztpraxis sind dies also etwa mindestens 25.000 Euro im Jahr.

Voraussetzung für eine erfolgreiche Markenbildung ist die Schaffung einer einheitlichen **Corporate Identity** (CI). Ziel der CI ist die nachhaltige Unternehmensentwicklung. CI entsteht durch den abgestimmten Einsatz von Verhalten, Kommunikation und Erscheinungsbild sowohl nach innen (vgl. auch Binnenmarketing, Marketing nach innen, internes Marketing) als auch nach außen (Außenmarketing). Grundlage dafür ist die Praxispositionierung bzw. die Praxisphilosophie, die durch CI mit Leben gefüllt wird. CI spiegelt die Persönlichkeit der Praxis wider, die in jeder Beziehung einheitlich und nachvollziehbar auftritt und auch so wahrgenommen wird.

Der Begriff **Corporate Design** (CD) bzw. **Praxiserscheinung** bezeichnet den Teil der CI, der die sichtbare einheitliche Außendarstellung betrifft. Dazu gehören die Gestaltung der Kommunikationsmittel wie Logo, Geschäftspapiere, Werbemittel, Internetauftritt, Praxisarchitektur und andere. Preisbildung

» Die Globalisierung des Wettbewerbs, gesättigte Märkte, der Kampf um Marktanteile in Wachstumsmärkten, eine steigende Preistransparenz durch das Internet und immer vergleichbarer werdende Produkte haben in vielen Branchen einen starken Preiswettbewerb zur Folge. Einige Unternehmen, egal ob es sich um Anbieter von Produkten oder Dienstleistungen handelt, reagieren hierauf mit Preissenkungen, die oftmals zu einem Preisniveau führen, das ein profitables Wirtschaften nicht mehr ermöglicht. (Kotler et al. 2010)

Diese allgemeingültigen Aussagen treffen exakt auf die Situation in der Zahnmedizin zu. Kotler et al. weisen weiter darauf hin, dass oft nicht hinreichend versucht wird, den Käufer vom Wert des Produktes und der Angemessenheit des Preises zu überzeugen.

Tipp

Der Wettbewerb über Preise ist kaum einem Zahnarzt anzuraten. Stets sollten das Besondere seiner Leistung und das Vertrauen in ihn und sein Team im Vordergrund stehen.

Ist der Stundenkostensatz der Praxis und damit der Preis für eine Leistung ermittelt, muss dieser klar und unverrückbar kommuniziert werden. Es spricht sich unter den Kunden sehr schnell herum, wenn ein Leistungsanbieter zu Zugeständnissen bereit ist. Damit würde eine nach unten gerichtete Preisspirale in Gang gesetzt werden, in der am Ende alle sich beteiligenden Zahnärzte verlieren.

Bestärkt wird diese These noch dadurch, dass sich das Angebot an zahnmedizinischen Leistungen vermutlich im Bereich der unelastischen Nachfragereaktionen befindet.

Um die Zusammenhänge verstehen zu können, muss zunächst der Begriff der „Preiselastizität der Nachfrage" erklärt werden. Dieser Begriff beschreibt das **Nachfrageverhalten**, hier vereinfacht bei Preissteigerungen, und ist in ◘ Abb. 3.6 dargestellt.

Der „normale" Bereich ist der elastische. Auf Preissteigerungen reagiert der Verbraucher mit einem Nachfragerückgang, der so groß ist, dass er durch die Preiserhöhung nicht aufgefangen wird (Werte der Preiselastizität $\varepsilon > 1$). Im Extremfall ($\varepsilon = \infty$) geht die Nachfrage auf Null zurück, egal, wie sich der Preis erhöht.

Im unelastischen Bereich ($\varepsilon < 1$) reagiert der Verbraucher auf eine Preissteigerung mit einem geringen Nachfragerückgang. Dieser wird durch die Preiserhöhung „aufgefangen". Im Extremfall ($\varepsilon = 0$) verändert sich die Nachfrage unabhängig von der Preissteigerung gar nicht.

Der letzte Fall wäre für den Zahnarzt also traumhaft, der unelastische Bereich wünschenswert.

Es kann auf der Grundlage der Auswertungen jüngerer Untersuchungen, vorwiegend aus Deutschland und USA, von eindeutig unelastischen Nachfragereaktionen bei zahnmedizinischen Leistungen ausgegangen werden. Lediglich ältere Arbeiten aus den USA weisen teilweise elastisches Verhalten aus (Jung 2008).

Die Untersuchungen machen weiterhin deutlich, dass die Zahnärzte und nicht etwa die Patienten über die angemessene Behandlungsart entscheiden, und dass die meisten Patienten zu weiteren Kostenbeteiligungen bereit sind.

Jung (2008) stellt aufgrund seiner Auswertungen für die Implantologie folgende Thesen auf:

- Die Nachfragereaktion nach Implantaten ist unelastisch.
- Die zunehmende Zahl älterer Menschen führt zu einer überproportionalen Steigerung der Nachfrage nach Implantaten.

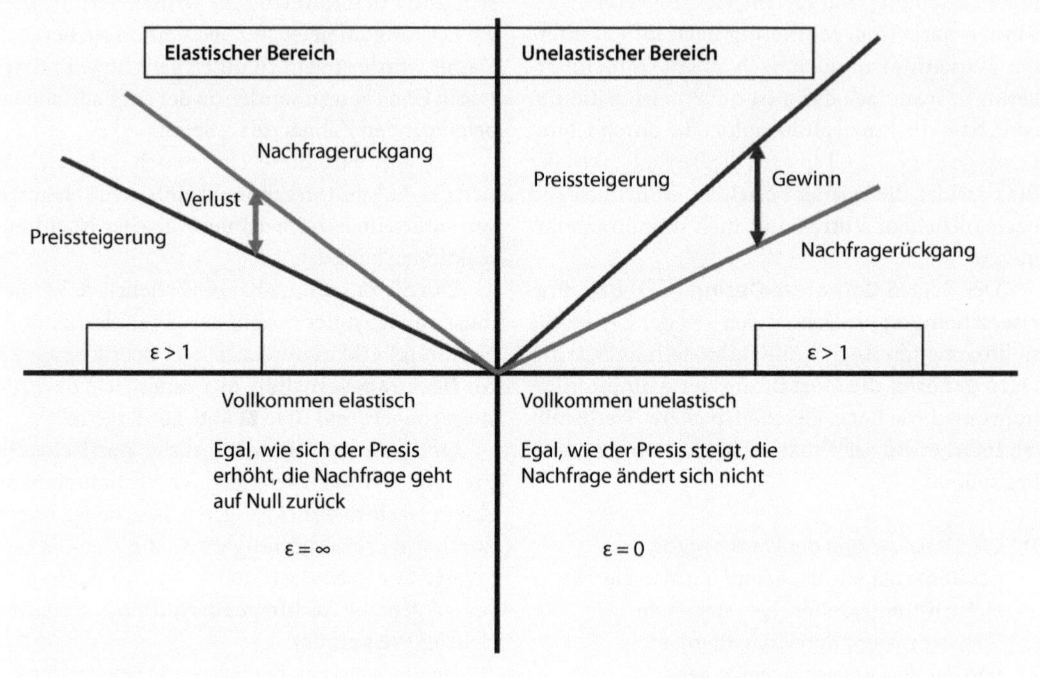

Abb. 3.6 Schematische Darstellung der Preiselastizität der Nachfrage

- Höhere Selbstbeteiligungen bei Implantaten verringern zwar kurzfristig die Nachfrage nach Implantaten, doch im Zeitablauf überwiegt die Nachfragesteigerung aufgrund der zunehmenden Zahl älterer Menschen.

Leider können diese Thesen aufgrund mangelnder Datenbasis zurzeit nicht verifiziert werden. Für die Entwicklung einer unternehmerischen Strategie sollten sie dennoch unbedingt beachtet werden.

Zu beachten ist weiterhin, dass in Deutschland in 2006/2007 lediglich 2,6 % der Seniorenaltersgruppe über implantatgetragenen Zahnersatz verfügten, in Skandinavien hingegen 5–8 % (Kerschbaum 2008). Es handelt sich also um einen ausgeprägten Wachstumsmarkt.

Bei seiner **Preisgestaltung** sollte der Zahnarzt also eine kostenorientierte kombiniert mit einer wertorientierten Preissetzung vornehmen. Dabei kann davon ausgegangen werden, dass der Patient hohe Preise akzeptiert, wenn er das Gefühl hat, die Leistung vom „Besten“ zu bekommen. Von einer wettbewerbsorientierten Preissetzung ist abzuraten, es sei denn, der entsprechende Anbieter geht dies unternehmerisch konsequent an. Das erfordert aber eine spezielle Marketing- und Leistungserbringungsstrategie (Preis-Positionierung), die an dieser Stelle nicht diskutiert werden soll. Nur wenige Praxen sind hierzu aus finanziellen Gründen in der Lage. Es ist aber anzunehmen, dass im Zuge der Marktentwicklung vermehrt Zahnarzt-Unternehmen entstehen werden, die eine Preis-Positionierung anstreben.

3.6 Marketingkommunikation

Zahnmedizinische Leistungen sind überwiegend reine Dienstleistungen mit wenig bestimmenden materiell-austauschbaren Anteilen. Für den Kunden ist es bei derartigen Angeboten grundsätzlich schwierig, die Qualität der Leistung zu überprüfen. Daraus folgt für den Anbieter von Dienstleitungen – hier dem Zahnarzt – die Notwendigkeit, greifbare Ergänzungen als Indiz für die Qualität bereitzustellen.

Da die Mund-zu-Mund-Propaganda für Zahnarztpraxen wie auch für andere Dienstleitungen eine zentrale Rolle spielt, sind der Service bzw. die Patientenansprache in der Praxis von elementarer Bedeutung.

Es muss dem Zahnarzt und dem Team klar sein, dass der Patient in die Dienstleistungserbringung integriert ist. Es ist nach Kotler et al. (2010) daher für Dienstleistungserbringer unerlässlich, das Personal für eine positive Wechselwirkung mit den Kunden zu trainieren. Der Kommunikation kommt also eine zentrale Rolle zu. Sie sollte immer wieder – möglichst mit einem erfahrenen Coach – geübt werden.

Gerade bei Dienstleistungserbringern wird der Kunde zum Anbieter mit dem niedrigsten Preis tendieren, wenn er keine Unterscheidung zwischen den Anbietern feststellen kann. Die Differenzierung und somit die Positionierung ist für Zahnarztpraxen also von besonderer Bedeutung. Drei Aspekte zur Unterscheidung müssen vertieft beachtet werden:

- Unterscheidung durch Mitarbeiter
- Unterscheidung durch das Umfeld
- Unterscheidung durch Abläufe

Auch unter diesem Gesichtspunkt spielt das Team die entscheidende Rolle. Untersuchungen zeigen, dass das **persönliche Wirken des Praxisinhabers** maßgeblich für den wirtschaftlichen Erfolg einer Praxis ist. Von nahezu gleicher Bedeutung ist aber die **Wirkung des Teams**. Das Umfeld und die Abläufe müssen dem Patienten das Gefühl absoluter Kompetenz und hoher Nutzenwirkung bringen. Und dies ist nur durch Emotionen und mit der Übereinstimmung (Authentizität) von Außenwirkung, Werbung und der Wirkung des Zahnarztes sowie des Teams in dem entsprechenden Umfeld zu erreichen. All dies prägt das Image der Praxis.

Es reicht heute also nicht mehr aus, einfach nur eine Praxis zu eröffnen und davon auszugehen, dass die Patienten kommen und schließlich der Praxis treu bleiben. Die angebotene Leistung muss kommuniziert werden, sowohl für die Neupatientenakquisition als auch für die Patientenbindung.

Zu den für Zahnärzte geeigneten Kommunikationsformen gehören Werbung (Anzeigen etc.), Öffentlichkeitsarbeit (Imagewerbung) und der persönliche Verkauf. Es muss der richtige **Kommunikationsmix** gefunden und ein Budget festgelegt werden. Dieses kann sich an den verfügbaren Mittel, am Umsatz, an den Aktivitäten der Konkurrenz und/oder an konkreten Zielen orientieren. Als Richtwert für Zahnärzte wird oft die Größe 5 % des Gesamtumsatzes genannt. Für konkrete Ziele und Maßnahmen kann das auch mehr sein (► Kap. 5 und 6).

Nach allgemeinen Erfahrungen zahlen sich die für diese **Emotions- und Imageerzeugung** höheren Aufwendungen in der Regel durch höhere Umsätze und Gewinne aus. Obwohl dies zahlenmäßig wegen der vielen verschiedenen beeinflussenden Faktoren schwer zu greifen ist, können nach meinen Erfahrungen Beispiele mit teilweise weit mehr als 20-prozentiger Umsatzsteigerung nach 1–2 Jahren Werbung gezeigt werden.

3.7 Beispiel für ein Marketingkonzept

Die Grundlage für alle Marketing- und Werbemaßnahmen der Praxis ist ein schriftlich ausgearbeitetes Marketingkonzept, in dem alle wesentlichen Planungsgrundlagen und Maßnahmen aufgeführt sind. Die Konzepte sehen je nach Praxis und Gegebenheiten unterschiedlich aus. Die Konzepte müssen stets einen verbindlichen Maßnahmen- und Kostenplan enthalten.

Es folgt ein Beispiel, das mit Hilfe eines Beratungsunternehmens (Musterconsult) entwickelt wurde.

Beispiel für ein Marketingkonzept (Kurzfassung), Praxis Dr. Peter Mustermann (Stand: März 2016)

▪▪ Aufgabenstellung

Im November erhielt die Zahnarztberatungsgesellschaft Musterconsult den Auftrag, die vorhandenen Marketingaktivitäten der Zahnarztpraxis von Dr. Peter Mustermann in Musterstadt zu analysieren, zu bündeln, ggf. zu optimieren und ein einheitliches Konzept zu erstellen. Dieses hier vorgelegte Konzept wird in Abstimmung mit dem Auftraggeber ständig weiterentwickelt und stellt somit jeweils den aktuellen Stand dar.

Alle Beteiligten sind sich darüber im Klaren, dass das Konzept auf der Grundlage der Erfahrungen des Auftraggebers und der Musterconsult entwickelt wird, und dass mit dem Konzept keine Garantie für den Erfolg der daraus abgeleiteten Maßnahmen verbunden ist.

▪▪ Ausgangssituation

Die Zahnarztpraxis Dr. Mustermann ist eine etablierte Praxis mit einer implantologischen Ausrichtung. Neben dem Praxisinhaber arbeiten dort zwei angestellte Zahnärztinnen, Frau Dr. Müller (Vollzeit) und Frau Dr. Schulze (ca. 20 Stunden). Die Arbeitsschwerpunkte der Praxis liegen in den Bereichen Kons, ZE, Amalgamsanierung und Endo (Dr. Müller). Herr Dr. Mustermann widmet sich vermehrt den Bereichen Implantologie, FAL und ZE, wobei seine Schwerpunktsetzung bei der implantologischen Behandlung liegt.

Die Praxis ist gut ausgelastet, die Neupatientenrate beträgt ca. 40 pro Monat (Mittelwert Deutschland ca. 9 Neupatienten pro Monat). Die wirtschaftliche Situation ist befriedigend.

Bei den Implantaten gibt es bei ca. 25 % der Patienten negative Reaktionen auf das Metall Titan. Herr Dr. Mustermann empfiehlt dann den Einsatz von Keramik-Implantaten. Außerdem werden Blutuntersuchungen, z. B. zur Testung der Reaktionen auf Metalle, angewendet. Bei der FAL werden die Zusammenhänge der Biss- und Wirbelsäulenstellung analysiert („ganzer Mensch"). Mit dieser Ausrichtung hat Dr. Mustermann ein Alleinstellungsmerkmal in Musterstadt. Die Einzelheiten der Ausrichtung wurden zunächst nicht vertieft. Auf der Website bzw. in einer Praxisbroschüre können diese nachgelesen werden.

Das vorhandene Patientenmarketing besteht neben dem Marketing in der Praxis (Service und Qualität zur Bewahrung und Steigerung der Mundpropaganda) aus drei Bausteinen:

- Website,
- Anzeigen im Isar-Magazin sowie im Doc-Isar,
- Praxisbroschüre (muss neu aufgelegt werden).

▪▪ Zuweisermarketing

- Vorträge vor Therapeuten und Heilpraktikern

Im Dezember haben sich das Praxisteam und Musterconsult (im Folgenden „Teilnehmer" genannt) zu einem Marketing-Kick-Off-Meeting getroffen. Das Meeting bildet die Basis für die Marketingentwicklung der Praxis.

▪▪ Konzeptgrundlagen

Beim Kick-Off-Meeting wurden die Hauptmotive von Patienten diskutiert, die neu in die Praxis kommen:

- Implantologische Kompetenz
- Schöne Praxis (Website; Zugriffsrate ca. 5 pro Tag, entspricht dem Mittelwert)
- Gutes Klima, Ansprache
- Professionelles Auftreten, schon in der Telefonansprache (freundlich)
- Materialfrage
- Allergiethema, Umwelterkrankung
- Zu beachten auch: es kommen viele Angstpatienten (ist das gewünscht?)

Eine systematische patientenerfragte Motivationserhebung liegt ebenso wenig vor wie eine Aufmerksamkeitsanalyse (wodurch werden die Patienten zuerst auf die Praxis aufmerksam?). Die Teilnehmer sind sich darüber einig, dass dies zukünftig erfolgen muss. Musterconsult stellt der Praxis entsprechende Patientenfragebögen zur Verfügung.

Das bereits in den vorhandenen Anzeigen verwendete Thema bzw. der Auftritt insgesamt ist zielführend. Die gewählte Farbe (grün) ist nach den Erfahrungen von Musterconsult geeignet, eine von anderen Anzeigen abweichende erhöhte Aufmerksamkeit zu erreichen. Außerdem ist sie der Thematik angemessen. Sie sollte also beibehalten werden. Das Logo ist noch sehr jung (1–2 Jahre) und tritt bei den Anzeigen bzw. im gesamten Auftritt nicht in den Vordergrund. Da ein Logo aber für die Wiedererkennung ein wichtiges Element darstellt, sind sich die Teilnehmer darüber einig, den vorhandenen Ansatz zu einem wirkungsvollen Logo weiter entwickeln zu lassen.

Die Anzeigen wirken sehr angenehm, ebenso wie die Website. Wie bereits in einer Bewertung der Website ausgeführt, kommt die architektonisch sehr schöne Praxis dort nicht ausreichend zur Geltung. Es ist zu empfehlen, Fotos von einem Fotografen machen zu lassen, der sich auch auf Menschen in kleinen Räume spezialisiert hat, und damit die Website zu optimieren. Dabei sollten die Texte im Hinblick auf kurze Informationen einerseits und vertiefte (über Links) andererseits überarbeitet werden. Gleichzeitig sollte auch die Anzeige „professionalisiert" werden. Bei den Fotos ist zu überlegen, ob sie nicht noch mehr „vereinheitlicht" werden können, und ob eine abgesetzte Kleidung der Mediziner angebracht wäre.

■ **Tab. 3.10** Maßnahmen- und Kostenplan

Maßnahme	Kosten in Euro*	Bemerkung
Praxisfotos	2000	Professioneller Fotograf
Optimierung Anzeigen-Basislayout	800	Agentur
Logo-Entwicklung	2000	Agentur
Weiterentwicklung Leitbild	1500	Dr. Mustermann, Agentur
Website-Optimierung	5000	Provider Dr. Mustermann
Fragebogengestaltung und -auswertung	1000 pro Jahr	Anbieter
Veranstaltungsplan und -durchführung	–	Praxis
Broschüre (ohne Druck)	2000	Agentur
Suchmaschinenoptimierung	5000	SEO-Spezialist
Anzeigenschaltungen	Ca. 8000 pro Jahr	Zunächst nur wie gehabt

* Kostenschätzung zzgl. Mehrwertsteuer

Die Teilnehmer sind sich einig, dass die Frequenz und die Medienplanung (ca. 8 Anzeigen pro Jahr) grundsätzlich beibehalten werden soll. Lediglich die redaktionellen Beiträge, die eine bedeutende Wirkung entfalten, sollen verstärkt werden (ca. 4–6 pro Jahr mit wechselnden Themen). Nach Messung der Wirkung soll langfristig überlegt werden, die Anzeigenkampagne ggf. auszuweiten.

Für die Website wird eine Optimierung angestrebt. So soll das Thema Keramik-Implantate, ganzheitliche Zahnmedizin, Allergien, Umwelterkrankungen etc. in einen SEO-Vordergrund gestellt werden (SEO = Suchmaschinenoptimierung). Erfahrungsgemäß haben die derart themenspezifischen Websites stark erhöhte Zugriffs- und auch Neupatientenraten. Musterconsult erhält von der Praxis die Webstatistik. Die Optimierung wurde in dem ersten Meeting nicht vertieft diskutiert.

Das Zuweisermarketing soll auf Veranstaltungen mit naturheilkundlichen Medizinern erweitert werden (bei Veranstaltungen Fortbildungspunkte beachten!). Sie sollen in den Praxisräumen mit wechselnden Themen stattfinden (ca. 4 pro Jahr). Dr. Mustermann erstellt hierzu einen Veranstaltungsplan für das nächste Jahr.

Schließlich soll noch die Broschüre neu gestaltet werden. Format, Umfang und Haptik sind optimal; die Inhalte müssen kürzer und prägnanter sein. Weiterhin sollten mehr Fotos integriert werden (s. oben).

Die „Verkaufsstrategie" (Umfang der Erstberatung, Angebote, Kommunikation, Preise etc.) wurde nicht diskutiert.

Die Teilnehmer sind sich darüber einig, dass die Marketingentwicklung behutsam erfolgen soll. Es besteht keine Notwendigkeit, mit großem Aufwand spontan große Aufmerksamkeit erzielen zu müssen (Strohfeuer). Die Teilnehmer sind sich der mit solchen Extremmaßnahmen verbundenen Gefahren für das Image bewusst. Langfristig ist das Ziel, die Praxis Dr. Mustermann als **die führende implantologische Praxis in Musterstadt** zu etablieren.

Diese „Philosophie" ist für den internen Gebrauch gedacht; nach außen hin soll firmiert werden als

Dr. med. dent. Peter Mustermann, Implantologie und ganzheitliche Zahnheilkunde

Dr. Mustermann klärt bei seiner zuständigen Kammer, ob in der Darstellung diese Begriffe in dieser Anordnung verwendet werden dürfen.

■■ Wettbewerbs- und Standortanalyse

► Abschnitt 3.4.4

■■ Maßnahmen- und Kostenplan

Zur Kostenermittlung bietet sich die Aufstellung eines wie in ■ Tab. 3.10 gezeigten Maßnahmen- und Kostenplans an.

Als Anhaltswert für die Kostenermittlung sollte das zahnärztliche Marketingbudget in der Größenordnung von 5 % des Gesamtumsatzes betragen, beim Start bis zu 10 %.

Die weitere Vorgehensweise beim Marketing wird telefonisch zwischen der Praxis und Musterconsult abgestimmt. Zu empfehlen ist die Benennung eines Ansprechpartners für das Marketing in der Praxis.

Weiteres Vorgehen

Im Februar wurde in der Praxis mit Herrn Dr. Mustermann das weitere Vorgehen besprochen:

- Weiterentwicklung des Logos und des Claims durch Agentur
- Fotos kommen von Dr. Mustermann
- Kontaktdaten Website-Hoster kommen von Dr. Mustermann
- Entwicklung eines Vorschlages für die Neuauflage des Folders (Image-Broschüre)
  - Weniger Text
  - Zu jedem Thema einzelne Beschreibungen
- Dto. Website
- Dr. Mustermann schreibt vier Artikel, z. B.:
  - Implantate aus Keramik
  - Implantate für Allergiker
- Musterconsult gestaltet zusammen mit den Artikeln neue Anzeigen
- Verkaufsschulung in der Praxis

3.8 Besonderheiten des medizinischen Dienstleistungsmarketings

3.8.1 Grundlagen

> » Dienstleistungen sind Produkte, bestehend aus Aktivitäten, Nutzen oder Bedürfnisbefriedigungen, die keine gegenständliche Komponente haben und deren Kauf nicht ihren Besitz bedingt (Kotler et al. 2010).

Per definitionem gehört die Dienstleistung danach genauso zum Produktportfolio wie ein materiell fassbares Konsumgut. Allerdings wird im allgemeinen Sprachgebrauch meist sprachbegrifflich die immaterielle „Dienstleistung" gegenüber dem materiellen „Produkt" abgegrenzt. Hierbei kommt es in der Praxis dann oft zu Überschneidungen, denn sehr häufig ist in einem materiellen Produktangebot auch eine Dienstleistungskomponente enthalten, ebenso wie nur wenige Dienstleistungen denkbar sind ohne einen Bezug zu bestimmten Produkten.

Beispiel für ein reines Dienstleistungsangebot wäre im medizinischen Sektor die ärztliche oder zahnärztliche Untersuchung und/oder Beratung. Bei der Versorgung eines Patienten mit einer Zahnprothese hingegen, die er als begreifbares materielles Eigentum nach der Behandlung mit nach Hause nimmt, könnte man schon bereits von einem kombinierten Angebot aus Produkt und Dienstleistung ausgehen.

Neben der Immaterialität lassen sich Dienstleistungen noch durch verschiedene weitere Charakteristika beschreiben: Hier ist z. B. zu nennen, dass Dienstleistungen nicht lagerfähig sind. Dies führt dazu, dass Schwankungen bei Angebot und Nachfrage nicht so einfach auszugleichen sind wie etwa bei einem materiellen Verkaufsgut. Zudem erwerben Kunden mit einer Dienstleistung kein Eigentum. Eine Dienstleistung bleibt damit nicht als quasi „selbstmemorierender", materiell fassbarer Gegenstand in der Hand des Kunden, so dass gerade Dienstleistungsanbieter besondere Bemühungen darauf verwenden müssen, um ihre Markenidentität zu betonen und den Kunden an sich auch nach Erhalt der Leistung verlässlich zu binden.

Grundsätzliches Wesensmerkmal der Dienstleistung ist auch, dass sie in ihrem Inhalt per se für den Kunden als Laien zunächst austauschbar ist. Die Unverwechselbarkeit und Einzigartigkeit einer Dienstleistung entsteht letztlich erst in der Beziehung von Mensch zu Mensch.

Der Kunde Laie kann nur schlecht die fachliche Qualität solcher immateriellen Leistungen einschätzen, umso mehr, wenn es sich dabei um die Erbringung von „Dienstleistungen höherer Art" wie z. B. denjenigen der vorwiegend beratenden Professionen (Rechtsanwälte, Steuerberater) oder der Heilberufler handelt. Denn das Verhältnis von Kunde/Mandant zum Leistungserbringer ist hier hinsichtlich des Fachwissens, das hinter der zu erbringenden Dienstleistung steht, per se, nicht auf Augenhöhe (Hommerich 2009).

Dass Dienstleistungen immer von Menschen mit Menschen für andere Menschen erbracht werden, führt darüber hinaus zu einem weiteren Wesensmerkmal der Dienstleistung: Sie ist im Regelfall nicht in gleichem Maße wie ein Produkt standardisierbar in ihrer Qualität. Die Qualität der Dienstleistung ist wesentlich eine Funktion der Menschen, die diese Dienstleistung erbringen, abhängig von der Qualität ihres Fachwissens, aber auch abhängig von der Beziehung der an der Dienstleistung beteiligten Personen zueinander.

Insgesamt lässt sich in der Entwicklung der westlichen Wirtschaften eine deutliche Tendenz zu immer mehr Dienstleistungsangeboten feststellen.

Bislang haben sich Dienstleistungsanbieter selber aber eher wenig mit dem Marketing beschäftigt. Dies hat mehrere Gründe: Zum einen wird gerade von kleineren Unternehmen häufig jegliches Marketing aufgrund der aus ihrer Sicht zu hohen Kosten abgelehnt. Andere Dienstleistergruppen wiederum sehen für sich bislang aufgrund einer stabilen Nachfrage keine Notwendigkeit, sich mit dem Thema näher auseinanderzusetzen. Darüber hinaus gilt in vielen Professionsberufen, zu denen auch die Ärzte gehören, Marketing einfach grundsätzlich bereits schon traditionell als unethisch und verpönt.

Marketing ist allerdings gerade für letztere Berufsgruppen aufgrund der die Professionen inzwischen voll betreffenden Marktöffnung für den Bereich Dienstleistungen intensiv neu im Diskurs: die Professionen sind hierbei herausgefordert, sich zu dieser Entwicklung neu zu positionieren. Es geht darum, im Spannungsfeld der zunehmenden Freigabe der Dienstleistungen für den Markt ein stabiles Gleichgewicht zu finden zwischen einem fachlich fundierten schadlosen „ethischen“ Marketing einerseits und der Wahrung einer von kommerziellen Interessen losgelösten beruflichen Handlungs- und Entscheidungsfreiheit andererseits. Marketing darf hierbei nicht Mittel zur Manipulation werden, um die eigenen kommerziellen Interessen gegenüber dem Klienten/Kunden durchzusetzen: Auch speziell in der zahnärztlichen Profession ist die Diskussion um eine Ethik in der Zahnheilkunde derzeit vor diesem Hintergrund wieder ein aktuelles Thema (Kimmel 2009).

„Moral und Ethik gehen hierbei vor Monetik. Es muss außer Frage stehen, dass der hilfe- und ratsuchende Mensch mit physischen und psychischen Defiziten finanziell vorbehaltlos Zuflucht in den Händen des medizinischen Dienstleisters findet, auch wenn ‚sein Fall‘ wirtschaftlich betrachtet ein Misserfolg ist […] Wenn dies außer Acht gelassen wird, besteht die Gefahr, dass der einzelne Dienstleister in der Medizin zwar wirtschaftlich erfolgreich ist, aber dass das gesamte Gesundheitswirtschaftssystem in Verruf gerät und an Akzeptanz, Inanspruchnahme und Glaubwürdigkeit verliert“ (Sieper 2008, S. 14).

Für die Gruppe der Freiberufler wird in dieser Hinsicht „die verbindliche Selbstunterwerfung unter eine Berufsethik“ als das „zentrale Mittel zur Sicherstellung von Vertrauenswürdigkeit gegenüber den Klienten“ gesehen (Hommerich 2009, S. 19). Häufig werden in dieser Diskussion aber auch die Begriffe Marketing und Werbung vermischt. Besonders groß ist in diesem Zusammenhang die Kritik hinsichtlich aggressiver Werbemaßnahmen. So enthält z. B. der Ehrenkodex der rheinland-pfälzischen Zahnärzteschaft unter Punkt 7. eine ausdrückliche Verpflichtung zur Zurückhaltung gegenüber Werbung: „Ich ergreife keine marktschreierischen, anpreisenden oder andere unangemessene Werbemaßnahmen für mich und meine Praxis. Im Umgang mit Medien jeglicher Art übe ich Zurückhaltung“ (Lehnen 2008, S. 18).

3.8.2 Marketingstrategien für medizinische Dienstleistungen

Aufgrund der speziellen Charakteristika der Dienstleistung (► Abschn. 3.8.1) können nicht einfach die Grundsätze von traditionell produktbasiertem Marketing auf den Dienstleistungssektor übertragen werden, sondern es ist eine individuelle Anpassung erforderlich: Bei der Dienstleistung ist fast immer der Mensch selbst, der die Leistung erbringt, ein wichtiger, wenn nicht sogar häufig der entscheidende Faktor. Die Dienstleistung findet ihre eigentliche Wirklichkeit erst in der tatsächlich vom Käufer erlebten Beziehung von Mensch zu Mensch bei der Erbringung der betreffenden Leistung und wird auch wesentlich in ihrer Qualität daraus beurteilt. Dies trifft im Besonderen auf die sog. höheren Dienstleistungen (► Abschn. 3.8.1) zu, bei denen aufgrund einer natürlichen Wissensasymmetrie zwischen Leistungserbringer und -empfänger eine fachlich qualitative Beurteilung kaum für den Leistungsempfänger umfänglich möglich ist.

Das Qualitätsmerkmal der Dienstleistung ist somit weniger die „technisch perfekte Lösung", zumindest diese mit Sicherheit nicht allein, sondern emotionale Faktoren spielen hierbei die weitaus größere Rolle: Ein Patient beim Zahnarzt kann beispielsweise nur schlecht die Qualität der soeben erhaltenen Füllung im Detail beurteilen – wohl aber hat er einen klaren Eindruck von der soeben erlebten Mensch-zu-Mensch-Beziehung zwischen ihm und dem Zahnarzt und seinem Team. Dem emotionalen Erleben beim Besuch der Praxis kommt somit eine hohe Bedeutung zu. Beim Marketing von Dienstleistungen sind darüber hinaus die in ▶ Abschn. 3.8.1 einzeln genannten spezifischen Charakteristika von Dienstleistungen zu berücksichtigen.

Zunächst einmal sind Dienstleistungen immaterielle Güter und damit nicht greifbar. Um hier einen gewissen Ausgleich zu schaffen, bietet es sich an, in reine Dienstleistungen materiell greifbare Elemente zu integrieren – dies könnte z. B. der Erhalt eines Flyers oder speziellen Informationsmaterials nach oder während einer zahnärztlichen Beratung sein oder das Mitgeben eines Zahnbürstenmusters etc.

Zudem spielt bei Dienstleistungen die „Mund-zu-Mund-Propaganda" (eine Empfehlung oder ein Abraten) eine größere Rolle als bei materiellen Angeboten. Daher ist es beim Marketing von Dienstleistungen besonders wichtig, Menschen für die entsprechende Dienstleistung zu begeistern und zu Botschaftern für diese Leistung werden zu lassen. Nichts ist wirksamer als die persönliche Weiterempfehlung durch einen zufriedenen Kunden bei Freunden, Kollegen und Familie. Darüber hinaus hängt die Qualität der Dienstleistung entscheidend von der funktionierenden Beziehung von Mensch zu Mensch ab. Bemerkenswert ist in diesem Zusammenhang auch die zunehmende Bedeutung von Arztbewertungsportalen für eine erfolgreiche Patientenakquisition.

Es geht dann beim Dienstleistungsmarketing insbesondere darum, durch geeignete Marketingmaßnahmen die Mensch-zu-Mensch-Beziehung und das Vertrauen der Kunden in den Dienstleistungsanbieter gezielt zu stärken und zu vertiefen.

Die spezifischen Sondermerkmale des Dienstleistungsmarketings zeigen somit, dass das rein klassische externe Marketing (Außenmarketing) eines Unternehmens gegenüber dem Kunden, analog dem Vorgehen von produzierenden Betrieben, so allein nicht funktionieren wird.

Entscheidend für das Funktionieren von Außenmarketing bei Dienstleistungen ist, über ein geeignetes sog. Binnenmarketing zunächst einmal den Faktor Mensch als wichtigsten Teil der Wertschöpfungskette der Leistung und als Botschafter der Leistung zu stärken. Gemeint sind hiermit alle diejenigen Aktivitäten eines Unternehmens, die die Leistungsfähigkeit und Überzeugungskraft der dort tätigen Menschen verbessern.

Der Begriff des Binnenmarketings wird hier in einem weiteren Sinne verwendet. Es geht nicht nur darum, dass der Zahnarzt und sein Team als Faktor Mensch erfolgreich wirken. Auch die weiteren Auftrittsmerkmale der Praxis fallen darunter:

- Vertrauen ausstrahlendes Praxisumfeld
- Ein die ärztliche Dienstleistung betonendes Entre
- Offenes Entre (Glastür)
- Moderne Ausstrahlung
- Ansprechende Praxisarchitektur
- Professionelle Ansprache am Telefon und beim Empfang
- Führung des Patienten in der Praxis
- Wartezimmer mit angemessener, moderner Bestuhlung
- Getränkeangebot
- Leseangebot
- Kurze Wartezeiten
- Betreuung im Behandlungszimmer, bevor der Zahnarzt eintritt
- Moderne, sichtbare technische Ausstattung
- Besonderes „Kümmern" bei Neupatienten (erster Eindruck)
- Separate Beratungsräume
- Wertschätzende Beratung im und außerhalb des Behandlungszimmers
- Keine unnötigen Wartezeiten
- Vermittlung des Gefühls, jeder Patient sei wertvoll und etwas Besonderes
- Und vieles mehr

Darüber hinaus ist auch gezieltes interaktives Marketing eine wichtige zusätzliche Komponente des

Dienstleistungsmarketings. So sollte die Beziehung zwischen Käufer und Verkäufer möglichst optimal gestaltet werden, da diese die empfundene Qualität der Dienstleistung wesentlich mit beeinflusst. Es geht hierbei darum, durch gezieltes Beziehungsmarketing ein Vertrauensverhältnis zum Kunden aufzubauen.

Dazu ist es erforderlich, ein für den jeweiligen Dienstleistungssektor individuelles Vorgehen unter besonderer Berücksichtigung der o. g. Punkte zu entwickeln.

Das Außenmarketing umfasst grundsätzlich alle Marketingmaßnahmen, die auf Kunden bzw. Patienten ausgerichtet sind. Das Binnenmarketing richtet sich an die Mitarbeiter, die dadurch die Philosophie der Praxis verinnerlichen sollen. Alle Maßnahmen, die der emotionalen Wahrnehmung einer professionellen, modernen und nur auf den individuellen Patienten ausgerichteten Ansprache dienen, sind dafür geeignete Hilfsmittel. Ein gutes Binnenmarketing macht Außenmarketing erst möglich.

Das Marketing in der Praxis als Teil des Außenmarketings beinhaltet also die Atmosphäre in der Praxis, die Praxisarchitektur, die Patientenansprache etc. Als Beispiel für die Förderung des Binnenmarketings können fachliche Schulungen angesehen werden. Zum interaktiven Marketing zählen unter anderem Gespräche, Ansprache und Kommunikation mit den Patienten, Service etc. Das Marketing außerhalb der Praxis (Teil des Außenmarketings) wird im Wesentlichen durch Werbung gebildet.

3.8.3 Studien zur Praxisfindung durch den Patienten

Im Rahmen einer Studie von Klock, Küchler & Partner – Mediziner Consulting wurden in 23 allgemeinärztlichen Praxen (10 Hausärzte, 13 Fachärzte) mehr als 1500 Patienten befragt: Von 92 % der Patienten wurde nach den Ergebnissen dieser Studie die persönliche Empfehlung als ausschlaggebend für die Arztwahl genannt. Da mehrfache Nennungen möglich waren, gaben 48 % der Patienten an zweiter Stelle die Gelben Seiten an, gefolgt vom Praxisschild mit 21 % und dann dem Internet mit nur 14 %. Vierundzwanzig prozent der Patienten hatten das Internet bislang für die Arztwahl mit benutzt. Für die Zukunft konnten sich 30 % der Befragten vorstellen, dies zu tun (Klock u. Küchler 2004).

Des Weiteren wurde eine Kundenzufriedenheits- und Einstellungsuntersuchung in einer ausgewählten deutschen Zahnarztpraxis durchgeführt: über einen Zeitraum von 2 Wochen wurden 50 Patienten der Praxis persönlich vom Untersucher interviewt: 72 % der befragten Patienten waren durch die Mund-zu-Mund-Propaganda auf die untersuchte Praxis aufmerksam geworden. Die Praxiswebsite wurde von den befragten Patienten nicht als Grund genannt, auf die Praxis aufmerksam geworden zu sein (Kuffer 2007, S. 60–61). Zu ähnlichen Ergebnissen kommt auch eine deutlich größer angelegte Studie: auch hier gaben 75 % der Befragten an, die Praxis aufgrund einer persönlichen Empfehlung aufgesucht zu haben (Riegl 2001).

Diese etwas älteren Untersuchungen decken sich nicht mit denen, die der Autor zusammen mit Müller (2009) und in der Folge zusammen mit Zuschlag (2015) gemacht hat (▶ Abschn. 3.8.5). Hier gibt es offensichtlich Veränderungen, die neben den Öffnungen im Werberecht auf die vermehrte Nutzung des Internets bei der Zahnarztsuche zurückzuführen sind.

3.8.4 Online-Marketing

Grundsätzlich fasst der Begriff „Online Marketing" alle diejenigen Marketingmaßnahmen zusammen, die mit Hilfe des Internets erfolgen können. Zunächst verstand man hierunter nur, dass ein Unternehmen eine eigene Website besitzt und eventuell noch darüber hinaus etwas E-Mail-Marketing betreibt (Klock u. Küchler 2004). Inzwischen gibt es bereits eine Vielzahl darüber hinausgehender Möglichkeiten, das Internet für Marketingzwecke zu nutzen: Neben der Website sind hier einerseits Bildwerbeanzeigen (Fachausdruck: Bannerwerbung) und Videowerbung im Internet zu nennen. Wenn der Besucher im Internet das Banner anklickt, wird er automatisch an die Internetseite des werbenden Unternehmens weitergeleitet.

Des Weiteren ist es eine derzeit weit verbreitete Online-Marketingmaßnahme, die Auffindbarkeit der eigenen Webpräsenz zu optimieren (Fachausdruck: Suchmaschinenmarketing bzw. engl. „search engine marketing, SEM): Ziel ist es, die eigene Website möglichst weit oben in den Suchergebnislisten zu positionieren. Dies wird einerseits erreicht, indem ihre Auffindbarkeit durch die Suchmaschinen verbessert wird (Fachausdruck: Suchmaschinenoptimierung, engl. „search engine optimization", SEO). Andererseits ist es inzwischen auch möglich, für bestimmte Suchbegriffe oder Kombinationen von Suchwörtern eine Position auf der ersten Seite der Suchmaschinenergebnisse in Form von Anzeigen (z.B. Google AdWords) zu kaufen (Fachbegriff: Keyword-Advertising).

Ein weiteres Gebiet des Online-Marketings ist das E-Mail-Marketing. E-Mail-Marketing ist im Online-Bereich das, was im klassischen Bereich bislang der Postversand von Werbemitteln war.

Darüber hinaus erweiterte auch die Entwicklung des sog. „Web 2.0" die Möglichkeiten des Online-Marketings. Unter Web 2.0 versteht man eine Entwicklung im Online-Bereich, die dadurch gekennzeichnet ist, dass der User aktiv in das Geschehen eingreift und eigene Inhalte einbringt. Typische Beispiele hierfür sind z. B. die Online-Enzyklopädie Wikipedia oder Bilder- und Videoplattformen wie Flickr oder YouTube.

Grundsätzlich zeigen Studien den Trend, dass das Internet zunehmend bei Gesundheitsfragen zu Rate gezogen wird (Lausen et al. 2007). Dieses Ergebnis stützt den von Ärzten und Zahnärzten in der Studie der Stiftung Gesundheit herausgearbeiteten gefühlten Trend, dass das Internet auch im Gesundheitsdienstleistungsbereich zunehmend an Bedeutung gewinnt (Obermann 2008).

Wie weit sich dieser Trend einer zunehmenden Nutzung des Internets in Gesundheitsfragen insofern auswirkt, dass Patienten das Web auch vermehrt für die Suche nach einem geeigneten Gesundheitsdienstleister benutzen, ist bislang nicht geklärt. Hier findet man lediglich eine Vielzahl von nicht-wissenschaftlich belegten Aussagen aus der Beraterbranche und seitens Webagenturen: diese plädieren sämtlich für die Bedeutung von Online-Marketing, auch und gerade im Gesundheitsdienstleistungsbereich – wie weit diese Aussagen allerdings wesentlich von kommerziellen Interessen überlagert sind, bleibt dahingestellt.

Weitere, wenn auch wissenschaftlich nicht belegte, Darstellungen zur Relevanz von Online-Marketing im Marketing-Mix einer Arztpraxis findet man derzeit auch in nahezu allen aktuellen Buchveröffentlichungen zum Thema Praxismarketing und Praxismanagement. Der eigene Webauftritt soll zu einer „durchaus messbaren Zahl an Neukontakten, die aufgrund der Internetpräsenz der Praxis zustande kam" führen (David 2008, S. 142–143).

Zentrales Medium im Online-Marketing für eine Arzt- bzw. Zahnarztpraxis ist zunächst die klassische Website, die durch Strategien aus dem Suchmaschinenmarketing ergänzt wird: Im Schwerpunkt wird hier derzeit versucht, über geeignete Maßnahmen zur Suchmaschinenoptimierung eine möglichst schnelle Auffindbarkeit der Website durch ihre Platzierung auf der ersten Seite der verschiedenen Suchmaschinen zu erreichen (Schulz 2007).

Außerdem wurden in letzter Zeit immer wieder spezielle Suchmaschinen entwickelt, die gezielt die Anbietersuche für den Patienten erleichtern sollen. Aktuelles Beispiel hierfür ist die Suchmaschine „Arzt-Auskunft", die derzeit nach eigenen Angaben mit 82 % Markanteil eine besonders starke Marktposition einnehmen soll. Diese Angabe konnte durch die Untersuchung des Autors nicht bestätigt werden. Als einzig relevante Suchmaschine für Zahnarztpraxen muss danach „Google" angesehen werden.

Interessant sind darüber hinaus relativ neue Strategien des Online-Marketings im Gesundheitsdienstleistungsbereich, die beabsichtigen, Online- und Empfehlungsmarketing zu kombinieren. Dies basiert auf der Erkenntnis, dass für neue Patienten im Wesentlichen die persönliche Empfehlung das Entscheidungskriterium Nr. 1 für eine neue Arzt/Zahnarztpraxis ist: Patienten können über eine spezielle Webplattform ihre Empfehlungen zu dort angemeldeten Gesundheitsdienstleistern abgeben. Dies wirkt sich direkt auf das Ranking der teilnehmenden Ärzte/Zahnärzte aus. Ob solche Ideen langfristig Bestand haben werden, bleibt abzuwarten und kann derzeit nicht abschließend beurteilt werden. Zum Zeitpunkt der Bearbeitung dieser Auflage hat sich allerdings das Arztbewertungsportal Jameda durchgesetzt. Nach meinen Erfahrungen nutzen sehr viele Patienten Jameda bei der Zahnarztsuche (vgl. auch ▶ Kap. 8).

Weitere Formen des Online-Marketings wie E-Mail-Marketing oder Bannerwerbung finden derzeit im medizinischen Bereich flächendeckend noch keine Anwendung: Auch die Möglichkeiten des Web 2.0 werden noch eher zögerlich genutzt: Das Ergebnis der Untersuchungen von Krankenhauswebsites war, dass zwar inzwischen durchaus regelmäßig einfache Online-Elemente, wie z. B. E-Mail-Kontaktformulare auf den Klinikwebsites Einzug gehalten hätten, dass aber andere Funktionen des Web 2.0, wie Podcasting, RSS-Feeds, Google Maps, Youtube, Wikipedia, Flickr, iTunes oder die Nutzung von einem Wiki, nicht häufig zu finden seien (Elste 2008). Im Hinblick auf das Bloggen ist festzustellen, dass immer mehr Praxen diese Form der Kommunikation nutzen, insbesondere, um ihr SEO zu fördern.

▪ ▪ Effektivität der Praxiswebsite

Studien vor der Untersuchung von Müller (2009), die direkt die Realität der Interaktion Neupatient-Praxiswebsite und/oder die Einflüsse der Website auf die Neukundenakquisition in einer Arzt- oder Zahnarztpraxis systematisch untersuchen, sind nicht bekannt.

Allerdings konnten für die rechts- bzw. steuerberatende Profession zwei Studien zu dieser Thematik gefunden werden. In die Studie waren bundesweit je 120 Rechtsanwalts- und Steuerberaterkanzleien einbezogen worden: 400 Mandanten wurden hierbei zu ihrer Nutzung der Internetseite befragt. Nach persönlicher Aussage des Studienleiters lagen die Mund-zu-Mund-Propaganda und die persönliche Empfehlung „ganz weit vorn". Man dürfe das Internet somit nicht in seiner Funktion im Neukundengeschäft überbewerten (Schleus 2007).

▪ ▪ Bedeutung der Zahnarztwebsite und Internetnutzung aus Patientensicht

Im Rahmen der oben erwähnten Studie des Unternehmens Klock und Küchler wurde auch die Bedeutung des Internets bei der Klärung von Gesundheitsfragen sowie der Praxiswebsite aus Patientensicht erfragt. Nach den Ergebnissen der Studie nutzen inzwischen fast 50 % der Patienten relativ regelmäßig das Internet. Dies deckt sich auch mit den Ergebnissen einer anderen Studie zum gleichen Thema vom Heidelberger Institut für Medizinmarketing, die ebenfalls zu dem Ergebnis kommt, dass mehr als die Hälfte aller Patienten sich im Vorfeld über den Arzt und das Behandlungsspektrum im Internet informiert; ein Drittel sogar besonders intensiv (Elste 2006).

Die Patienten zeigen sich sehr offen für eine Recherche nach gesundheitsrelevanten Themen. Nur 12 % der Patienten schlossen eine Nutzung des Internets hierfür definitiv aus. Der Praxiswebsite hingegen maßen im Schnitt nur 38 % der (das Internet nutzenden) befragten Patienten Bedeutung zu. Die Studienautoren Klock und Küchler wiesen darauf hin, dass auffälligerweise die Privatpatienten die Praxiswebsite für wichtiger hielten (46 % aller Privatpatienten) als die gesetzlich versicherten Patienten (37 %). Über die Signifikanz dieser Beobachtung wurden keine Angaben gemacht. In einer ergänzend von dem Unternehmen durchgeführten Online-Befragung stimmten sogar 86 % der Internet-User der allgemeinen Frage zu, ob es positiv sei, wenn ein Arzt heutzutage eine Website besitze.

▪ ▪ Bedeutung der Zahnarztwebsite und Internetnutzung aus Dienstleistersicht

Zwei Studien beschäftigen sich mit der dienstleisterseitigen Einschätzung zur Effektivität des Website-Marketings, allerdings mit gegensätzlichen Ergebnissen:

Im Dienstleisterreport 2009, im Auftrag der Internetplattform „KennstDuEinen" erstellt, wurde durch Befragung der Gesundheitsdienstleister deren persönliche Einschätzung zur Effektivität von spezifischen Marketingmaßnahmen im Gesundheitsdienstleisterbereich ermittelt. Nach den Ergebnissen dieser Studie gaben 55 % der befragten Ärzte und nur 24,5 % der befragten Zahnärzte an, eine eigene Website zu haben. Der weitaus größte Teil der Neukunden komme nach Einschätzung der Dienstleister durch Empfehlung zustande (im Schnitt 67,7 % bezogen auf alle befragten Dienstleister; 85,5 % bei isolierter Betrachtung der Dienstleistergruppe Ärzte und 65 % bei den Zahnärzten). Neukunden über klassische direkte Werbung (Anzeigen, Verzeichniseintrag, Handzettel etc.) hingegen seien nur in einer geringen Zahl zu erwarten, nach Auffassung der Zahnärzte nur zu 1,5 %, nach Einschätzung der befragten Ärzte 17,5 % (Eco 2009).

Eine weitere aktuelle Befragung unter niedergelassenen Ärzten und Zahnärzten im Auftrag der „Stiftung Gesundheit" für das Jahr 2014 und

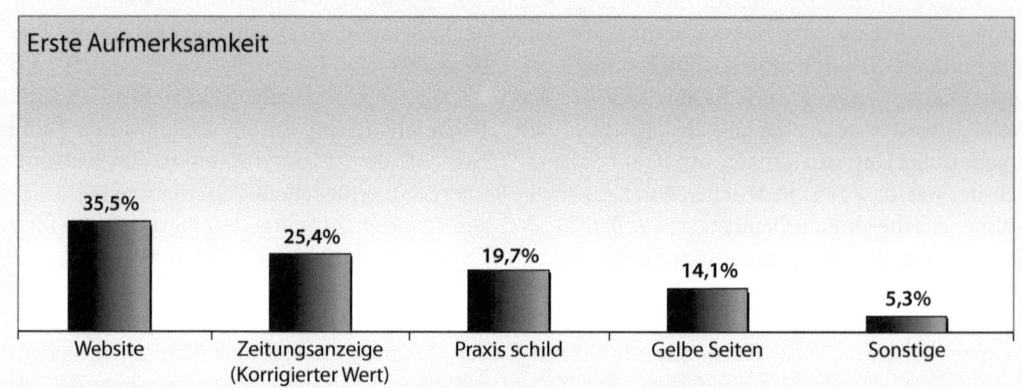

Abb. 3.7 Wodurch werden Neupatienten neben dem Empfehlungsmarketing zuerst auf eine Praxis aufmerksam? Der Wert für den Erfolg von werblichen Zeitungsanzeigen musste angepasst werden, weil nicht jede Studienpraxis solche Anzeigen schaltete

davor hat hingegen gezeigt, dass die Internetpräsenz der Praxis derzeit seitens der befragten Kollegen als wichtige Marketingmaßnahme angesehen wird. Die Autoren der Studie vermuten, dass sich gerade derzeit die Haltung von Ärzten und Patienten bei der Informationsbeschaffung und -darstellung gravierend im Wandel befinde (Obermann 2008).

3.8.5 Neueste Untersuchungen zum Neupatientenverhalten

Im Folgenden werden die wichtigsten Ergebnisse einer Studie von Müller (2009) aus dem Frühjahr 2009 für die Neupatientenakquisition unter besonderer Berücksichtigung des Internets dargestellt. Die Studie wurde in Kooperation mit der Otto-von-Guericke-Universität Magdeburg, der zahnärztlichen Akademie Karlsruhe und der Medizinischen Hochschule Hannover erarbeitet. An der Befragung haben deutschlandweit 1357 Neupatienten in 52 Zahnarztpraxen teilgenommen. Weiterhin werden die Ergebnisse von Folgestudien vorgestellt.

Nach wie vor ist für jede Zahnarztpraxis das Empfehlungsmarketing das wichtigste Instrument zur Gewinnung von Neupatienten. Etwa zwei Drittel (64,5 %) der befragten Neupatienten werden zuerst durch eine persönliche Empfehlung auf die Praxis ihrer Wahl aufmerksam (die mittlere Neupatientenzahl (NP) pro Praxis beträgt im Rahmen dieser Studie 9 NP pro Monat). Aus diesem Grund hat der Service in der Praxis nach wie vor die größte Bedeutung für deren Erfolg, denn neben der Gewinnung von Neupatienten bindet der gute Service natürlich auch die vorhandenen Patienten langfristig wirksam an die Praxis (Marketing in der Praxis). Dieser wichtige Aspekt wurde in der Studie inhaltlich nicht weitergehend untersucht.

Zu beachten ist die Entwicklung des Empfehlungsmarketings auf der einen Seite sowie die Bedeutung weiterer Marketingmaßnahmen auf der anderen. Immerhin werden ca. ein Drittel der Neupatienten zuerst aus anderen Gründen auf die Praxis aufmerksam (Marketing außerhalb der Praxis) und das mit vermutlich steigender Tendenz. Dieser Anteil ist so bedeutsam, dass er im Marketingkonzept, über das jede Praxis verfügen sollte, an zentraler Stelle berücksichtigt werden muss.

Die Praxiswebsite hat neben dem Empfehlungsmarketing mit 35,5 % die größte Bedeutung bei der Akquisition von Neupatienten. Darüber hinaus sind werbliche Zeitungsanzeigen, das Praxisschild und der Eintrag in den Gelben Seiten die wichtigsten Werbeformen für die Praxis (Abb. 3.7).

Hinsichtlich der Wirkung von Zeitungsanzeigen ist insbesondere die crossmediale Verstärkung zu beachten. Die Zeitungsanzeige kann und sollte dazu führen, dass sich Patienten die Website ansehen

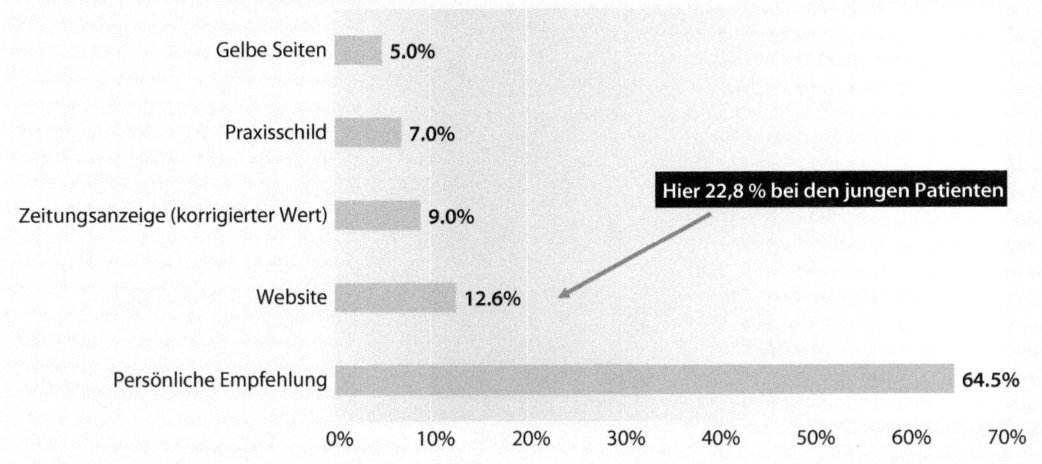

Abb. 3.8 Erste Aufmerksamkeit von Neupatienten (2009)

und unter anderem aus Gründen dieser „Verstärkung" die Praxis aufsuchen. Dieser Verstärkungseffekt ist besonders wirksam beim Crossmedia-Marketing von Hörfunk und Zeitungswerbung. Allerdings schalten bis heute nur wenige Zahnärzte Hörfunkwerbung (Anteil unter „Sonstige"). Der Eintrag in den Gelben Seiten ist nicht nur wegen dessen unmittelbarer Wirkung wichtig, sondern auch, weil ein dortiger Eintrag die sehr wichtige Platzierung der Website in der Suchmaschine Google verbessert. Dabei ist zu beachten, dass bereits der einfache und unentgeltliche Eintrag in der Print-Ausgabe in der Regel automatisch zum Eintrag im Online-Verzeichnis führt. Die weiter gehenden Darstellungen und Kombinationen zwischen Print und Online regeln die vielen Gelbe-Seiten-Verlage unterschiedlich. Viele Patienten werden zuerst durch das Praxisschild auf die Praxis aufmerksam. Das Praxisschild stellt also ein sehr wirksames, kostengünstiges und damit effizientes Instrument zur Neupatientenakquisition dar.

Nach einer einfachen Überschlagsrechnung kommt bereits heute im Mittel ein Neupatient pro Monat über einen Besuch der Praxiswebsite in die Praxis, Tendenz steigend. In der Kopplung mit anderen Maßnahmen kann diese Zahl noch deutlich erhöht werden.

Die Website ist demnach das wichtigste Marketinginstrument für die Praxis neben dem Empfehlungsmarketing. Einige Praxen außerhalb der Studie berichten von bis zu 70 % der Neupatienten, die aufgrund der Website in die Praxis kommen.

Stellt man die Ergebnisse der Studie von Müller in ihrer Gesamtheit, also zusammen mit den Zahlen für das Empfehlungsmarketing, dar, so ergibt sich das in Abb. 3.8 dargestellte Bild. Jede der 52 an der Untersuchung teilnehmenden Praxen betrieb eine eigene Praxis-Website. Im Jahr 2009 wurden 13 % der Patienten, die neu in eine Praxis kamen, zuerst über das Internet auf diese Praxis aufmerksam, wobei die meisten die Praxis gegoogelt hatten.

In der Altersgruppe der 20 bis 30 jährigen betrug der Webanteil sogar 23 %, und wenn man nur die „urbanen" Praxen betrachtete, belief sich der Anteil auf 17 %. Bereits diese Ergebnisse ließen auf eine besonders große Wirkung der Website auf die Neupatientenakquisition bei jungen Menschen in großen Städten schließen.

Im Jahr 2012 wurde die Studie mit geringen Abweichungen in der Methodik wiederholt (Zuschlag 2015). Das Ergebnis ist zusammenfassend in Abb. 3.9 dargestellt.

Danach hat sich der Anteil der Patienten, die über die erste Aufmerksamkeit „Website" die neue Praxis finden, auf 39 % verdreifacht. Die persönliche Empfehlung liegt 2012 mit 45 % knapp davor, so dass für 2016 angenommen werden kann, dass die beiden wesentlichen Instrumente Empfehlung und Web mit jeweils etwas über 40 % bei der Neupatientenakquisition führen.

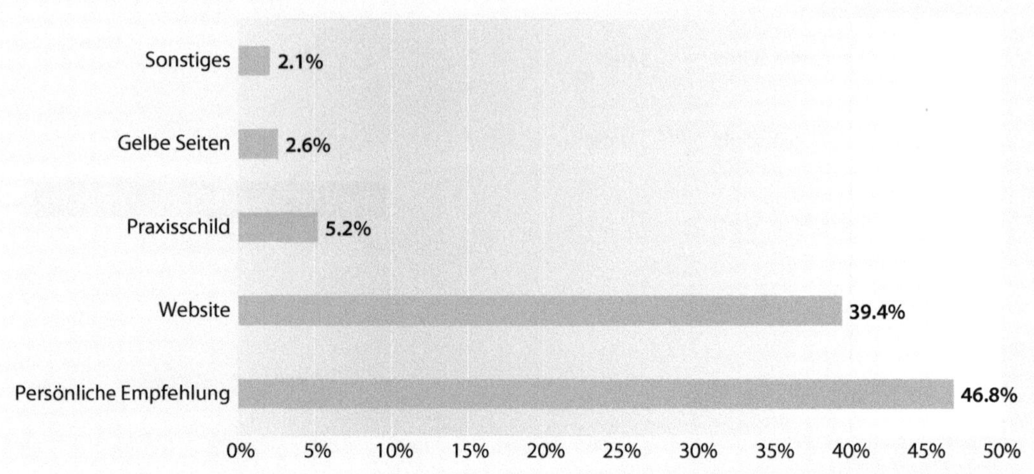

Abb. 3.9 Erste Aufmerksamkeit von Neupatienten (2012)

Neu ist, dass mit Arztbewertungsportalen (ABP) wie z.B. Jameda die Bereiche des Web- und Empfehlungsmarketings verschmelzen. In der Praxis ist zu beobachten, wie sehr das Medium Arztbewertungsportal von den Patienten angenommen wird. Bislang gibt es keine Untersuchungen zur ersten Aufmerksamkeit durch ABP, die mit den Ergebnissen von Müller und Zuschlag vergleichbar wären.

Tipp

Viele Zahnärzte tun sich mit Arztbewertungsportalen (ABP) schwer und lehnen es ab, dort mit einem kostenpflichtigen Eintrag vertreten zu sein. Aber Vorsicht: Sie werden auch unabhängig von einem kostenpflichtigen Eintrag bewertet.

Damit sich der Patient via ABP über Sie umfassend informieren und dann auch für Sie entscheiden kann, brauchen Sie mindestens 10 Bewertungen. Außerdem führt eine hohe Anzahl von Bewertungen zum einem besseren Ranking.

Und keine Angst vor einer schlechten Bewertung. Sie erhöht die Glaubwürdigkeit. Aber: Im Hinblick auf Ihre Gesamtnote und das Ranking helfen nur viele gute Bewertungen.

Rettig (2013) und Schübel (2014) haben die Entwicklung des ABP Jameda von 2013 bis 2014 beobachtet (Abb. 3.10). Vorausgeschickt wird, dass nahezu jeder Zahnarzt bei Jameda gelistet ist und das auch rechtlich nicht verhindern kann. Im Jahr 2013 waren nur 1,2 % der Zahnärzte überhaupt beim Marktführer Jameda mit einer besonderen Herausheburg vertreten (Premiumeintrag). Mit dem Spezialisierungsgrad wächst dieser Anteil. So betrug er in 2013 beispielsweise bei den Kieferorthopäden 1,6 % und bei den Oralchirurgen 6,9 %. Insgesamt stieg der Anteil der mit einem Premiumeintrag gelisteten Zahnärzte von 1,2 % im Jahr 2013 auf 5 % im Jahr 2014.

Während gemäß Abb. 3.10 in 2013 lediglich 1 % aller Zahnärzte mehr als 10 Bewertungen hatten, wuchs diese Zahl innerhalb eines Jahres auf 9 %. Die Zahl der nicht oder mit nur einmal bewerteten Praxen ging von 79 % auf 50 % zurück. Insgesamt waren im August 2014 68 % aller Zahnärzte bewertet.

Die Entwicklung des Einflusses der ABP auf die Entscheidung der Patienten, in welche Praxis sie gehen, ist beachtlich. Ich gehe davon aus, dass sich zukünftig die erste Aufmerksamkeit zwischen Web-, ABP- und Empfehlungsmarketing in etwa dritteln wird. Übrigens setzt die Wirksamkeit des ABP eine ansprechende Website voraus, weil auch die Patienten, die ihre erste Aufmerksamkeit durch das ABP

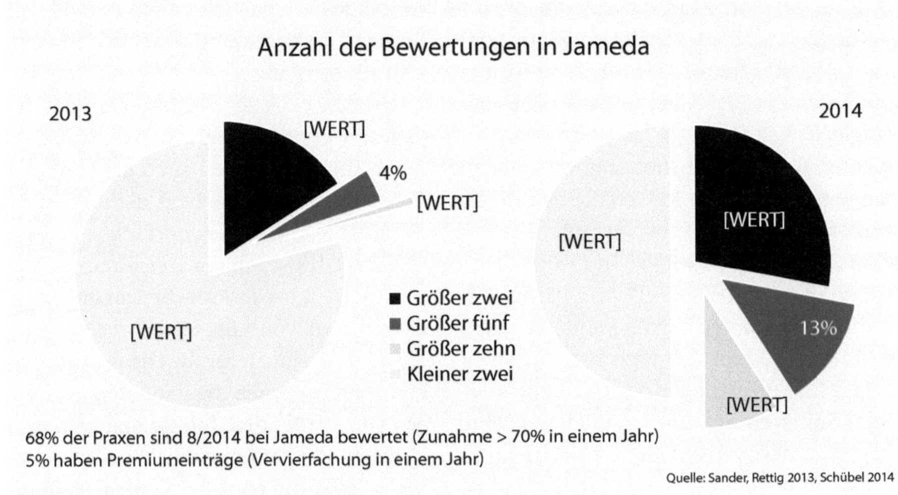

Abb. 3.10 Entwicklung von Arztbewertungsportalen (ABP) am Beispiel Jameda

hatten, danach auf die Website linken, um sich detaillierter zu informieren.

Meine These: Zukünftig wird sich die erste Aufmerksamkeit für die neue Praxis wie folgt verteilen:
- **Web 30 %**
- **ABP 30 %**
- **Persönliche Empfehlungen 30 %**
- **Sonstige 10 %**

An dieser Stelle muss noch darauf hingewiesen werden, dass einige Autoren zu scheinbar von Müller und Zuschlag abweichenden Ergebnissen, oftmals mit darunter liegenden Zahlen für den Erfolg des Webmarketings, kommen. Zu beachten ist dabei, dass nach den Untersuchungen von Schübel (2014) lediglich etwa 50 % aller deutschen Zahnarztpraxen eine wirksame Website betreiben. Dieser geringe Wert (82 % aller deutschen Unternehmen sind dagegen im Internet vertreten) ist vermutlich auf die hohe Zahl von Alterspraxen zurückzuführen.

Mit der überschlägigen Annahme, dass mit der Untersuchung von Zuschlag (der nur Praxen untersucht hat, die über eine Website verfügten) lediglich die Hälfte des Neupatientenaufkommens erfasst wurde und die andere Hälfte eben nicht durch die Website die erste Aufmerksamkeit bekam (weil sie keine Websites hatten), kann vereinfachend davon ausgegangen werden, dass in 2012 insgesamt etwa 20 % aller Neupatienten durch die Website zuerst auf die neue Praxis aufmerksam wurden. Entsprechend erhöht sich der Anteil für das Empfehlungsmarketing. Dies erklärt, dass andere Studien zu nach unten abweichenden Ergebnissen für das Webmarketing kommen. Ich gehe allerdings davon aus, dass die Bedeutung des Web- und ABP-Marketings weiter zunehmen wird und bald die o.g. Drittelung der ersten Aufmerksamkeit erreicht sein wird.

Eine interessante und aufschlussreiche Untersuchung zum Neupatientenverhalten, insbesondere im Vergleich USA/Deutschland, hat Hörster (2015) vorgenommen. Im Folgenden fasse ich seine wesentlichen Ergebnisse kommentiert zusammen:

Hörster hat in seinem Beitrag die Unterschiede der Einstellungen zu zahnärztlicher Werbung zwischen Konsumenten in den USA und Deutschland verglichen.

In den USA ist das Werbeverbot für Zahnärzte seit 1979 vollständig aufgehoben, in Deutschland grundsätzlich seit 2002. Während es in den USA zahlreiche Untersuchungen zum Konsumentenverhalten im Hinblick auf das Marketing von Zahnarztpraxen gibt, liegen für Deutschland verhältnismäßig wenige Studien vor. Hörster hat die Studien von Müller (2009) und Zuschlag (2015) allerdings nicht in seine Überlegungen einbezogen.

Als Grundlage für die Erhebung in Deutschland diente eine Studie von Moser, die in Tennessee durchgeführt wurde. Die Vergleichbarkeit der Ergebnisse wurde hergestellt. In Deutschland wurden 969 Personen befragt. Davon hatten 7 % keinen Zahnarzt. Von den verbleibenden Patienten waren 90 % mit ihrem Zahnarzt zufrieden bzw. sehr zufrieden, 2 % unzufrieden oder sehr unzufrieden und 8 % äußerten sich unentschieden. Hierzu wird angemerkt, dass verschiedene Untersuchungen zeigen, dass 90 % der deutschen zahnärztlichen Patienten dauerhaft bei ihrem Zahnarzt bleiben, also wahrscheinlich zufrieden sind. Hörsters Ergebnisse bestätigen diese Zahl.

Insgesamt haben nach Hörster 27 % der deutschen Patienten schon einmal zahnärztliche Werbung wahrgenommen. Die wichtigsten weiteren Informationsquellen sind die Empfehlungen von der Familie oder Verwandten (62 %), die Empfehlungen von Freunden und Kollegen (45 %), der direkte persönliche Kontakt zum Zahnarzt (22 %), das zufällige Finden der Praxis (17 %) und Empfehlungen anderer Zahnärzte (9 %), wobei Mehrfachnennungen möglich waren. Hierzu ist anzumerken, dass bei dieser Betrachtung die Befragten zu 90 % mit ihrer Praxis zufrieden sind, also überwiegend vermutlich gar nicht wechseln. In dieser Gesamtheit sind Hörsters Ergebnisse nachvollziehbar. Es wurde aber eben nicht untersucht, wie Patienten, die tatsächlich aktuell eine neue Praxis aufgesucht haben (in der Größenordnung von 10 % aller Patienten), zuerst auf diese Praxis aufmerksam geworden waren. Das haben Müller (2009) mit 65 % Empfehlung (13 % Web) und Zuschlag (Daten von 2012) mit 45 % Empfehlung (39 % Web) festgestellt. Hörster hat eher untersucht, wie sich die Patienten nach eigener Einschätzung und Erfahrung verhalten würden, während Müller und Zuschlag eher die tatsächlich von der Praxis erzeugte Aufmerksamkeit im Focus hatten. Im Wesentlichen sollte sich das Marketing auf diese 10 % konzentrieren, die z.B. wegen Umzugs, der schließenden alten Praxis oder neuen Leistungsangeboten den Zahnarzt wechseln. In absoluten Zahlen sind das sehr viele Patienten, und die zufriedenen Bestandspatienten sind ohnehin schwer zum Wechseln zu bewegen.

In den USA sind die Konsumenten Werbung gegenüber insgesamt aufgeschlossener als in Deutschland, speziell auch gegenüber zahnärztlicher Werbung. Das liegt nicht etwa daran, dass zahnärztliche Werbung dort schon länger erlaubt ist und dass deswegen ein Gewöhnungseffekt zu verzeichnen wäre, sondern eben an diesem kulturellen Unterschied. Werbung wird dort als angemessen und für nicht schädlich für die Glaubwürdigkeit angesehen. Auch nehmen die Patienten dort die Leistungen von werbenden Zahnärzten gern in Anspruch. In diesen Punkten sind die Patienten in Deutschland nicht eindeutig pro oder kontra. Immerhin halten die deutschen Patienten Werbung für nützlich, um sich über die Leistungen und Fachgebiete der Ärzte zu informieren.

In Deutschland vermuten die Konsumenten, dass die Werbung zu höheren Preisen führt (in den USA noch ausgeprägter). Allerdings würden sie eher angesehene als günstige Zahnärzte aufsuchen (in den USA noch ausgeprägter), wobei sie es in Ordnung finden, sich bei Routineuntersuchungen von Zahnärzten behandeln zu lassen, die günstigere Preise anbieten (in den USA meinen dagegen die Konsumenten, dass es nicht in Ordnung ist, sich für routinemäßige Behandlungen von den günstigsten Zahnärzten behandeln zu lassen). Jung hat 2008 festgestellt, dass die Nachfrage nach zahnärztlichen Leistungen unelastisch ist, und dies wiederum besonders in USA. Dass nach Hörster eher angesehene als günstige Zahnärzte aufgesucht werden, bestätigt diese Aussage.

Patienten suchen eher angesehene als günstige Zahnärzte auf.

Die Konsumenten in den USA sind nicht so misstrauisch gegenüber werbenden Zahnärzten wie die in Deutschland. Sie verlassen auch nicht ganz so stark auf Empfehlungen und empfinden zahnärztliche Werbung nicht als irreführender als die in anderen Bereichen. Zahnärzte in Deutschland genießen bei Männern zwar ein höheres Ansehen als bei Frauen, aber Frauen und junge Patienten sind gegenüber Werbung weniger kritisch eingestellt.

Folgende Werbeinformationen halten die Befragten für besonders wichtig:
- Öffnungszeiten der Praxis
- Ausbildung der Zahnärzte
- Berufserfahrung der Zahnärzte
- Leistungsangebot der Praxis
- Spezialisierung der Zahnärzte

Für wichtig werden gehalten:
- Besondere Verfahren, Geräte und Ausstattung
- Preisinformationen
- Lage (Adresse) der Praxis-
- Erfahrungsberichte und Empfehlungen von anderen Patienten
- Website der Praxis
- Besondere Auszeichnungen und Erfolge der Zahnärzte

Für nicht ganz so wichtig werden gehalten:
- Hinweise für die Anfahrt (Parken, öffentliche Verkehrsmittel)
- Empfehlungen von anderen (Zahn-)Ärzten und Kooperationen

Keine besondere Bedeutung haben nach Hörster die Fotos von den Praxisräumen, dem Praxisteam und den Zahnärzten. Als gänzlich unwichtig wurde das Praxislogo erachtet. Hierzu wird angemerkt, dass es einen Unterschied gibt, was die Patienten für wichtig halten und dem, was bei der Zahnarztsuche im Hinblick auf die Entscheidung für eine Praxis tatsächlich wichtig ist. Beispielsweise sind die Fotos auf einer Website sehr wichtig für die Entscheidung für oder gegen eine Praxis. Bei der Bearbeitung dieses Komplexes fiel Müller auf, dass es bei Entscheidungen im Hinblick auf die Wichtigkeit einer Werbemaßnahme (hier auf der Website) auch auf die „soziale Erwünschtheit" der Antwort ankam. So sagten mehr Befragte, dass ihnen Sachinformationen auf der Website wichtiger waren als Fotos, tatsächlich wurden aber die Fotos intensiver betrachtet.

Mit seiner zusammenfassenden Feststellung, dass die Patientenzufriedenheit und -bindung nach wie vor das mit Abstand beste Marketinginstrument ist, hat Hörster ganz sicher Recht. Weiterhin sagt er, dass eine Aussage von Sander „Werbung hat auf Kosten des Empfehlungsmarketings in Deutschland deutlich an Bedeutung gewonnen" sich zwar mit den Entwicklungen und dem Niveau in den USA deckt, durch die Studie aber nicht in dem Ausmaß bestätigt werden kann. Allerdings können die Aussagen nicht direkt verglichen werden. Beide, Hörster und Sander, liegen richtig: Für den Erfolg der Praxis ist die Zufriedenheit und Bindung das wichtigste, und selbst sehr gute Werbung vermag zufriedene Patienten nicht aus der Praxis zum Wettbewerber hin zu locken (90 %). Aber für die nominell große Masse der tatsächlich wechselnden Patienten (10 %) ist im Hinblick auf ihre Entscheidung für oder gegen eine Praxis das Webmarketing heute fast bedeutsamer als das Empfehlungsmarketing.

Als sehr geeignete Werbemedien werden angesehen:
- Website
- Praxisbroschüren und -flyer
- Internetverzeichnisse (z. B. GelbeSeiten)
- Fachzeitungen (z. B. Natur und Heilen)
- Internetsuchmaschinen (z. B. Google)
- Telefonbücher und Gelbe Seiten

Als geeignet werden angesehen:
- Anzeigenblätter (regional und kostenlos)
- Seminare und Vorträge
- Tages-, Wochen- und Wochenendzeitungen

Als eher ungeeignet werden angesehen:
- Publikumszeitschriften (z. B. Focus, Stern)
- Soziale Netzwerke (z. B. Facebook)
- Werbung per Post
- Werbung an/in Bussen, Bahnen und Taxen
- Plakate
- Radio

Als gar nicht geeignet werden angesehen:
- Fernsehen
- Internetwerbung durch Banner und Pop-ups
- E-Mails
- Kino (Werbespots vor dem Film)
- Telefonanrufe

Diese Auflistung deckt sich weitgehend mit meinen Erfahrungen, wobei im Detail der grundsätzliche Unterschied in den Betrachtungen zum Ausdruck kommt. So haben beispielsweise Plakate, wenn sie richtig gemacht sind, eine starke Werbewirkung im Hinblick auf die Neupatientengewinnung, auch wenn sie von den Befragten als eher ungeeignet angesehen werden. Die Differenzierung zwischen der Website und Google ist nicht klar, weil nahezu alle Webbesucher über Google kommen, wobei viele vermehrt auch über Arztbewertungsportale kommen, die aber wiederum über Google aufgerufen werden.

In der Diskussion verweist Hörster dann auf Studien, nach denen gerade umgezogene Konsumenten eine interessante Zielgruppe sind, weil sie tendenziell jünger und gut ausgebildet sind sowie über ein höheres Einkommen verfügen. Auch sind sie zahnärztlicher Werbung gegenüber aufgeschlossener, weil sie noch nicht auf bestehende Netzwerke zurückgreifen können. Dann verweist Hörster auf die 10 % der unzufriedenen Patienten sowie auf die, die noch keinen Zahnarzt haben (7 %), als wichtige Zielgruppen. Die nicht zufriedenen Patienten seien auch preissensitiver und könnten diesbezüglich gezielt mittels Werbung angesprochen werden. Als weitere Zielgruppen werden z. B. die Patienten von Zahnärzten angeführt, die nicht mehr verfügbar sind.

Hörster zieht den Schluss, dass die zahnärztliche Qualifikation bei der Werbung im Vordergrund stehen sollte, da diese ein Indiz für hohe Kompetenz und damit Behandlungsqualität ist. Weiterhin verweist er auf die positive Wirkung der Darstellung technischer Geräte (Differenzierung zum Wettbewerb). Auch ich bin der Überzeugung, dass die Darstellung der Technik die Kompetenzwirkung erhöht. Von Werbung über günstige Preise raten sowohl Hörster als auch ich ab.

Die zahnärztliche Qualifikation sollte bei der Werbung im Vordergrund stehen, da diese ein Indiz für hohe Kompetenz und damit Behandlungsqualität ist. Die Darstellung technischer Geräte erhöht die Kompetenzwirkung.

Weiterhin folgert Hörster, dass die Website als Werbemedium an Bedeutung gewinnen wird, und weiter, dass Werbeanzeigen, z. B. in den Gelben Seiten, zu empfehlen seien. Nicht zu empfehlen seien z. B. Bus- oder Litfaßsäulenwerbung. Nicht zu unterschätzen seien aber Plakatierungen in Praxisnähe. Hier wird noch einmal deutlich, dass Hörster sich auf seine Befragung konzentriert und nicht betrachtet hat, wie sich die tatsächlich eine neue Praxis suchenden Patienten verhalten. Die Gelben Seiten (Print) werden nicht mehr zur Zahnarztsuche verwendet. Buswerbung funktioniert ganz offensichtlich, ebenso wie Radio, aufgrund der crossmedialen Verstärkung. Es wird nicht hinreichend differenziert zwischen den verschiedenen Plakatierungsformen und deren – auch crossmedialer – Wirkung auf die Neupatientengewinnung.

Auch vermutet Hörster, dass das Marktpotenzial in Deutschland durch Werbung nicht gesteigert werden kann, was ich ganz anders sehe: Vermutlich gibt es sehr große Potenziale z. B. bei Implantaten, Bleaching, Prophylaxe, Erwachsenen-KFO.

Schließlich weist Hörster darauf hin, dass bei der Werbeplanung wegen des unterschiedlichen Konsumentenverhaltens nur mit Vorsicht auf die Erkenntnisse aus USA zurückgegriffen werden sollte.

Frey hat 2016 eine Studie mit Daten von 2015 vorgelegt, die mit denen von Müller (2009) und Zuschlag (2015, Daten aus 2012) vergleichbar sind. Ziel war es zunächst, die weitere Entwicklung im Patientensuchverhalten zu erfahren. Insgesamt wurden 698 Patientenfragebögen ausgewertet, die grundsätzlich denen von Müller und Zuschlag entsprachen. 33 Praxen wirkten an der Studie mit.

Alle Praxen befanden sich in dem Berliner Stadtbezirk Tempelhof-Schöneberg mit 330.000 Einwohnern sowie 316 Zahnärzten. Damit ist der Bezirk überversorgt (122 %). Die Auswahl der Praxen erfolgte nicht zufällig, alle verfügten über eine Website (was im Folgenden aber noch differenzierter beleuchtet wird).

86 % waren in den Gelben Seiten (Print und Online) vertreten, 23 % schalteten Anzeigen, überwiegend in ortsteilbezogenen Zeitschriften (Anzeigen- und Kirchenblätter sowie der Zeitung des Sportvereins). 21 % waren auf Arztbewertungsportalen aktiv, die meisten auf Jameda. 10 % waren in den sozialen Netzwerken vertreten. 10 % betrieben Google-AdWords.

Die Fragebogenrückläufer betrugen ca. 8 pro Behandler und Monat, wobei nicht angegeben wurde, wie viele Patienten den Fragebogen nicht ausgefüllt hatten. Die Neupatientenrate dürfte also knapp darüber liegen. Die Neupatientenprofile wiesen keine Besonderheiten hinsichtlich der Alters- und Geschlechtsverteilung auf. Die meisten Patienten kamen aus dem Stadtbezirk Tempelhof-Schöneberg und dem östlich angrenzenden Neukölln. 60 % der Neupatienten kamen aufgrund einer Empfehlung von Verwandten oder Bekannten, 12 % über Google, 2 % über Jameda (bei 12 % Jameda-Praxen) und knapp 2 % über die Gelben Seiten (Online, 86 % vertreten). Die anderen Aufmerksamkeitserzeuger spielten keine wesentliche Rolle. Jüngere Menschen haben die neue Praxis überproportional über Google und Jameda gefunden.

Bemerkenswert ist, dass lediglich 12 % der Neupatienten über Google die Praxis gefunden haben. Das entspricht den Zahlen von Müller (2009) und weicht deutlich von den Ergebnissen von Zuschlag in 2012 ab. Frey erklärt diese Abweichung damit, dass die von ihr in die Studie einbezogenen Praxen eher wenig marketingaktiv waren, während die Untersuchungspraxen von Zuschlag eher „besonders marketingaffin" waren, insbesondere was Webmarketing betrifft. Lediglich 13 der 33 Praxis-Websites in der Untersuchung von Frey waren bei Eingabe der Keywords „Zahnarzt" und „<Ortsteil>" auf der ersten Google-Seite platziert. Viele waren veraltet und wurden nicht gepflegt. Auch bei ihr hatten die Praxen höhere Web-Quoten, die besser platziert waren. Weiterhin stuft Frey auch die von Müller 2009 untersuchten Praxen als eher marketingaktiv ein als die von ihr selbst einbezogenen.

Erneut wurde die Größenordnung der mittleren Neupatientenrate von 10 pro Monat und Behandler bestätigt (Frey: 8, Müller: 9, Zuschlag:10). Nach meiner Einschätzung liegt der Hauptgrund für die bei Frey so geringe Webquote in dem Umstand, dass 61 % der Praxis-Websites nicht oder nur unbequem zu finden waren. Es kann davon ausgegangen werden, dass die Neupatientenrate insgesamt gesteigert werden könnte und die Webquote dabei erheblich höher wäre, wenn die Praxen marketingaktiver wären und mit guten Websites und einer wirksamen Suchmaschinenoptimierung arbeiten würden. Das Potenzial, hier an die von Zuschlag ermittelte Webquote von 39 % heranzukommen, war nach meiner Einschätzung bei den Praxen von Frey durchaus gegeben.

Schließlich ist noch bemerkenswert, dass 2 % der Neupatienten über Jameda die erste Aufmerksamkeit erfahren hatten, wobei aber lediglich 12 % der Praxen Jameda-aktiv waren. Das belegt noch einmal das hohe Potenzial, das in den Arztbewertungsportalen steckt.

Als mittlere Neupatientenrate kann auch weiterhin von 10 Patienten pro Behandler und Monat ausgegangen werden.

Die Quote derer, die auf ihre neue Praxis zuerst durch Google aufmerksam werden, liegt zwischen 10 und 50 %, wobei marketingaktive Praxen die höheren Werte erreichen. Bei Praxen ohne Website geht die Quote gegen Null. Als Mittelwert kann von 20 % bis 30 % ausgegangen werden.

Arztbewertungsportale haben ein großes Potenzial zur Neupatientengewinnung und werden immer mehr, aber noch (2016) von nicht vielen Praxen aktiv genutzt.

Die größte Bedeutung für die Neupatientengewinnung hat das Empfehlungsmarketing, das wesentlich vom Binnenmarketing beeinflusst wird.

3.8.6 Allgemeine Entwicklungen

Nach Untersuchungen von Paarsch (2013) werden 40 % aller **Implantate** in MKG-Praxen gesetzt, das sind im Durchschnitt ca. 560 pro Jahr. Die verbleibenden 40 % werden in den implantatchirurgisch tätigen Praxen gesetzt (das sind ca. 40 % aller Zahnarztpraxen), im Durchschnitt 16 pro Praxis. Nach seinen Schätzungen wurden in 2012 ca. 1,1 Mio. Implantate in Deutschland inseriert, und er vermutet Steigerungen bis 2020 um 15 % und bis 2030 um 34 %.

Bemerkenswert ist auch eine Untersuchung von Karallus (2015), nach der die befragten implantatchirurgisch tätigen Zahnärzte trotz steigenden Akquisitionsaufwands eine positive Entwicklung im **Implantatmarkt** sehen. Entgegen meinen früheren Vermutungen hat sich aber der Durchmesser des Einzugsgebiets, aus dem die zugehörigen Patienten die Implantat-Praxis aufsuchen, in den vergangenen Jahren zugenommen. Das bedeutet, dass sich die Patienten trotz der stark zugenommen Zahl der implantatchirurgisch tätigen und damit überall verfügbaren Zahnärzte intensiv in einem weiten Umfeld informieren und nach wie vor bereit sind, weite Wege in Kauf zu nehmen. Ein **überregionales Marketing** für Implantologie/Prothetik erscheint daher durchaus sinnvoll.

Wie in ► Abschn. 3.4.5 beschrieben, muss zwischen Patienten- und Zuweisermarketing unterschieden werden. Dabei ist zu beachten, dass immer mehr MKG-Praxen beabsichtigen, beides zu machen, also neben der Konzentration auf die Zuweiser auch Patienten direkt für eine Behandlung gewinnen wollen. Neben der Schönheitschirurgie, die hier einen beträchtlichen Anteil ausmacht und ja ohnehin den Ärzten vorbehalten ist, betrifft das ebenso den Implantatmarkt. Auch oralchirurgische Praxen treten teilweise in den „Patientenmarkt" ein. In der Folge verstärkt sich der Wettbewerb um die Patienten immer mehr. Es ist teilweise sogar zu beobachten, dass nicht implantatchirurgisch tätige Praxen ihren Patienten diese Versorgungsform gar nicht erst vorschlagen, nur um sie nicht an eine andere Praxis zu überweisen und befürchten müssen, sie zu verlieren.

Im Hinblick auf die in ► Abschn. 3.8.5 beschriebenen unelastische Nachfrage kommt immer wieder die Frage nach dem sinnvollen Einsatz **ausländischen Zahnersatzes** auf. Das IDZ (Klingenberger et al., 2009) hat festgestellt, dass sich lediglich 2,3 % der Patienten für ausländischen Zahnersatz entscheiden, 1,2 % lässt die Prothetische Versorgung im Ausland machen. Die Preise hierfür müssen, damit sich der Patient dazu entscheidet, deutlich günstiger als deutscher Zahnersatz sein. Für das Marketing bedeutet dies, dass es ausschließlich von der Positionierung der Praxis abhängt, ob es sinnvoll ist, ausländischen Zahnersatz anzubieten. Die Praxis muss sich entscheiden: Ich biete gar keinen oder stets auch ausländischen Zahnersatz als Alternative mit an. Beides ist möglich, es muss nur klar kommuniziert werden.

Weiterhin ist zu beobachten, dass immer mehr eher kosmetische Dienstleistungen wie Bleaching oder Erwachsenen-KFO angeboten werden. Ich gehe davon aus, dass es in der Zahnmedizin noch ein sehr großes Wachstumspotenzial gibt, das immer mehr von unternehmerisch aktiven Zahnärzten versucht wird zu aktivieren.

Schließlich ist festzustellen, dass einige Zahnärzte, die älter als 55 sind und wegen des bisher vernachlässigten Marketings mit Umsatzrückgängen zu kämpfen haben, noch einmal versuchen, das Ruder herumzureißen. Während sie bisher mit ihren Patienten gealtert sind, versuchen sie, wieder mehr Neupatienten durch vermehrte Aktivitäten zu gewinnen. Dabei ist zu beachten, dass jede Praxis im Mittel 10 Patienten pro Monat durch Tod, Vollversorgung oder Wegzug verliert und also wiederum 10 neue Patienten benötigt. Ohne strukturiertes Marketing haben es diese „alten" Praxen schwer, sich gegenüber jungen und modernen zu behaupten. Wenn hier nicht gehandelt wird, gehen die Umsätze und Gewinne weiter zurück und die Praxis wird unverkäuflich. Es bleibt abzuwarten, inwieweit diese Praxen das Marktgeschehen im Hinblick auf noch mehr Wettbewerb beeinflussen.

3.8.7 Professioneller Diskurs

Thomas Sander und Michal-Constanze Müller

Mit abnehmender staatlicher Regulation und zunehmender Privatisierung des Leistungsangebotes wird es für den Zahnarzt immer wichtiger, sich und seine Leistungen am Markt aufzustellen. Das Marketing der eigenen Dienstleistungen wird zu einer wichtigen unternehmerischen Aufgabe. Da sich diese Entwicklung allerdings noch relativ am Anfang befindet, besteht für den Heilberufler aktuell die Herausforderung, seine Rolle hierbei im Rahmen seiner professionellen Verantwortung (neu) zu definieren.

Der Arztberuf steht dabei immer im Spannungsfeld von Ethik und Wirtschaft. Insbesondere alle ärztlichen und medizinischen Behandlungen unterliegen einem hoch stehenden Berufsethos und einer moralischen Verpflichtung und dürfen somit nicht vorrangig der Gewinnmaximierung und dem Profitstreben dienen.

Es geht vielmehr darum, in einer modernen Arzt-Patienten-Beziehung personenzentriert und prozessorientiert zu beraten – der Patient mit seiner individuellen Persönlichkeit und seinen Bedürfnissen steht hierbei im Zentrum der Aufmerksamkeit: „Klienten der Vertrauensberufe erwarten […] Empathie, also die Fähigkeit und Bereitschaft, sich die Anliegen von Klienten zu eigen zu machen und sie fachlich in ihrem wohlverstandenen Interesse zu beraten, zu vertreten und zu behandeln" (Hommerich 2009, S. 18). Daneben entwickelt sich in der Zahnmedizin aber auch verstärkt eine Healthcare- und Lifestyle-Richtung (Sieper 2007), in der Patienten immer mehr als Kunden angesehen werden und neben dem Beraten das ‚Verkaufen' von beispielsweise ästhetischen Leistungen ohne medizinischen Hintergrund eine zunehmend größere Rolle spielt.

Das Spannungsfeld im professionellen Diskurs hierzu ist weit. Auf der einen Seite finden sich bereits viele begeisterte Befürworter von Marketing in der Zahnmedizin. Es gibt aber auf der anderen Seite ebenso viele deutlich kritische Stimmen, die die Gefahr sehen, dass Marketing bei medizinischen Dienstleistungen und ärztlichem Handeln schnell auch nicht mehr den Grundsätzen ärztlicher Ethik gerecht werden kann.

Je nach Sichtweise aber ist unbestritten, dass Marketing entsprechend der aktuellen Entwicklungen in Gesellschaft, Recht und Profession zu einem wichtigen Thema geworden ist. Aus Sicht des Autors ist insbesondere entscheidend, dass sich die Profession und mit ihr jeder einzelne Zahnarzt dem Diskurs darüber nicht verschließt, sondern sich dieser Entwicklung aktiv stellt und die eigene Positionierung sucht und weiterentwickelt.

Wenn auch eine grundsätzliche Unvereinbarkeit von Marketing und ethischen Grundsätzen nicht existiert, bleibt trotzdem offen, wie weit im medizinischen Dienstleistungsbereich alles, was grundsätzlich zunächst einmal marketingtechnisch möglich ist, auch so Einzug finden kann und soll. Viele Anregungen aus dem klassischen Marketing lassen sich auch hier umsetzen. Dennoch hat eben und gerade die Profession die Aufgabe, hierbei ihre ethische Verantwortung wahrzunehmen und von sich aus – wenn nötig – Grenzen zu setzen bzw. einzuhalten.

Gefährlich ist in diesem Zusammenhang der derzeit häufig zu beobachtende Trend, dass vielfach das Marketing im medizinischen Dienstleistungsbereich komplett an externe nicht-medizinische Dienstleister abgetreten wird, die letztlich unhinterfragt nur das umsetzen können, was ihnen aus den anderen Branchen bereits bekannt ist und was dort funktioniert. Eine finale Verantwortung aber für die möglichen negativen kurz- oder langfristigen Folgen von Marketingmaßnahmen im Sonderfeld des medizinischen Dienstleistungsbereiches übernehmen sie dabei natürlich nicht. Deshalb ist es wichtig, dass sich die Profession und mit ihr der einzelne Zahnarzt auch wirklich mit diesem Thema intensiv selbst auseinandersetzt.

Allerdings wird sich insbesondere der einzelne Zahnarzt hierbei häufig noch in einer sehr ungewohnten Rolle fühlen, denn die über Generationen eingemusterte Vorstellung einer Gleichsetzung von Marketing mit Werbung und dem Dogma, dass ein Arzt nicht werben darf, ist stark verankert und verhindert so oft eine neutrale Öffnung gegenüber solchen neuen Entwicklungen. So wird dann häufig einfach sicherheitshalber Marketing und die Beschäftigung damit schon aus Prinzip kategorisch abgelehnt. Doch bei näherer Betrachtung kann man Marketing kaum mit Werbeanzeigen, -plakaten und -aktionen gleichstellen: So würde sicherlich bei eingehender Beschäftigung mit dem Thema so mancher erklärte Marketinggegner für sich erkennen, dass er mit seiner Praxis – ganz ohne es zu wissen – systematisches Marketing betreibt. Dies geschieht z. B. durch die Bindung von bekannten Künstlern an die Praxis mit Hilfe regelmäßiger Ausstellungen oder das Golfspielen als ein gemeinsam mit den Patienten geteiltes Hobby. Selbst das bewusste Nicht-Betreiben von Marketing und die regelmäßige Kommunikation dieser Tatsache nach außen gegenüber den Patienten ist letztlich eine Form von Marketing, auch wenn das der betreffende Zahnarzt vielleicht selbst gar nicht so wahrhaben möchte.

3.9 Zusammenfassung

Sie haben sich dafür entschieden, Ihre **Praxis als Unternehmen** zu sehen, das in einem Markt agiert. Sie betrachten Marketing als eine wesentliche unternehmerische Aufgabe, die vom Unternehmensinhaber bzw. -leiter, in diesem Fall dem Praxisinhaber, verantwortlich wahrgenommen werden muss.

Sie haben sich zunächst mit sich selbst auseinandergesetzt, denn Sie wissen, dass der Erfolg einer Praxis zum größten Teil von der Person des Zahnarztes abhängt. Sie haben eine **strategische Planung** entwickelt, mit der Sie die Zukunft Ihrer Praxis auf der Grundlage Ihrer individuellen Situation in den nächsten 5–20 Jahren gestalten wollen.

Sie sehen den Patienten bewusst als **Kunden**, als Käufer Ihrer Dienstleistungen.

Dann haben Sie sich der wichtigsten strategischen Aufgabe angenommen, nämlich der **Positionierung** Ihrer Praxis. Sie haben eine bewusste **Preispolitik** eingeleitet in dem Wissen, dass Sie Ihre Preise klar kommunizieren müssen und dass die von Ihnen festgelegten Preise im Verhältnis zu Ihrer Leistung angemessen sind. Da nicht zu erwarten ist, dass der Umsatz aufgrund Ihrer Preise rückläufig sein wird, stehen Sie und Ihr Team selbstbewusst zu Ihren Preisen, und Sie **kommunizieren** das auch entsprechend.

Schließlich haben Sie ein schriftliches **Marketingkonzept** verfasst, nach dem Sie alle Maßnahmen der Praxis ausrichten. Sie lassen sich nicht durch spontane Ideen und Einflüsse dazu verleiten, von dem Konzept abzuweichen. Allerdings sind Sie dafür offen, das Konzept von Zeit zu Zeit anzupassen. Außerdem sind Sie dazu bereit, sich laufend über die neuesten Entwicklungen im **medizinischen Dienstleistungsmarketing** zu informieren, wobei Sie sich aber darüber im Klaren sind, dass Sie als Zahnarzt eine besondere Verantwortung haben und dass das Marketing nicht das Einzige ist, worauf Sie sich konzentrieren.

Der Patient und seine Gesundheit stehen im Mittelpunkt all Ihrer Überlegungen und Handlungen.

Was müssen Sie noch tun, um diese Vorgaben zu erfüllen?

Literatur

David S (2008) Patientenorientierung. In: Bochmann K, David S, Gensler H, Handrock A, Hopf T, Raab P, Steuer F (Hrsg.) Praxismarketing mit System, Zahnärztlicher Fach-Verlag GmbH, Herne, S 135–160

Eco 2009: Eco-Verband der deutschen Internetwirtschaft e.V. (2009). Dienstleisterreport 2009. http://www.KennstDuEinen.de/dienstleisterreport2009.html. Zugegriffen: 25. Mai 2009

Elste F (2006) Richtiges Online-Marketing für die Praxis. Ärzte, die nicht kommunizieren, verlieren Fälle! Medical Tribune Jhg 41 Nr. 34 (8):22

Elste F (2008) Online-Marketing im Krankenhaus. Strategien und Möglichkeiten der Kundenakquise. Management & Krankenhaus 02/2008, Zeitung für Führungskräfte im Gesundheitswesen. GIT Verlag, Darmstadt

Frey C (2016) Rolle der Website für die Neupatientenakquisition in einem ausgewählten Stadtteil Berlins. Masterarbeit EMFZ Europäische Fortbildungsakademie für Medizin und Zahnmedizin, Witten/Herdicke, unveröffentlicht

Hommerich C (2009) Zusammenfassende Thesen zum Forschungsprojekt „Die Freien Berufe und das Vertrauen in die Gesellschaft – Ansätze zu einem Aufbruch". Niedersächsisches Zahnärzteblatt 4:17–21

Hörster S (06/2015) Einstellungen von Konsumenten gegenüber zahnärztlicher Werbung in der Bundesrepublik Deutschland. Deutscher Ärzteverlag DZZ, Deutsche Zahnärztliche Zeitschrift

Jung J (2008) Der Einfluss von Änderungen der Selbstbeteiligung und des demografischen Wandels auf die zahnmedizinische Versorgung mit Implantaten. Universität Bremen und Medizinische Hochschule Hannover (unveröffentlicht)

Karallus M (2015) Wie hat sich der Radius, aus dem ein implantologisch tätiger Zahnarzt seine Patienten rekrutiert, in den letzten 5 Jahren verändert? Masterarbeit EMFZ Europäische Fortbildungsakademie für Medizin und Zahnmedizin, Witten/Herdicke, unveröffentlicht

Kerschbaum T (Zugegriffen: 01. Dez. 2008) Zur Zukunft prothetischer Therapieformen. zm online

Kimmel K (2009) Ethik in der Zahnheilkunde wieder aktuelles Thema. DZW 1–2

Klingenberger D, Kiencke P, Köberlein J, Liedmann I, Rychlik R (2009) Dentaltourismus und Auslandszahnersatz. IDZ-Information 1/2009, IDZ Köln

Klock S, Küchler M (2004, Zugegriffen: 25. Mai 2009) Welche Erwartungen haben Patienten an eine zahnärztliche Homepage? www.mediziner-consulting.de/homepage-arztpraxis.html

Kotler P, Armstrong G, Saunders J, Wong V (2010) Grundlagen des Marketings. Pearson Studium, Upper Saddle River, London

Kuffer B (2007) Zahnarztmarketing: Kundenbindung beim Zahnarztbesuch. 3. Aufl. Vdm Verlag Dr. Müller, AG & Co. KG, Saarbrücken

Kassenzahnärztliche Bundesvereinigung (2015), KZBV-Jahrbuch, Köln

Lausen B, Potapov S, Prokosch H (2007, Zugegriffen: 25. Mai 2009) Gesundheitsbezogene Internetnutzung in Deutschland. http://www.egms.de/en/journals/

Lehnen R (2008) Aktion „Ehrenkodex". Zahnärzteblatt Rheinland-Pfalz 3:18

Maurer C (2007) Die erfolgreiche Zahnarztpraxis. Elsevier, Urban & Fischer, München

Müller MC (2009) Die professionell erstellte Praxiswebsite – ein effektives Instrument zur Neukundengewinnung? Masterarbeit. Akademie für zahnärztliche Fortbildung Karlsruhe (unveröffentlicht)

Obermann K (2008) Ärzte im Zukunftsmarkt Gesundheit 2008 – Eine deutschlandweite Befragung niedergelassener Ärztinnen und Ärzte. Mannheimer Institut für Public Health (MIPH) der Universität Heidelberg, Mannheim// Stiftung Gesundheit Hamburg

Paarsch M (2013) Zur Entwicklung des Marktes von Zahnimplantaten in Deutschland zum aktuellen Zeitpunkt und innerhalb der letzten 5 Jahre. Masterarbeit EMFZ Europäische Fortbildungsakademie für Medizin und Zahnmedizin, Witten/Herdicke, unveröffentlicht

Rettig E (2013) Bedeutung von Arztbewertungsportalen. Masterarbeit EMFZ Europäische Fortbildungsakademie für Medizin und Zahnmedizin, Witten/Herdicke, unveröffentlicht

Riegl G (2001) Zahnarztpraxis als Center of Excellence – Neue Wertschöpfung für Zahnärzte und Labors. Verlag Prof. Riegl & Partner GmbH, Augsburg

Sawtschenko P (2006) Positionierung – das erfolgreichste Marketing auf unserem Planeten. GABAL, Offenbach

Schleus R (2007/Zugegriffen: 25. Mai 2007) Bedeutung des Internet-Auftritts bei Suche und Auswahl von Rechtsanwalts- und Steuerberatungskanzleien. http://www.mandantenmonitor.de/studien

Schübel F (2014) Untersuchungen zum aktuellen Nutzungsstand neuer Medien durch Zahnarztpraxen. Masterarbeit EMFZ Europäische Fortbildungsakademie für Medizin und Zahnmedizin, Witten/Herdicke, unveröffentlicht

Schulz K (2007) Suchmaschinenoptimierung – Welchen Spuren folgen Google und Co? dent-online 3:16–18

Sieper A (2008) Limbomarketing – was Gesundheitsunternehmer erfolgreich macht. Eigenverlag, Kamen

Stiftung Gesundheit: Ärzte im Zukunftsmarkt Gesundheit 2014

Zuschlag UG (2015) Das Internet-Surfverhalten potenzieller Neukunden bei der Zahnarztsuche. Dissertation an der Medizinischen Hochschule Hannover, unveröffentlicht

Die Bedeutung der persönlichen Kommunikation für das Praxismarketing und ihr Beitrag zur Markenbildung

Hans-Dieter Klein

T. Sander (Hrsg.), *Meine Zahnarztpraxis – Marketing*, Erfolgskonzepte Zahnarztpraxis & Management,
DOI 10.1007/978-3-662-52938-6_4

Im Rahmen des Marketings liefert die richtige Ausprägung der persönlichen Kommunikation zwischen Team und Patienten eine nachhaltige Unterstützung für den Markenaufbau.
Ausstrahlung, Auftritt, Vertrauensaufbau, Glaubwürdigkeit, Stimme, Körpersprache, Formulierungen und Wortwahl passen authentisch zur Corporate Identity.
Das stellt sich nicht von selbst ein. Dahinter steht ein steter Entwicklungsprozess, der ständiger Übung bedarf.
In diesem Abschnitt wird systematisch das empfohlene Vorgehen vom ersten Kontakt und den Begrüßungsbrief über die erste Begegnung mit der Vorstellung der Praxis bis hin zur therapiebegleitenden Kommunikation vorgestellt.

Die (Gründer)Zahnärzte prägen die Marke. Die Marke prägt die Praxis und das Team.

Die Marke prägt die Patienten. Die Marke zieht die Patienten an, die sich mit der Marke identifizieren.

Das Praxis-Leitbild liefert den übergeordneten Rahmen für die Marke. Daraus ergeben sich Regeln für die kommunikativen Maßnahmen.

Da eine Praxis stark vom Vertrauen zum Zahnarzt und seinem Team geprägt ist, spielt die persönliche kommunikative Leistungsfähigkeit und die damit verbundene Ausstrahlung der handelnden Personen eine entscheidende Rolle. Leitbild, Marke und persönliche Kommunikation mit Patienten bilden eine synchrone Einheit.

Bereits bei der Neupatientenaufnahme verdeutlichen dies einige Aspekte beispielhaft.

4.1 Begrüßungsbrief

Nach dem telefonischen Erstkontakt verschickt die Rezeptionskraft folgenden Brief an den Neupatienten:

Sehr geehrte Frau Neu,
Sie werden unsere Praxis in Kürze zum ersten Mal aufsuchen. Gerne bestätigen wir Ihnen den vereinbarten Termin, Dienstag, 14. April 2016, 14:00–14:40 Uhr, zur zahnärztlichen Untersuchung. Damit wir uns bestmöglich aufeinander einstellen, bitten wir Sie, das beigefügte Anamneseblatt sorgfältig auszufüllen und zum Termin mitzubringen (Bitte denken Sie auch an Ihr Bonusheft). Besonders möchten wir darauf hinweisen, dass unsere Praxis in Ihrem Interesse großen Wert auf Zahnerhaltung – Prophylaxe – legt. Unsere Therapie wird immer zum Ziel haben, Sie möglichst mit Ihren eigenen Zähnen zahngesund zu erhalten. Kronen, Füllungen, Brücken oder Prothesen werden wir damit mit hoher Wahrscheinlichkeit vermeiden.
Freuen Sie sich auf wunderschöne, gesunde Zähne

Tab. 4.1 Fragenkatalog für das Praxisleitbild

	Ja	Nein
Bekommen Sie Ihre Zähne beim Putzen richtig weiß?		
Achten Sie auf frischen Atem?		
Haben Sie Angst vor zahnärztlicher Behandlung?		
Haben Sie Stress?		
Haben Sie öfter Kopf- oder Nackenschmerzen?		
Schnarchen Sie?		
Fühlen Sie sich beim Sprechen oder Essen eingeschränkt?		
Es folgen die für Ihre Praxis wichtigen anamnestischen Fragen …		

Der Brief zielt in diesem Fall darauf ab, dem Patienten einen klaren Hinweis auf das Markenkonzept, in diesem Fall die Prävention, zu geben.

4.2 Anamnesebogen

Ausgewählte Fragen, die im Sinne eines Praxisleitbildes von Bedeutung sind, listet Tab. 4.1.

Im weiteren Verlauf stellt die Praxis Fragen, die das Leistungsspektrum der Praxis repräsentieren.

4.3 Kennenlern-/ Vorstellungsgespräch

Die ersten Sekunden entscheiden über die künftige Beziehung: eine flüchtige Bekanntschaft oder eine dauerhafter Einbindung. Entsteht am Anfang der falsche Eindruck, wird die spätere Korrektur sehr schwer. Am Anfang „verkaufen“ sich die handelnden

Personen immer selbst zuerst, erst später die dahinter stehende Idee, die Therapie.

Der magische Augenblick einer Erstbegegnung ist Risiko und Chance zugleich. Ein wichtiges Kriterium ist die äußere Erscheinung: Körperhaltung, Gesichtsausdruck, Art des Augenkontaktes, Zähne, Dynamik, Frische, Pflege sowie Kleidung und Accessoires. Dann folgt die Beurteilung der Stimme sowie die ersten kontaktbildenden Worte. Eine melodische Stimmführung betont die Beziehungsebene. Dann ist die erste Chance vorüber.

Eine zweite Chance für den Erstkontakt gibt es nicht.

Jeder von uns hat die Möglichkeit, den ersten Eindruck selbst zu bestimmen. Das ist wie der Aufschlag beim Tennis. Der Aufschlag ist der einzige Schlag, der ohne Einwirkung des Gegners erfolgt.

4.3.1 Körpersprache

Die Hände und Arme machen weiche, vertrauensbildende, sozialverträgliche Bewegungen. Sie strahlen Ruhe aus. Der Körper öffnet sich in Richtung Patient. Der Zahnarzt betritt dynamisch das Zimmer. Er nimmt den festen Blickkontakt zur Neupatientin auf und reicht ihr zur Begrüßung die rechte Hand.

Der Dialog entwickelt sich wie folgt: „Guten Tag Frau Neu, ich bin Zahnarzt Dr. Hans Perfekt, ich werde Sie betreuen. Schön, dass Sie da sind, und ich freue mich, Sie kennen zu lernen." Es folgt die Vorstellung der Patientin. Dann fragt der Zahnarzt nach ihrem Besuchsgrund: „Was hat Sie hergeführt, was darf ich für Sie tun?"

Hat die Patientin ihre Wünsche geäußert, stellt der Zahnarzt seine Praxisphilosophie vor: „Unsere Patienten erwarten von uns, möglichst nicht zu bohren, die eigenen Zähne zu erhalten und ihre sympathische Ausstrahlung zu unterstützen. Darauf sind mein Team und ich als Experten spezialisiert, und wir machen das gerne für Sie."

Mit wohlmeinenden Worten bekräftigt der Zahnarzt die Müheaufwendungen, die die Patientin in das Ausfüllen des Anamnesebogens investiert hat: „Zunächst gehen wir gemeinsam Ihren Gesundheitsfragebogen durch, damit ich Ihnen gezielt/bestmöglich helfen kann." Der Zahnarzt erhält die Informationen, die er benötigt und die seiner Neupatientin wichtig waren. Zielgenau geht er darauf ein.

Erst jetzt beginnt der Zahnarzt mit seiner Untersuchung.

Diese (Zeit-)Investition lohnt sich. Von Anfang an schafft der Zahnarzt eine offene, vertrauensvolle Atmosphäre. Er gibt der Patientin das gute Gefühl und die Sicherheit, dass sie bei ihm richtig ist. „Endlich habe ich den richtigen Zahnarzt gefunden", denkt die Patientin. Denn ein wichtiges Kriterium zur Qualitätsbeurteilung eines Zahnarztes durch den Patienten ist, ob er sich Zeit genommen hat. Deshalb gibt der Zahnarzt Frau Neu ehrliche Zuwendung. Sie ist für 40 Minuten die wichtigste Person. Sie erhält die ungeteilte Aufmerksamkeit. Hintergrundhektik, andere störende oder gar unterbrechende Einflüsse sind untersagt. Zahnärztliche Qualität, Funktionalität und Haltbarkeit rangieren in dieser Phase in 2. Reihe.

4.3.2 Diagnose- und Therapiebesprechung nach dem Verordnungsprinzip

Sofern zahnmedizinisch erforderlich, dient die Besprechung der Behandlungsaktivierung. Der Zahnarzt hat dabei die Behandlung mit der bestmöglichen Prognose im Auge. Dem Leitbild gemäß: Wir behandeln Patienten so wie wir uns selbst behandeln würden.

Der Zahnarzt nennt die Leistung, die aus zahnärztlicher Sicht am besten für die Therapie geeignet ist. Mögliche Alternativen muss er ansprechen und bewerten. Die Grundlage bildet die Praxisphilosophie.

Nehmen wir an, Frau Neu hat einen kariösen Zahn 25. Folgerichtig zielt der Zahnarzt auf die Lösung, die seinem zahnärztlichen Verständnis, seinem Leitbild, letztendlich seiner Marke am nächsten steht: „Frau Neu, Sie haben an diesem oberen linken Backenzahn – der befindet sich noch im sichtbaren Bereich – eine Karies. Es ist erforderlich, diese zu beseitigen. Aus zahnmedizinischer Sicht gibt es theoretisch drei Möglichkeiten.

1. Eine Amalgamfüllung. Die würde Ihre GKV komplett übernehmen. Amalgam vermeidet man heute, weil erwiesen ist, dass Amalgam Quecksilber enthält, also toxisch – giftig – ist. Wenn Sie lachen, sieht außerdem jeder, dass

Sie eine Füllung haben. Deshalb rate ich Ihnen davon ab.

2. Ästhetisch bessere Ergebnisse erzielen wir mit einer Composite-Mehrschicht-Restauration. Ihre GKV übernimmt den Amalgamanteil, sodass ein Rest von ca. 100 Euro als Ihr Eigenanteil entsteht. Allerdings lehne ich in Ihrem Fall aus zahnmedizinisch-funktionellen Gründen diese Lösung ab. Das Loch ist schon so groß, dass das eingebrachte Composite Verschleiß- und Schrumpfungsverhalten zeigen wird. Es entstehen Randspalten, die wiederum Eintrittspforten für Kariesbakterien sind. Unter der Füllung entsteht wieder Karies und der Zahn ist weiter zerstört mit allen Konsequenzen. Es folgen aufwändigere Behandlungen, je nachdem eine Krone, Wurzelbehandlung oder Extraktion mit nachfolgendem Implantat etc. Das möchte ich Ihnen ersparen.
3. Deshalb bleibt aus zahnmedizinischer Sicht in Ihrem Fall nur das sog. Keramikinlay. Es ist substanzschonend und formstabil, unterliegt keiner Materialschrumpfung, ist kaustabil und hart wie Zahnschmelz. Früher war so etwas unerschwinglich, weil es ausschließlich von Hand hergestellt wurde. Mit den heutigen technischen Möglichkeiten schaffen wir das mit einem Eigenanteil von 450 Euro. Dabei haben wir bereits alles abgezogen, was die GKV bezuschusst. Optisch sieht das aus wie eigener Zahnschmelz, es altert nicht und Sie haben viele, viele Jahre Ruhe. Wenn das für Sie auch so in Ordnung ist, möchte ich es so angehen.

4.4 Therapiebegleitende Kommunikation

Wenn die Arbeit 8 Tage später eingesetzt wird, unterstützt der Zahnarzt behandlungsbegleitend kommunikativ seine erfolgreichen Ergebnisse, indem er Sog erzeugt: „Das passt wie angegossen und sieht sehr gut aus. Warten Sie noch wenige Minuten ab, dann werden Sie Ihren „runderneuerten" Zahn selbst im Spiegel betrachten. Das heißt, das wird wahrscheinlich schwierig, da man selbst mit der Lupenbrille (Zahnarzt trägt diese) den Unterschied und Übergang zwischen Keramikinlay und eigenem Zahnschmelz kaum sieht."

4.4.1 Bestätigung liefern

Am Ende bewegen den Patienten möglicherweise Zweifel, ob die getätigte finanzielle Ausgabe dem Gegenwert „reparierter Zahn" entspricht. In der Sozialpsychologie spricht man von kognitiver Dissonanz. Der Patient sucht nachträglich seine Investition zu rechtfertigen. Er sucht Bestätigung. Hierin unterstützt ihn das Team. Der Zahnarzt hat sich verabschiedet und das Behandlungszimmer verlassen. Jetzt hilft ihm die Zimmerassistenz, Zweifel auszuräumen, indem sie vor der Verabschiedung bemerkt: „Lachen Sie mich bitte noch einmal an. Sie sehen prima aus. Es ist perfekt."

Der Patient erfährt zum ersten Mal von einer neutralen Fachperson, dass seine Entscheidung richtig war. Er bekommt die erste Bestätigung, die er dringend gebraucht hat.

4.4.2 Markenkonformes Vokabular

Es ist wichtig, dass zentrale Kernaussagen ganz dem Corporate Identity (CI) entsprechen. Wenn die Praxis eine hochwertige Zahnheilkunde verfolgt, dann sind systemkonforme Aussagen Pflicht.

Beispiele für markenkonforme Formulierungen

- Statt Kunststofffüllung = Composite-Mehrschichtrestauration
- Statt Wartezimmer = Aufenthaltsbereich/Lounge
- Statt Terminerinnerung = Terminbestätigung
- Statt „Wenn es weh tut, geben Sie ein Zeichen" = „Wenn Sie eine Pause brauchen …"
- Statt „Die GKV übernimmt leider nur 200 Euro" = „Glücklicherweise übernimmt die Kasse 200 Euro"
- Statt Heil- und Kostenplan = Individueller Behandlungsplan
- Statt Prothese = neue Zähne

Authentisch bleiben – Praxiswerbung im Fokus

Thomas Sander

T. Sander (Hrsg.), *Meine Zahnarztpraxis – Marketing*, Erfolgskonzepte Zahnarztpraxis & Management,
DOI 10.1007/978-3-662-52938-6_5

In diesem Kapitel werden die Grundlagen der Werbungsforschung im Allgemeinen und für den medizinischen Dienstleistungsbereich im Speziellen vorgestellt. Dabei wird zunächst die deutliche Abgrenzung zwischen Außen- und Binnenmarketing vorgenommen: Werbung ist der bezahlte Teil des Außenmarketings.
Besonders beleuchtet wird die Wirkung von Werbung auf die Konsumenten bzw. Patienten. Hierbei spielen die neuesten Erkenntnisse aus der Werbewirkungsforschung und speziell das Neuromarketing, also die emotionale Ansprache des Kunden, die für die Praxis maßgebende Rolle. Es geht um den virtuellen und nicht um den faktischen Nutzen, den die Praxis bietet, und wie er von den Patienten wahrgenommen wird.
Die Vor- und Nachteile verschiedener Medien werden im Hinblick auf die Werbe- bzw. Mediaplanung behandelt und mit Beispielen beschrieben. Schließlich wird auf die Wichtigkeit der Messung der Werbewirksamkeit hingewiesen.

5.1 Definition

Werbung ist ein Bestandteil der Betriebswirtschaftslehre und hier speziell des Marketings. Sie wird unterschiedlich definiert. Die Definition von Kotler und Bliemel (2009) stellt nach Auffassung der Autoren die für das behandelte Thema ideale Variante dar.

> Die **Werbung** ist eines der Instrumente der Absatz fördernden Kommunikation. Durch Werbung versuchen die Unternehmen, ihre Zielkunden und andere Gruppen wirkungsvoll anzusprechen und zu beeinflussen.
> Zur Werbung gehört jede Art der nicht persönlichen Vorstellung und Förderung von Ideen, Waren oder Dienstleistungen eines eindeutig identifizierten Auftraggebers durch den Einsatz bezahlter Medien.

Für die Praxis bedeutet dies insbesondere die Abgrenzung zwischen dem wichtigen Teil des Marketings in der Praxis zu dem, was in diesem Buch als „Marketing außerhalb der Praxis" oder „Außenmarketing" verstanden wird (vgl. ▶ Abschn. 3.1). Wie in ▶ Abschn. 3.8.5 dargestellt, kommen ca. 45 % aller Patienten aufgrund des Empfehlungsmarketings neu in die Praxis, und ein großer Teil bleibt dem Behandler lange treu. Dies ist – abgesehen von dem Aspekt der Gewohnheit (▶ Abschn. 3.3) – ausschließlich eine Frage der Emotion, die der Patient in der Praxis erfährt, und die idealerweise von den Patienten erneut erlebt werden will und an andere weitergegeben wird. Insofern gehören alle **kommunikativen Maßnahmen** in der Praxis, die der Absatzförderung dienen, **nicht zur Werbung**.

Werbung ist wesentlicher Bestandteil des externen Marketings, also der Frage, wie der Praxisinhaber mit Hilfe von bezahlten Medien Neupatienten so auf seine Praxis aufmerksam macht bzw. dahingehend beeinflusst, dass sie bei Wechselbereitschaft zu ihm in die Praxis kommen. Darüber hinaus kann Werbung auch Bestandteil des Marketings in der Praxis sein, wenn z. B. in der Praxis nicht-kommunikativ eine bestimmte Leistung verkaufsfördernd dargestellt wird (z. B. Plakate für das Bleaching).

Weiterhin wesentlich ist die Feststellung, dass Werbung die Ansprache der potenziellen Patienten sowie deren Beeinflussung dahingehend beinhaltet, dass sie möglichst in die Praxis des Werbenden kommen und dort zum Umsatz beitragen.

5.2 Werbewirkung allgemein

Vermutlich Henry Ford soll einmal gesagt haben, er wüsste, dass die Hälfte seiner Werbeausgaben ohne Wirkung bliebe. Leider wüsste er bloß nicht, welche Hälfte.

Tatsächlich wissen wir auch heute nicht genau, wie die Wirkungsabläufe bei der Werbung tatsächlich funktionieren. Das neue Wissenschaftsgebiet **Neuromarketing** hat aber viel dazu beigetragen, tiefer in die Zusammenhänge Einblick nehmen zu können.

Grundsätzlich ist davon auszugehen, dass die Emotionalisierung eine hohe Bedeutung für den Erfolg des Marketings und hier der Werbung hat. Entgegen der Annahme vieler Zahnärzte kann der Patient den faktischen Nutzen, der ihm vom Zahnarzt geboten wird, gar nicht beurteilen. Er orientiert sich ausschließlich am **virtuellen Nutzen**, der mehr beinhaltet als die beste medizinische Leistung. Die wird nämlich vorausgesetzt. Der Zahnarzt muss dem Patienten also „die Emotion" vermitteln, dass er dort zahnärztlich ideal versorgt wird. Und dazu gehört mehr als die eigentliche Behandlung. Wenn Daimler lediglich gute Autos bauen würde (zuverlässig, bequem, lange Haltbarkeit), würde kaum ein Mensch einen Mercedes kaufen. Es müssen in Form von Werbung (sowie auch des Marketings insgesamt) die entsprechenden Emotionen geweckt werden, dass das auch so ist. Zu beachten ist weiterhin, dass der virtuelle Nutzen glaubwürdiger und stabiler ist als der faktische Nutzen. **Emotion und Unterbewusstsein** spielen hier die Hauptrolle. Gerade bei der Vorliebe vieler Menschen für die Prämienprodukte der deutschen Automobilhersteller wird dies deutlich. Rein nach faktischen Gesichtspunkten müsste der Marktanteil von vergleichbaren Fahrzeugen größer sein, jedenfalls nach Auffassung vieler deutscher Automobilingenieure. Im Zweifel entscheidet sich der Käufer aber – ausschließlich aus emotionalen Gründen – für Mercedes, BMW oder Audi.

Gemäß der Basishypothese des Neuromarketings strebt das menschliche Verhalten Belohnung an bzw. vermeidet Bestrafung. Der Kauf eines Sportwagens stellt eine Belohnung dar; manche Menschen „belohnen" sich selbst, wenn sie sich einen Porsche oder neue Schuhe kaufen. Es ist bekannt, dass neural belohnend wirkende Anzeigen mehr visuelle Aufmerksamkeit erlangen und besser erinnert werden als vergleichbare Anzeigen mit geringerer Attraktivität. Allerdings ist auch bekannt, dass abstoßende Werbung den gleichen Effekt erzielen kann wie beispielsweise die Benetton-Werbung der 1990er Jahre. In diesem Zusammenhang gibt es noch viele ungeklärte Fragen (Häusel 2008).

Zu den bestimmenden Parametern der Werbewirkung gehören nach Lindström (2009) die folgenden, die auch für die Zahnmedizin bedeutsam sind:

▪▪ Nachahmung

Mit Hilfe des Nachahmungstriebes lernen Kleinkinder spielen, laufen, sprechen etc. Es ist tief in uns verankert, in unserem Umfeld Dinge oder Geschehnisse zu beobachten, um sie anschließend zu kopieren. So lernen wir. Dieser Trieb wird auch im Bereich der Werbewirkung genutzt. Wenn mit einem Deodorant für Männer geworben wird, dessen Duft den Mann für alle (schönen) Frauen unwiderstehlich macht, zielt das darauf ab, dass sich die potenziellen Käufer des Produktes die gleiche Wirkung bei sich erhoffen sollen. Oder wenn Berühmtheiten wie Michael Herbig oder davor Thomas Gottschalk immer Gummibärchen einer bestimmten Marke essen – und dies sogar in einer Top-Quoten-Sendung – zielt das auf den Nachahmungseffekt, denn wenn Thomas Gottschalk und seine berühmten Gäste diese Gummibärchen essen, müssen sie einfach toll sein.

Als weiterführende Literatur zu diesem Komplex wird „Obelix GmbH & Co. KG" aus der Asterix-Comic-Reihe empfohlen, ein „Lehrbuch" für viele Studierende der Ökonomie. In diesem Band will Julius Cäsar die Gallier in die Dekadenz treiben, indem er beginnt, Hinkelsteine bei Obelix, dem bekannten Hinkelsteinproduzenten und -lieferanten, zu kaufen. Es werden daraufhin Unmengen von Hinkelsteinen produziert, die Cäsar nun in Rom verkaufen will. Mittels einer ausgeklügelten Werbestrategie, die darauf basiert, dass Menschen das kaufen, was den Nachbarn neidisch macht, wird eine große Nachfrage nach Hinkelsteinen erzeugt. Wie es weitergeht, kann man sich denken: Die gesamte römische Welt will schließlich Hinkelsteine haben. Aus Marketingsicht kann das ausschließlich mit dem Nachahmungstrieb erklärt werden. Wohl kein anderer rationaler Grund spricht für einen Hinkelstein im Haus.

Es gibt auch ein bekanntes Beispiel für die Wirkung des Nachahmungstriebes in der Zahnmedizin. Noch vor wenigen Jahrzehnten war es für Teenager fast eine Strafe, wenn ihnen vom Kieferorthopäden eine Zahnspange verordnet wurde. Heute sind die Jugendlichen eher enttäuscht, wenn sie keine Multi-Bracket-Therapie bekommen. Die Zahnspangen sind oder zumindest waren Kult. Gefördert wurde dies nicht nur dadurch, dass mit der Zeit eben vielen Kids eine Korrektur verordnet wurde. Auch viele Erwachsene, und hier bis hin zu Hollywood-Stars, die sich mit ihren Brackets fotografieren ließen, förderten die Zustimmung der jungen Patienten zur Therapie. Für die Kieferorthopäden war diese Form des Product-Placements wirtschaftlich sehr vorteilhaft.

Aber auch für die übrige Zahnärzteschaft kann der Nachahmungstrieb bedeutsam sein. Wenn es einem Zahnarzt gelingt, bei seinen Patienten das Gefühl zu erzeugen, es sei etwas ganz besonderes, von ihm behandelt zu werden, kann er sich der Wirkung des Nachahmungstriebes sicher sein. Die

Freundin der Patientin, die bei einem gut aussehenden Olympia-Goldmedaillengewinner in zahnmedizinischer Behandlung ist, wird den Hang verspüren, dort ebenfalls behandelt zu werden, insbesondere wenn es schwer ist, einen Termin zu bekommen.

▪▪ Rituale

In jedem guten Schuhgeschäft bekommen Sie heute einen Espresso serviert. Bevor Sie die neue Matratze in einem guten Bettenhaus kaufen, werden Sie sorgfältig und in ritueller Weise vermessen. Und in der Kölner Kneipe, in der der Köbes besonders ruppig ist, trinken Sie gern noch ein Kölsch mehr.

Rituale stärken den Kaufanreiz. Stellen Sie sich einmal vor, Sie wollen sich einen neuen Mercedes kaufen. Das Modell Ihrer Wahl wird Ihnen einmal in einem Schuppen mit unbefestigtem Boden und dreckigen Wänden angeboten. Das exakt gleiche Auto steht außerdem in einem edlen Verkaufsraum von Daimler. Der Krawatte tragende Verkäufer serviert Ihnen nicht nur Kaffee, sondern auch Gebäck. Die gesamte Atmosphäre wird der edlen Marke gerecht. Das Ausfüllen und Unterschreiben des Vertrages wird zum Ritual.

Wo würden Sie sich den Wagen ansehen? Sicher bei Daimler, obwohl das Produkt im Schuppen exakt das gleiche ist. Eventuell würden Sie im edlen Verkaufsraum beim Kauf des Fahrzeuges sogar gern noch etwas mehr bezahlen.

> **Merksatz: Der Wurm muss dem Fisch schmecken, nicht dem Angler.**

In der Praxis ist es für den Patienten ein erheblicher Unterschied, ob er unwirsch ins Wartezimmer geschickt oder ob er stattdessen freundlich dorthin geführt und ihm dabei etwas zu trinken oder zu lesen angeboten wird – und das bei jedem Besuch. Wenn der Zahnarzt vor jeder Therapie in Form eines bestimmten Rituals die geplante Behandlung erläutert, verstärkt dies den Kaufanreiz. Insgesamt sollten die Patienten nach einem vorgegebenen Schema in der Praxis geführt werden. Dieser Ablauf wird zum Ritual. Die gesamte Praxis erscheint dann höherwertiger als eine Praxis, in der die Abläufe immer verschieden und für den Patienten nicht nachvollziehbar sind. Gerade bei steigendem Zuzahlungsanteil erwartet der Patient das entsprechende Umfeld. Und dies wird nicht nur durch die Architektur, sondern eben durch die entsprechend ritualisierte Ansprache gebildet.

▪▪ Somatische Marker

Plötzliche Kaufentscheidungen sind oft keineswegs zufällig, sondern das Ergebnis von bewusst erzeugter Beeinflussung. Als klassisches Beispiel kann hier die Werbung für Duracell-Batterien angeführt werden. In einer großen Menge von Plüschhasen, die batteriebetrieben auf dem Fernsehbildschirm umherliefen, befand sich ein Hase, der auch noch lief, als alle anderen bereits mangels verbrauchter Energiespender schlapp herumstanden. Bei näherem Hinsehen konnte man feststellen, dass dieser einzige noch aktive Hase mit Duracell-Batterien bestückt war. Und er hörte gar nicht auf zu laufen – er lief und lief und lief …

Hier wurde ein somatischer Marker gesetzt. Duracell-Batterien müssen einfach die besten sein. Das wirkt. Ebenso wie gemeinhin angenommen wird, dass Persil das beste Waschmittel ist, auch wenn kaum jemand diese Überzeugung zugeben würde. In meinen Seminaren frage ich oft ganz überfallartig und spontan eine Teilnehmerin oder einen Teilnehmer, welches Waschmittel sie benutzen würde, wenn die Schwiegermutter für die nächste Woche ihren Besuch angedroht hat und es ganz besonders weißer Tischwäsche bedarf. Ich gebe keine Zeit zum Überlegen. In 90 % der Fälle wird mit Persil geantwortet. Es funktioniert.

Bei Produkten gibt es eine Vielzahl von somatischen Markern, die erfolgreich gesetzt wurden. Im Dienstleistungsbereich, und hier speziell bei Zahnärzten, kann dieses Mittel ebenfalls greifen. Dabei muss der tief verankerte Wunsch des Patienten, der vom besten Zahnarzt behandelt werden möchte, beachtet werden. Und das geht in erster Linie über den Namen, das Bild, die Mimik und Gestik sowie die Stimme des Behandlers. Durch die entsprechende Wahl und Anordnung der Werbemittel kann über diese Medien bei den potenziellen Patienten die Emotion erzeugt werden, dass der beworbene Zahnarzt der beste sei. Werberechtlich ist hier allerdings Vorsicht geboten, weil die Herausstellung eines Zahnarztes als „der Beste“ nicht zulässig ist. Wohl aber die Vermittlung des Eindrucks, dass es sich um einen sehr guten Behandler handelt.

Bei der Wahl des Markers gibt es viele Möglichkeiten: Es kann das immer wiederkehrende Bild eines lachenden Kindes sein, dem der Zahnarzt freundlich aus dem Behandlungsstuhl hilft. Oder die angenehme Stimme der Behandlerin im Supermarktspot, die einfach großes Vertrauen einflößt. Egal, welcher Marker gewählt wurde, bei der nächsten Wechselüberlegung bzw. Wahl eines speziellen Behandlers ist der Marker im Kopf, und wenn er wirkungsvoll gestaltet ist, haben Sie einen neuen Patienten.

Somatische Marker für Zahnärzte können auch über Fantasienamen von Zahnärzten, also über Fantasiefirmen (die Firma ist der Name eines Unternehmens; firmieren unter …) gesetzt werden. Auch hier gibt es Beispiele für erfolgreiche Modelle, z. B. der „Smiledesigner". Es gibt aber auch viele Beispiele dafür, dass es schwierig ist, Fantasiefirmen für Zahnärzte zu vermarkten. Es ist stets zu beachten, dass Patienten von Menschen behandelt werden wollen, nicht von Unternehmen.

▪ ▪ Negativ-Werbung

Als eindrucksvolles Beispiel für derartige Werbung kann ein Shampoo angeführt werden, für das nicht mit der Waschwirkung, sondern mit dem Vermeiden von brennenden Augen geworben wurde. Es war ein Baby-Shampoo, das mit dem Slogan „Keine Tränen mehr … " vermarktet wurde.

„Keine Angst vorm Zahnarzt" funktioniert, wenn man verstärkt Angstpatienten in der Praxis haben möchte, sehr gut und lässt sich werblich leicht umsetzen. Das Prinzip lässt sich erweitern auf „Nie mehr erfolglos sein bei Bewerbungsgesprächen wegen schlechter Zähne" oder „Keine verschmähte Liebe mehr: meine Zähne sind weiß".

Insgesamt sollte man mit Negativ-Werbung aber vorsichtig sein. Sie kann schnell in das sog. „Marktschreierische" übergleiten oder sogar direkt abstoßende Wirkung auf den Patienten haben. Aus meiner Sicht ist die Positiv-Werbung über einen Vertrauen erweckenden Zahnarzt dem Berufsstand eher angemessen und empfehlenswert.

▪ ▪ Spiegelneuronen

Wenn im Film der große Held eine Zigarette raucht, steigt sofort das eigene Verlangen nach einer Zigarette, jedenfalls bei Rauchern und ehemaligen Rauchern. Erstaunlicherweise haben Warnhinweise auf den Packungen denselben Effekt (Lindström 2009). Die schlanke Schaufensterpuppe, die mit ihrer Kleidung jung, schön und sexy aussieht, weckt in den meisten Frauen die Emotion, dass sie, wenn sie diese Kleidung kaufen und anziehen, ebenfalls jung, schön, sexy und schlank aussehen. Dieser Effekt beruht auf der Wirkung der sog. Spiegelneuronen.

Wenn sich jemand offensichtlich freut, sind wir geneigt, uns mitzufreuen. Unter YouTube zeigt ein Video einen jungen Mann, der voller Vorfreude seine neue Spielkonsole auspackt. Es ist wahrhaftig; zunächst wollte der Mann lediglich die Freude für sich festhalten, die er beim Auspacken empfand. Das Video haben sich inzwischen viele Hunderttausend Menschen angesehen.

Wir freuen uns, wenn wir Menschen sehen, die glücklich vom Zahnarzt kommen oder glücklich sind, während sie eine zahnmedizinische Beratung oder Behandlung erhalten. Deshalb sind Fotos oder Podcasts, die glückliche Patienten zeigen, sehr werbewirksam. Noch gesteigert werden kann diese Wirkung durch Berichte glücklicher Patienten, z. B. auf der Website (sofern das zulässig ist).

▪ ▪ Multisensorik

Bei der gesamten Werbeplanung darf die Sensorik bzw. das Zusammenwirken der Sensorik nicht vernachlässigt werden.

Farben können die Markenwiedererkennung um bis zu 80 % erhöhen. Urteile von Menschen, die innerhalb von 90 Sekunden eine Person beurteilen sollen, basieren von 69–90 % allein auf Farbe (Lindström 2009). Unter diesem Gesichtspunkt sind auch die Ergebnisse von Hörster (2015b) (vgl. ► **Abschn. 3.9.5****), der festgestellt hat, dass die Konsumenten das Logo nicht für wichtig halten, kritisch zu** betrachten.

Ein ausgereiftes Farbkonzept umfasst Logo, Key-Visual, Anzeigengestaltung, Webdesign, Praxisarchitektur etc. Es ist von zentraler Bedeutung für die Gestaltung der Werbemittel.

Für Video-Podcasts werden dann zusätzlich Geräusche wichtig. Es kann beispielsweise angenommen werden, dass klassische Musik Aggressionen senkt und vermutlich auch Angst (vor dem Zahnarzt).

Außerdem ist die Erinnerungswirkung von Musik enorm. Wussten Sie, dass die Telekom-Erkennungsmelodie lediglich zwei verschiedene Töne umfasst? Und dass sie fast jeder kennt? Die Nokia-Erkennungsmelodie, die ebenfalls viele Menschen kennen und die eher negative Gefühle weckt, weil sie uns oft durch Anrufe von fremden Menschen bei fremden Menschen genervt hat, hat dem positiven Image von Nokia dennoch keine Einschränkung beschert.

Geräusche und Musikstücke, die das Vertrauen in die zahnmedizinische Dienstleistung fördern, werden bei Werbung im Radio, TV oder Supermarkt wichtig.

In vielen Praxen wird auch der Geruchssinn angesprochen. Man kann diverse Gerüche kaufen, z. B. den typischen Zahnarztpraxengeruch oder gerade den Geruch, der das vermeidet. Auch hier kann ein abgestimmtes Konzept maßgebliche Wirkung auf den Verkauf der zahnmedizinischen Dienstleistung haben.

■ ■ Indirekte Werbung und Glaubhaftigkeit

Besonders glaubwürdig ist eine Werbung dann, wenn ein anderer, vermeintlich unabhängiger, über ein gutes Produkt oder eine Dienstleistung berichtet. Auf diesem Prinzip beruhen viele Werbespots.

In der Zahnmedizin kann dieses Prinzip – etwas abgewandelt – beispielsweise mit Hilfe von Artikeln in Zeitungen oder Zeitschriften genutzt werden, wenn der Zahnarzt, möglichst im redaktionellen Teil, über ein bestimmtes zahnmedizinisches Thema sowohl fundiert als auch verständlich und vor allem sachlich schreibt.

Insgesamt muss die gesamte Darstellung authentisch, glaubwürdig und professionell sein. Lindström berichtet von einem erfolglosen Parfüm, das gemäß Werbung in einer kosmetisch eher unauffälligen deutschen Stadt abgefüllt worden war. Nachdem die Strategie geändert und nun Paris als Abfüllort angegeben wurde, stieg die Verkaufsrate deutlich. So wie Paris glaubhaft als Ort für die Abfüllung eines guten Parfüms angenommen werden kann, so wird ein Zahnarzt nur dann langfristig Erfolg haben, wenn seine Patienten Glaubwürdigkeit vermittelt bekommen:

Die Schlüsselfrage bei der Werbung in einem marktgesättigtem Umfeld – und dazu zählen Zahnarztpraxen vor allem in Mittel- und Großstädten – ist nicht die Produktkompetenz (medizinische Qualität), sondern die Wahrnehmungskompetenz. Zwar gibt es im Bereich der Zahnmedizin eine bemerkenswerte „Produkttreue", aber die Zahl der wechselwilligen Patienten ist in den letzten Jahren deutlich angewachsen. Es muss daher in diesem Markt das Ziel jedes Marktteilnehmers sein, möglichst viele Wechselpatienten zu akquirieren und an sich zu binden. Es ist davon auszugehen, dass Zahnärzte zukünftig sogar vermehrt versuchen werden, Stammpatienten einer anderen Praxis für die eigene zu gewinnen. Das wird nur gelingen, wenn die Praxis in der beabsichtigten Form wahrgenommen wird.

Dabei ist davon auszugehen, dass für den Konsumenten – hier der Patient – die bewusste Entscheidung für die eine oder die andere Praxis erst nach dem Durchschreiten einer emotionalen Pforte erfolgt. Hierbei spielen Bilder mit emotionaler Aufladung eine entscheidende Rolle. Sie erzeugen mehr neuronale Wirkung als Bilder, die nur Produkte zeigen (Traindl 2008). Bemerkenswert an der Studie von Traindl ist auch, dass für die Messung einer bestimmten neuen Hirnaktivität 30 Bilder erforderlich waren, um sie von anderen Hirnaktivitäten unterscheiden zu können. Außerdem nimmt die Neuronenaktivität bei älteren Menschen ab.

Wesentlich ist die Erkenntnis, „dass sich der Konsument nur mit Warenpräsentationen befasst, die für ihn emotional interessant sind. Emotional uninteressante (neutrale) Themen nimmt er unter Umständen gar nicht erst wahr" (Traindl 2008, S. 53). Im übertragenen Sinne erklärt dies den großen Erfolg des bereits erwähnten Zahnarztes, der sich im Rahmen seines Zielgruppenmarketings auf die Fans eines Bundesliga-Fußballklubs positioniert hat. Die Patienten erfahren hier eine hohe emotionale Aufladung; mit der zahnmedizinischen Qualität hat das nichts zu tun.

Häusel (2008) geht sogar noch weiter: Emotionen sind keineswegs Störungen im Entscheidungsprozess, sondern die Voraussetzung dafür, überhaupt Entscheidungen treffen zu können. Patienten, deren Emotionszentren gestört waren, konnten im Rahmen

Zielstrategie

Schaffen Sie Vertrauen in Ihre zahnmedizinische Kompetenz mit Hilfe von emotionaler Ansprache.

wissenschaftlicher Untersuchungen keine richtigen Spielentscheidungen im Hinblick auf Gewinn oder Verlust von Geld treffen.

Hinsichtlich der Aufnahme von Werbebotschaften ist nach Pusler und Mangold davon auszugehen, „dass die verschiedenen Sinneskanäle unterschiedliche Beiträge der Informationsaufnahme bei Reizgegebenheiten leisten“ (Pusler und Mangold 2008, S. 153). Dies ist in ◘ Abb. 5.1 anschaulich dargestellt.

Hier wird insbesondere deutlich, dass die crossmediale Werbung (hören und sehen) eine deutlich höhere Rezeptionsleistung bietet als die einzelnen Bestandteile allein. Dies bestätigt zugleich die Bedeutung einer Internetpräsenz der Praxis, weil hier aktiv eine Auseinandersetzung durch das Surfen auf den Seiten stattfindet (selbst tun). Verstärkt werden könnte diese Wirkung noch, wenn der Patient selbst Inhalte einstellen kann, was via Arztbewertungsportalen oder Facebook heute möglich ist. Weiterhin könnte mit dem Webauftritt bereits im Vorfeld erreicht werden, was ansonsten erst in der Praxis geschieht, nämlich der vertrauenerweckende Auftritt des Zahnarztes z. B. durch ein Video-Podcast.

Konsumenten schätzen sich überwiegend selbst so ein, dass Werbung auf sie nicht wirkt. Inzwischen ist mit diversen Studien belegt, dass das nicht stimmt. Er glaubt nur zu wissen, warum er sich so oder so entscheidet. Er bemerkt nicht, wie er durch Werbung hinsichtlich seiner Kaufentscheidung beeinflusst wird. „Das heißt, es werden fast alle Informationen unbewusst und ohne aktive Aufmerksamkeit verarbeitet und wirken implizit auf den Konsumenten und sein Verhalten. Den Menschen als „Homo Oeconomicus“, der all seine Entscheidungen bewusst und rational nach dem Kosten-Nutzen-Prinzip fällt, gibt es so nicht.“ (aus Riedl 2014, S 55)

Der Patient weiß nicht wirklich, warum er sich für oder gegen Sie entscheidet. Sie aber sollten es wissen!

5.3 Werbewahrnehmung in der Zahnmedizin

Werbung wirkt, ansonsten wäre der Erfolg vieler Kampagnen nicht zu erklären. Allerdings scheitern auch viele Werbemaßnahmen. Verschiedene

Wir nehmen auf und behalten von dem, was wir...
lesen: 10%
hören: 20%
sehen: 30%
hören und sehen: 50%
selbst sagen: 70%
selbst tun: 90%

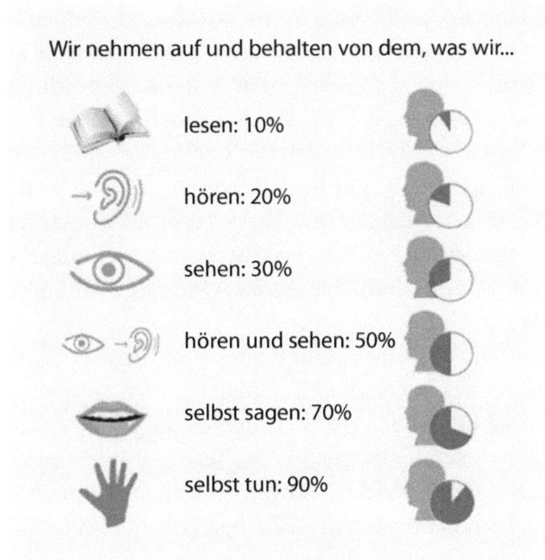

◘ **Abb. 5.1** Rezeption unterschiedlicher Informationsgeber

Forscher suchen im Rahmen des Neuromarketings nach Gründen, warum erfolgreiche Werbung wirksam ist.

Doch wird immer mehr geworben. Bei den Konsumenten liegt deswegen eine faktische Reizüberflutung vor, mit der individuell verschieden umgegangen wird. Einige Zahlen (Scheier und Held 2012):

- In Deutschland werden mehr als 50.000 Artikel aktiv beworben.
- Ein Supermarkt führt im Durchschnitt 10.000 Artikel.
- Jährlich kommen 26.000 neue Produkte auf den Markt.
- Auf der Frankfurter Buchmesse werden jährlich 75.000 neue Bücher vorgestellt.
- Es gibt weltweit schätzungsweise 500 Millionen Websites (Scheier und Held 2012).
- Pro Jahr werden 350.000 Printanzeigen und 2 Millionen Werbespots platziert.
- Pro Kopf müssen jährlich 3000 Werbebotschaften verarbeitet werden.

Daraus ergeben sich folgende Kontaktzeiten:

- Anzeige in Publikumszeitschrift: 1,7 Sekunden
- Anzeige in Fachzeitschriften: 3,2 Sekunden
- Plakat: 1,5 Sekunden
- Mailing (erster Relevanzcheck): 2 Sekunden
- Banner: 1 Sekunde

Dabei finden 95 % der Werbekontakte in Momenten statt, in denen der Kunde gerade kein Interesse am Produkt oder keine Zeit für die intensive Betrachtung einer Werbung hat. 1965 wurden noch 35 % der Werbespots erinnert (Lindström 2009), 1985 noch 16 %, 2002 ganze 8 %. Die Markenerinnerung ist um 80 % gesunken (Scheier und Held 2012). 80 % aller neu eingeführten Produkte erweisen sich nach Lindström (2009) innerhalb der ersten 3 Monate als Flop (in Japan sogar 97 %).

Die Ursache hierfür liegt wahrscheinlich an der oben beschriebenen Reizüberflutung. In meinen unveröffentlichten Experimenten habe ich Probanden Gesundheitsbeilagen von Tageszeitungen vorgelegt, die eine Vielzahl von Anzeigen von Zahnarztpraxen beinhalteten. Nach dem ersten Durchsehen konnte sich kein Proband auch nur an eine Anzeige erinnern, beim zweiten Durchsehen hin und wieder schon mal an eine, die ihm besonders schlecht gefallen hatte.

Zahnärztliche Werbung befindet sich in diesem Kontext. Es muss gelingen, die Aufmerksamkeit in 1–2 Sekunden auf die Praxis zu lenken und emotional aufzuladen. Das erscheint wenig. Scheier und Held zeigen aber, dass dies durchaus möglich ist: Wenn wir den Slogan „Ein Platz an der Sonne" hören, dauert das ca. 1 Sekunde. In unserem Gehirn passiert aber weit mehr als die Wahrnehmung dieser einfachen Botschaft; es werden dabei 11 Millionen Sinneseindrücke (Bits) verarbeitet. Davon gelangen aber lediglich 40 Bits in das Arbeitsgedächtnis (explizites System, Pilot). Der Rest wird unbewusst verarbeitet (implizites System, Autopilot). Die Bedeutung des impliziten Systems ist für das Marketing und die Kaufentscheidung maßgeblich.

Interessant ist weiterhin, dass explizite und implizite Einstellungen zu Marken oft auseinanderklaffen, möglicherweise weil die Probanden ihre „wahren" Einstellungen nicht preisgeben wollen. Dies konnte auch in der Web-Studie von Müller (2009) gezeigt werden, nach der gemäß eigener Angaben der Probanden am häufigsten auf den Subsites des zahnärztlichen Leistungsspektrums gesurft wurde, tatsächlich aber die Bilder des Teams und der Praxis am häufigsten aufgesucht wurden (▶ Abschn. 8.5.1). Auch Lindström (2009) berichtet von dieser Diskrepanz zwischen Befragungsergebnissen und tatsächlichem Käuferverhalten.

Tab. 5.1 Motive

Motivklasse	Motive
Balance	Geborgenheit, Fürsorge, Zusammensein, Tradition
Stimulanz	Abwechslung, Neugier, Spieltrieb
Dominanz	Abgrenzung, Macht, Kontrolle, Leistung

Argumente, die das explizite System ansprechen, wirken nicht. Auf die Praxis übertragen heißt das, dass die Botschaft der optimalen zahnmedizinischen Behandlungsqualität wirkungslos bleibt. Das ist allerdings nicht damit zu verwechseln, dass der Patient genau diese will (Diskrepanz zwischen Produkt- und Wahrnehmungskompetenz). Es muss lediglich etwas anderes, das implizite System ansprechende, kommuniziert werden.

Um das zu erreichen, werden wie in Tab. 5.1 nach Scheier und Held zunächst drei Motivklassen unterschieden.

Diese Motive wohnen jedem von uns verschieden ausgeprägt inne. Ziel der Markenführung muss es sein, sie adäquat zu bedienen, wobei sie je nach Produkt etwas anderes bedeuten. Typische Motivbeispiele für die Zahnarztpraxis werden in Tab. 5.2 gezeigt.

Die Eingruppierung der Praxis in vorwiegend eine Motivklasse steht in engem Zusammenhang mit der Positionierung (▶ Abschn. 3.4.2). Im Rahmen der Werbung ist nun die Botschaft mittels Codes zu transportieren (Tab. 5.3).

Als Beispiel für die Umsetzung von Codes und Motivklassen soll hier die Werbung der Praxis Dr. Buchwald und Partner, Bremerhaven, angeführt werden (Abb. 5.2.). Das Werbekonzept wurde von Kai Braue entwickelt (www.braue.info). Die Praxiswebsite ist Bestandteil eines umfassenden und konsistenten Marketingkonzeptes und wurde von Probanden im Rahmen der Studie von Rennecke (2009) als sehr gut bewertet. Die Praxis schaltet regelmäßig Anzeigen in der Lokalzeitung sowie in einer hochwertigen Anzeigenzeitschrift, die vierteljährlich im Ort erscheint.

Das Prinzip der Auftritte ist immer gleich. Die Behandler und/oder das Team sind in schwarz-weiß

Tab. 5.2 Motivbeispiele für Zahnarztpraxen

Motivklasse	Motivbeispiele für die Zahnarztpraxis
Balance	Erfahrener Zahnarzt, alteingesessene Praxis, familiär ansprechendes Team, gemütliche Praxis
Stimulanz	Moderne Praxis, technische Innovationen (Laser), ästhetische Zahnheilkunde, besonders attraktives Team
Dominanz	Wahrgenommen werden als Privatpatient, Wahl der vermeintlich besten (teuersten) Praxis, keine Wartezeiten auf Termin und in der Praxis

Tab. 5.3 Werbecodes

Träger	Codes
Sensorische Codes	Farben, Formen, Geräusche, Lichtverhältnisse, Typographie, Haptik
Episodische Codes	Erzählte Geschichten und gezeigte Episoden
Symbolische Codes	Protagonisten (z. B. Tilly in Palmolive-Werbung), Figuren, Gesten, Handlungsplätze, Markenlogos etc.
Sprachliche Codes	Geschriebenes oder gesprochenes Wort

Sie sorgen sich um die Gesundheit Ihrer Zähne?
Zeit, dass wir uns ein bisschen näher kennen lernen!
DAS TEAM VON DR. BUCHWALD & PARTNER BERÄT SIE GERN... RUFEN SIE UNS AN!
WWW.BRAUE.INFO
Astrid Schulte am Hülse · Hosein Raissi · Dr. Bernhard Buchwald jun. · Anke Janßen (Praxis-Managerin) · Dr. Bernhard Buchwald · Meike Reeckmans

DR. BUCHWALD & PARTNER
ZAHNÄRZTE
Debstedter Weg 7 · 27578 Bremerhaven · Telefon (04 71) 9 84 10 · www.buchwaldpartner.de

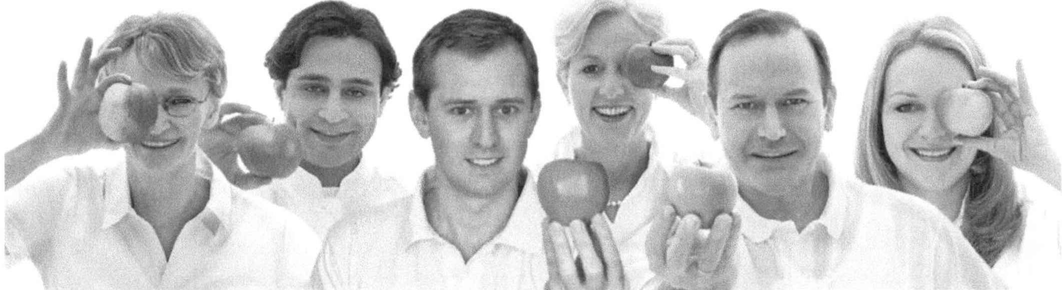

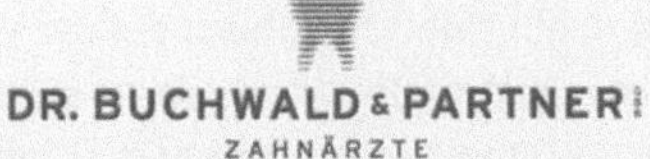

Abb. 5.2 Anzeige. (Mit freundlicher Genehmigung der Praxis Dr. Buchwald und Partner)

■ Tab. 5.4 Codes und Motivklassen (Beispiel)

Trägercodes	Codes und Motivklassen
Sensorik	Durch die Schwarz-Weiß-Darstellung wird auf der einen Seite die Wertigkeit des Teams gehoben und auf der anderen Seite die emotionale Wirkung der farblichen Äpfel verstärkt. Der silbern gehaltene Adressblock strahlt – zusammen mit dem wertigen Logo – Exklusivität aus. Die verschieden farbigen Äpfel stehen für die individuelle Betrachtung jedes einzelnen Patienten. Das Schriftgrün ist eine Aufmerksamkeitsfarbe (s. unten). Durch die Sensorik werden alle drei Motivklassen Balance, Stimulanz und Dominanz angesprochen
Geschichte	Zwar ist der Apfel als Motiv für Zahnarztpraxen etwas verbraucht, hier wird die Geschichte „damit Sie auch morgen noch kraftvoll zubeißen können" durch die individuelle Gestaltung angenehm variiert. Motivklasse: Balance
Symbolik	Hier herrscht die Gestik vor: die Präsentation der Äpfel. Das geschieht selbstbewusst, souverän und dennoch fröhlich und nicht von oben herab. Motivklassen: Stimulanz und Balance
Sprache	Es wird lediglich die Zahngesundheit angesprochen und das Gefühl vermittelt, dass die Sorge darum nach dem Kennenlernen genommen werden kann. Die Sprache rundet den Gesamtauftritt ab. Motivklasse: Balance

abgebildet und zeigen einen farbigen Apfel in Gesichtshöhe vor. Das Logo ist hochwertig schlicht, silbern und geprägt. Das Team trägt ausschließlich weiße Behandlungskleidung. Auf allen Webseiten ist das Bild rechts unten „angebissen". Wie in ■ Tab. 5.4, am Beispiel von Praxis Dr. Buchwald und Partner, erläutert, werden hier die Träger und Motive bedient.

Darüber hinaus gelingt es dem Auftritt der Praxis, die Erfordernisse des AIDA-Prozesses (Attention, Interest, Desire, Action, also Aufmerksamkeit, Interesse, Verlangen und Handlung; ▶ Abschn. 8.5.4) zu erfüllen. Übertragen auf die Zahnarztpraxis heißt dies für einen Werbewirkungsprozess:

- Eyecatcher zum Erlangen der Aufmerksamkeit
- Interesse wecken durch Fotos und Texte
- Überzeugung durch Qualität und Vertrauen zum „Arzt"

Die Anzeige selbst stellt einen wirksamen Eyecatcher dar (es gibt ganzfarbige Alternativen dazu, die nicht einmal ansatzweise diese Wirkung entfalten). Das Interesse wird durch die seriösen, aber netten Gesichter sowie durch die textliche Ansprache geweckt. Fachliche Qualität kann vermutet werden, muss dann aber in der Praxis entsprechend emotional weiter begleitet werden (Marketing in der Praxis, Binnenmarketing).

Für das Verständnis der Werbewahrnehmung ist noch zu ergänzen, dass Werbung auch dann funktioniert, wenn sich die Kunden nicht explizit an sie erinnern können. Außerdem können sie selbst wenig über die Werbewirkung aussagen. Die Beurteilung von Werbung erfolgt über das explizite, die Steuerung aber über das implizite System. Deshalb beurteilen Kunden die Werbung für ein Produkt als schlecht, kaufen es aber dennoch (Scheier und Held 2012).

Ein wichtiger Punkt ist außerdem die gewählte Farbe für den Auftritt. So scheint sich blau als die Lieblingsfarbe von Zahnärzten etabliert zu haben. Nach meinen Erfahrungen reagieren die Patienten aber diese eher auf warme oder auffällige Farben, z. B. orange und grün (s. auch oben: Dr. Buchwald und Partner). Die Farbwahl sollte sich an der Positionierung der Praxis im Zusammenhang mit der angesprochenen Motivklasse orientieren und nicht vorwiegend am Geschmack des Zahnarztes.

Folgende weitere Grundsätze müssen im Hinblick auf die Werbewahrnehmung beachtet werden:

- Konsistente Kommunikationsmuster:
  Alle Trägercodes müssen denselben Inhalt transportieren.
- Kein bzw. kaum Wechsel im Auftritt. Hohe Wiedererkennungswirkung beachten.

- Abwechslungsreiche Inhalte. Achtung: Gratwanderung zum abwechslungsarmen Grundauftritt (s. oben).
- Aussagekräftige, emotional wirkende Bilder.

Es gilt außerdem der Grundsatz: Werbewirkung setzt erst nach der 8. Wiederholung ein. Das Schalten von nur einer Anzeige verpufft also völlig wirkungslos. Im Gegensatz dazu wirkt eine negativ empfundene Wahrnehmung sofort. Dies spricht für ein insgesamt durchdachtes und stimmiges Marketing- bzw. Werbekonzept.

Hörster (2015a, b) hat in seiner Dissertation ein Experiment im Hinblick auf die unterschiedliche Wirksamkeit von drei Anzeigen für dieselbe Praxis gemacht. Alle Anzeigen bestanden aus einem wechselnden, oben platzierten Key-Visual und einer immer gleichen darunter befindlichen Sachinformation. Bei der ersten Anzeige war das eher neutrale Key-Visual ein stilisierter Zahn in den Farben grün und blau. Das Key-Visual der zweiten Anzeige stellte eine attraktive junge Frau dar, wobei der Kopf einschließlich Schulterbereich mit blauer Bluse abgebildet war und ca. ein Drittel des Bildes ausmachte. Im dritten Key-Visual war dieselbe Frau in Nahaufnahme (Stirn am oberen Bildrand, Unterlippe am unteren Bildrand) abgebildet, wie sie mit roten Lippen und schönen Zähnen in einen Apfel beißt. Die Anzeigen wurden einer großen Gruppe von Probanden gezeigt und die emotionale Wirkung gemessen. Insbesondere im dritten Bild wurde eine starke Emotionalisierung erwartet.

Bemerkenswert ist, dass alle drei Anzeigen immer positiv bewertet wurden, aber bei keiner Anzeige wurde eine emotionale Berührtheit geweckt, auch nicht bei der dritten. Diese war sogar die am wenigsten positiv wirkende Anzeige. Es gab insgesamt keinen Unterschied bei der Bewertung des Zahnarztes und auch nicht beim Kaufentscheid. Das kann so interpretiert werden, dass stimulierende Fotos keine, und im Zweifel eher eine nicht so positive Wirkung entfalten. Aus dieser Sicht sind sie also eher nicht empfehlenswert. Aus anderer Sicht wird der Bekanntheitsgrad der Praxis bei Wiederholungen der Anzeigen mit dem dritten Key-Visual eher schneller steigen. Die Entscheidung, welcher Weg hier werbetechnisch gegangen werden soll, hängt von der Positionierung und dem Marketingkonzept der Praxis ab.

5.4 Werbeplanung

Werbung sollte auf der Grundlage einer durchdachten Werbestrategie erfolgen. Diese besteht aus den Elementen Botschaft der Werbung und Auswahl der Medien (Media-Planung). Dabei kommt der Media-Planung eine besondere Bedeutung zu. Es muss aus wirtschaftlichen Gründen das Ziel sein, den optimalen Media-Mix zu finden, um die meisten Menschen in der Zielgruppe zu erreichen.

■ ■ Werbebotschaft

Grundsätzlich wird zwischen informierender, überzeugender und erinnernder Werbung unterschieden. Die Zahnarztwerbung ist ein Mix aus allen drei Elementen. Dabei müssen **Seriosität** und **Glaubwürdigkeit** an erster Stelle stehen.

Der Zahnarzt kann über neue medizinische Erkenntnisse informieren, direkt oder mit Hinweis auf eine Informationsveranstaltung. Er kann versuchen, durch Herausstellen seiner Person, seines Namens, seines Teams, der Praxis oder ähnliches die Zielgruppe für sich zu gewinnen. Außerdem möchte er permanent auf sich aufmerksam machen, damit Patienten bei Bedarf genau ihn als Zahnarzt ihres Vertrauens wählen.

Inhaltlich können die Botschaften variieren. Wichtig ist, wie oben erwähnt, dass sie regelmäßig und mindestens 8-mal platziert werden, weil sie sonst vom Verbraucher nicht wahrgenommen bzw. wirksam registriert werden.

Die wichtigste Botschaft, die hervorragende fachliche Qualifikation des Zahnarztes, kann lediglich über Emotionen vermittelt werden. Denn weder eine direkte Aussage in dieser Richtung noch die Verwendung von Superlativen ist rechtlich möglich. Deshalb muss der Aspekt der zahnmedizinischen Qualität und Seriosität über verdeckte Botschaften vermittelt werden. Eine vielfach verwendete Form ist die Nennung von Zusatztiteln wie „Master of Science“ oder „von der Zahnärztekammer verliehener Tätigkeitsschwerpunkt“. Weiterhin bilden Fotos des Behandlers und des Teams eine gute Möglichkeit, Qualität als Botschaft emotional zu transportieren. Allerdings setzt dies eine professionelle Fotografie voraus. Inhaltlich sollten medizinische Themen in wohldosierter Menge und verständlicher Form die Seriosität unterstreichen. Diese Themen können die Grundlage für eine abwechslungsreiche, informierende Werbung sein, die für die Zielgruppe einen hohen Nutzwert und gleichzeitig stetig erinnernden Charakter hat.

Tipp

Lassen Sie die Praxisfotos von einem professionellen Praxisfotografen machen. Wenn Sie keinen kennen, fragen Sie den Autor nach den besten Praxisfotografen.

Außerdem muss die **Positionierung** der Praxis mittels der Botschaft festgelegt werden. Wenn beispielsweise eine Praxis den klinisch-kühlen Aspekt sehr betont und damit eine besondere Zielgruppe ansprechen will, muss dieser Aspekt durch die Wahl der Farben und weiterer Elemente der Werbung entsprechend herausgearbeitet werden. Die Zahnärztin, die Wärme, Gemütlichkeit und sanften Umgang betont, wird andere Elemente verwenden.

Hier zeigt sich erneut, wie wichtig die vorhergehende Positionierung der Praxis ist. Es ist weiterhin zu beachten, dass die Praxis stets auch einhalten und erfüllen muss, was sie in der Werbung suggeriert bzw. verspricht. Schließlich muss sich die Botschaft aus der Masse hervorheben und zugleich den Nutzen für den Patienten betonen.

Tipp

Legen Sie vor allen Marketingmaßnahmen zunächst Ihre Positionierung fest.

▪▪ Media Planung

Auf Basis einer Kategorisierung nach Kotler et al. (2010) gelten grundsätzlich die in ◘ Tab. 5.5 dargestellten Vor- und Nachteile verschiedener Werbemedien.

Die Zielgruppe der Zahnärzte umfasst in der Regel die gesamte Bevölkerung in einem räumlich begrenzten Umfeld. Deshalb kommt nach wie vor der **Tageszeitung**, insbesondere auch wegen der mit ihr verbundenen Glaubwürdigkeit, als Medium für Zahnärzte eine besondere Bedeutung zu.

Gemäß FOCUS-Lexikon erreichen Tageszeitungen, die abonniert werden können, 64,2 % Leser pro Ausgabe, junge Menschen weniger, ältere (also die Zielgruppe z. B. für Implantate) demzufolge mehr. Die tägliche Lesedauer beträgt 36 Minuten (im Gegensatz z. B. zu Anzeigenblättern mit 18 Minuten). 70 % der Leser lesen jede Seite bzw. mindestens drei Viertel der Seiten. 88 % lesen ihren Lokalteil.

Tageszeitungen haben eine sehr hohe Glaubwürdigkeit. Eine Anzeigenschaltung wird alle 2–4 Wochen empfohlen, idealerweise auf der ersten Seite des Lokalteils. Eine wirksame Anzeige in vier Farben kostet ca. 500 Euro (auflagenabhängig). Eine Jahreskampagne kostet also ca. 10.000 Euro. Das Entwerfen der Anzeige kostet ca. 500–1000 Euro. Weiterhin ist anzumerken, dass die Wirkung der Werbung in Tageszeitungen kurzfristiger Natur ist und die Notwendigkeit von Crossmedia steigt (Stichwort Internet).

Bei der **Fernsehwerbung** kommt lediglich das lokale Fernsehen in Betracht. Es ist zu beachten, dass bei einer vermutlich sehr geringen Zuschauerzahl mit stark wechselnden Zeiten eine sehr hohe Wiederholungsrate erforderlich ist, um eine nachhaltige Wirkung zu erzeugen. Ich halte daher die Fernsehwerbung für Zahnärzte für eher ungeeignet.

Entsprechendes gilt für die **Hörfunkwerbung**. Um eine nachhaltige Wirkung zu erzeugen, sind für einen Spot mindestens sechs Wiederholungen pro Werktag erforderlich. Für eine wirksame Kampagne sollten ca. 2–4 Wochen angesetzt werden, und dies mit einer Wiederholung von beispielsweise viermal im Jahr. Es sind also ca. 300–400 Schaltungen pro Jahr sinnvoll. Bei einem Radiosender in München mit ca. 70.000 Hörern pro Stunde in der Zielgruppe ab 14 Jahre betragen die Kosten pro Spot ca. 200 Euro einschließlich Mehrwertsteuer. Das Gesamtbudget für eine solche Radiowerbung betrüge also ca. 70.000 Euro. Die Produktion eines 30 Sekunden langen Spots kostet lediglich ca. 500 Euro. Hörfunkwerbung kann für größere Praxen durchaus angemessen sein, wenn der Media-Mix gut geplant ist und die Mittel zur Verfügung stehen.

Die **Audiowerbung im Supermarkt** oder im Baumarkt ist ein effizientes Werbemittel. Mit relativ geringem Aufwand wird eine sehr hohe Zahl von potenziellen Neupatienten nachhaltig erreicht (► Abschn. 6.2.6). **Zeitschriften** decken meist einen zu großen regionalen Raum für Zahnärzte ab. **Direktwerbung** wirkt in der Regel für Zahnärzte nicht seriös. **Öffentliche Werbung** nimmt für Zahnärzte

Tab. 5.5 Vor- und Nachteile verschiedener Werbemedien

Medium	Vorteile	Bemerkungen
Regionale Tageszeitung	Verbreitung zielgruppennah, hohe Glaubwürdigkeit, regionaler Bezug	Werbekontakt kurz, Platzierung maßgeblich
Überregionale Tageszeitung	Glaubwürdigkeit s. oben	Siehe oben, nur sinnvoll, wenn Leistungen überregional angeboten werden
Fernsehen	Hohe emotionale Wirkung, große Reichweite	Hohe Kosten, starker Streuverlust, deshalb kaum üblich bei Zahnärzten
Radio	Gute geografische Eingrenzung und Zielgruppenauswahl, es werden viele Menschen erreicht	Hohe und kurzfristige Wiederholungsfrequenz erforderlich, Wirkung bei Zahnärzten noch unklar
Audio im Supermarkt, Einkaufszentrum	Gute geografische Eingrenzung und Zielgruppenauswahl, es werden viele Menschen erreicht	Kostengünstig, hohe und kurzfristige Wiederholungsfrequenz erforderlich, Wirkung bei Zahnärzten noch unklar
Zeitschriften	Siehe überregionale Tageszeitung, hohe Wertigkeit	Siehe überregionale Tageszeitung
Direktwerbung	Exakte Ansprache der Zielgruppe möglich	Wird von vielen Kunden skeptisch betrachtet, wird oft nicht gelesen, unüblich bei Zahnärzten
Werbung in der Öffentlichkeit (Plakate, Busse, Bushaltestellen usw.)	Wiederholungsrate hoch, relativ kostengünstig, guter regionaler Bezug möglich	Gewinnt für Zahnärzte zunehmend an Bedeutung
Internet	Sehr kostengünstig, schnell umzugestalten, sehr wirksam	Unerlässlich für Zahnarztpraxen

immer mehr Raum ein. Plakate an verkehrsreichen Kreuzungen, an Bushaltestellen und auf Bussen sowie Werbung an Einkaufswagen und in Form von Audio-Spots in Supermärkten werden zunehmend von Zahnärzten verwendet. Die Wirkung sowie die Kosten müssen im Einzelfall geprüft werden.

Das **Internet** ist ein Muss für Zahnärzte (▶ Kap. 8). Mit der **Website** werden die Grundlagen für das gesamte Marketing einschließlich der Definition des Corporate Identity (CI) festgelegt. Die aktive Präsenz in Arztbewertungsportalen sowie ggf. ein Auftritt in den sozialen Netzwerken (z. B. Facebook) verbindet das Web- mit dem Empfehlungsmarketing. Online-Werbung in Form von Anzeigen entfaltet – richtig gemacht – eine gute Wirkung (z. B. Google AdWords). Vermehrt sind auch Blogs und Videos, z. B. auf YouTube anzutreffen.

Regelmäßige **Patienteninformationsveranstaltungen** sind eine kostengünstige Möglichkeit, einen Kundennutzen mit hoher glaubwürdiger, erinnernder Werbung, beispielsweise über Anzeigen, zu verbinden. Nach den Erfahrungen des Autors kommen im Mittel 10–20 Patienten pro Aktion zum Info-Abend (100 %). Davon kommen 10–40 % in die Praxis und 5–20 % lassen sich im ersten halben Jahr behandeln. Diese Zahlen können erheblich schwanken. Der Informationsbedarf der Patienten ist allgemein aufgrund der Informationsmöglichkeiten im Internet gesunken.

Schließlich seien noch die **Gelben Seiten** erwähnt. Allerdings wird die Print-Variante nach meinen Erfahrungen heute kaum noch genutzt. Eine größere Wirkung wird der automatisch mit den Gelben Seiten verbundenen Online-Suche beigemessen (▶ Kap. 8).

5.5 Werbemix

Für ein erfolgreiches Marketing ist der richtige Werbemix, d. h. die Auswahl der am besten zusammenwirkenden Werbemaßnahmen, von großer Bedeutung (auch Mediaplanung). Für den Erfolg spielen u. a. die Ausrichtung und Lage der Praxis sowie die Region, die zahnärztlichen Wettbewerber und das mediale Umfeld eine Rolle. Hier gibt es keine allgemeingültige Regel: Es muss probiert und gemessen werden (▶ Abschn. 5.6).

Entscheidend ist ein ausgearbeitetes Konzept mit vorher festgelegten Maßnahmen und Kosten für einen bestimmten Zeitraum. Zwischenzeitlich eingehende Angebote (z. B. von der Volkshochschule oder Werbetafeln) sollten allenfalls für nachfolgende Konzepte gesammelt werden. Das einmal festgelegte Konzept sollte stringent eingehalten werden. Eine systematische **Messung des Erfolges** führt dann zu geeigneten Anpassungen, die wiederum in ein Konzept münden. Innerhalb des Konzeptes muss natürlich immer die Wirtschaftlichkeit der Maßnahmen berücksichtigt werden (▶ Abschn. 6.5).

Um den richtigen Werbemix zu gestalten, müssen zunächst die grundsätzlich verfügbaren Medien gesammelt und aufgelistet werden. Dies können sein (ohne Anspruch auf Vollständigkeit):

- Regelmäßige Anzeigen (u. a. in regionalen Tageszeitungen und in Anzeigenblättern)
- Anzeigen (u. a. in regionalen Zeitungen zu bestimmten Anlässen, (zahn-)medizinischen Beilagen, Anzeigenzeitschriften, Publikumszeitschriften (z. B. vom Golf- oder Gourmetclub)
- Regelmäßige Fachartikel in Zeitungen und Zeitschriften oder (zahn-)medizinischen Beilagen
- Praxisbroschüre (Image-Broschüre, Fachinformationen zu bestimmten Themen)
- Einträge in den Gelben Seiten und in Zahnärzteverzeichnissen
- Aktive Präsenz in Arztbewertungsportalen
- Anzeigen auf Stadtplänen
- Give-aways mit dem Praxislogo
- Postwurfsendungen mit Praxisinformationen
- Kinospots
- Gestaltetes und beleuchtetes Praxisschild und beleuchtete Medien in den Praxisfenstern oder an der Hauswand, Wegweiser zur Praxis
- Videoleinwand mit Praxisinformationen in Fußgängerzone
- Anzeigen auf Fahrzeugen und Beschriftung von öffentlichen Verkehrsmitteln sowie Taxis
- Wortbeiträge zu zahnmedizinischen Themen in Radiosendungen
- Spots im regionalen Radio oder Audio-Spots im Supermarkt
- Praxislogo auf den Handgriffen von Einkaufswagen im Supermarkt
- Fernsehauftritte
- Website mit Video-Podcast
- Aktive Mitgliedschaft in Clubs und Vereinen
- Gestaltung von PR-wirksamen Aktivitäten
- Informationsveranstaltungen für die Patienten

Bei dieser Fülle von Möglichkeiten funktioniert einzig eine konzeptionelle und individuelle Werbeplanung. Außerdem ist eine wirtschaftlich sinnvolle Auswahl zu treffen. Grundsätzlich gilt aber: Je mehr die Praxis wirbt, desto größer ist die Aufmerksamkeit, und umso höher ist voraussichtlich die Neupatientenrate. Weiterhin gilt aber auch: Die geplanten Werbemaßnahmen müssen zur Praxis und zum Praxisinhaber passen. Wird die beim Patienten geweckte Erwartungshaltung in der Praxis nicht erfüllt oder fühlt sich der Praxisinhaber dabei so unwohl, dass er sich vielleicht sogar für seine Werbung entschuldigen will, ist der Patient verunsichert und wird vermutlich nicht zum Stammpatienten werden.

Eine gelungene Werbemaßnahme basiert auf Authentizität.

Bei der Zusammenstellung der Medien ist auf die ideale crossmediale Wirkung zu achten. Wie wirken die verschiedenen Maßnahmen optimal zusammen? Schließlich: Wie wirtschaftlich gestalten sich die Maßnahmen? Die Planung ist individuell auf den Zahnarzt zugeschnitten.

Beispiel

Ein Zahnarzt im Außenbezirk einer Großstadt hat sich auf Kinderzahnheilkunde spezialisiert. Es gibt im näheren Umfeld noch drei weitere Zahnärzte ohne eine bestimmte Spezialisierung. Der Praxisinhaber möchte den Kinderanteil an seinen Patienten erhöhen und die Basisauslastung überwiegend von einer angestellten Zahnärztin gewährleisten lassen. Für das Folgejahr hat er folgende Maßnahmen geplant:

- Vier Fachartikel zum Thema Kinderzahnheilkunde in der örtlichen Tageszeitung
- An jedem 1. Montag im Monat kommt eine Imageanzeige auf die erste Seite des Lokalteils der Tageszeitung mit Betonung der Kinderzahnheilkunde
- Einmal im Jahr veranstaltet die Praxis einen Malwettbewerb für die Kindergarten-Kids des Ortsteils mit entsprechender Pressebegleitung durch ein Anzeigenblatt des Ortsteils
- Schaltung von vier Imageanzeigen im Anzeigenblatt mit der Betonung auf den Kinder- und Familienzahnarzt
- Weitere Maßnahmen wie Internet- und Facebookauftritt, Arztbewertungsportale, Broschüren etc. werden fortgesetzt.

Die Kinderzahnheilkunde ist eine Spezialisierung, die ein größeres Einzugsgebiet abdeckt. Deshalb wirbt der Zahnarzt in diesem Beispiel dafür in der gesamten Stadt. Er könnte noch darüber hinausgehen, was aber unverhältnismäßig kostenintensiv wäre. Wenn er in jedem Monat eine Anzeige für 800 Euro schaltet, erhält er die Fachartikel, die die Vertrauensbildung und Nutzenwirkung für die Leser stärken, unentgeltlich. Kosten: 9600 Euro pro Jahr. Die Neupatientenrate beträgt aktuell 20 Personen pro Monat. Der Praxisinhaber stellt eine Wirtschaftlichkeitsberechnung an, nach der zwei zusätzliche Neupatienten pro Monat für die Kinderzahnheilkunde ausreichen, um in die Kostendeckung zu kommen. Er hält diese Mindestannahme für realistisch.

Mit der Imagewirkung durch den „Kids-Tag" erhält sich die Praxis die positive Aufmerksamkeit der Menschen im Ortsteil. Neben den unterstützenden Anzeigen, die insgesamt lediglich ca. 2000 Euro kosten, fallen für die Gestaltung der Aktion lediglich interne Kosten an. Die Imagewirkung ist enorm: Aus Befragungen weiß der Zahnarzt, dass viele Eltern und Großeltern der jetzigen und ehemaligen Kindergarten-Kids aufgrund dieses Engagements in die Praxis kommen. Dies erklärt auch den deutlich oberhalb des Mittelwertes bei der Neupatientenrate liegenden Wertes von 20 NP pro Monat. Die Wirtschaftlichkeitsberechnung zeigt, dass bereits ein NP pro Monat reicht, um die Kosten von 2000 Euro zu kompensieren.

Zusammen mit dem Internet, den Einträgen in den Portalen und einer Neuauflage der Imagebroschüre fallen weitere Kosten in Höhe 5000 Euro im Folgejahr an. Insgesamt beträgt das Marketingbudget zusammen mit weiteren Kleinigkeiten knapp 20.000 Euro. Damit macht das Marketingbudget bei einem Jahresgesamtumsatz von ca. 700.000 Euro knapp 3 % aus. Der Zahnarzt weiß, dass er damit unterhalb des empfohlenen Wertes von 5 % liegt, möchte aber zunächst die Wirkung durch strukturierte Fragebögen messen und danach über den Plan des Folgejahres entscheiden (vgl. ▶ Kap. 10 „Marketing-Controlling").

Notiert hat er sich bereits, dass er seine Spezialisierung ggf. noch in einer weiteren in der Nähe befindlichen Großstadt bewerben will. Außerdem spielt er mit dem Gedanken, sie in einem Video-Podcast auf seiner Website persönlich zu erläutern. Der Praxisinhaber sammelt alle mit der Zeit eintreffenden Werbeangebote, reagiert aber nicht darauf. Die Werbeplanung für das Folgejahr ist erst im Oktober terminiert. Dann werden die Angebote berücksichtigt.

Ein weiteres Beispiel zum Thema Praxisübernahme:

Beispiel

Die Praxisübernahme durch eine Allgemein-Zahnärztin in einer Großstadt wird im ersten Jahr neben dem Internetauftritt und dem Eintrag in einem Arztbewertungsportal lediglich durch ein beleuchtetes Plakat (1 × 2 m) an einer Bushaltestelle in unmittelbarer Nähe der Praxis beworben. Großen Wert legt sie aber auf ihr Corporate Design, das durch ein prägnantes Key-Visual gebildet wird. Es soll durchgängig in allen Medien, zu denen u. a. auch die Informationskärtchen zur Praxisübernahme gehören, verwendet werden. Das Key-Visual bildet die Philosophie der Zahnärztin ab und wirkt hochgradig authentisch. Es findet sich u. a. auch auf den Einladungskärtchen zu Konzerten in Seniorenheimen wieder, die sie regelmäßig veranstaltet.

Ein Jahr nach der Übernahme will die Zahnärztin die Wirkung ihrer Maßnahmen systematisch messen und danach die Maßnahmen für die Folgejahre planen.

5.6 Messung der Werbewirkung

Es ist unverzichtbar, durch regelmäßige, schriftliche Patientenbefragungen zu erfahren, welche Maßnahme die Patienten in die Praxis geführt hat. Nur dadurch lassen sich zukünftige Maßnahmen effizient planen.

- **Der Autor hat Standard-Fragebögen für Neu- und Bestandspatienten entwickelt**

In ◘ Abb. 5.3 ist eine umfangreiche Version dargestellt, die noch vereinfacht werden kann, indem man ausschließlich nach der ersten Aufmerksamkeit fragt. Die Fragebögen werden an die Patienten ausgehändigt; der Umfang ist gering, und der Bogen kann in wenigen Minuten ausgefüllt werden. Die Auswertung erfolgt automatisiert. Dem Praxisinhaber stehen damit konkrete Messergebnisse zur Verfügung, mit denen der Erfolg bzw. Misserfolg der einzelnen Maßnahmen dargestellt wird. Auf dieser Basis können zukünftige Kampagnen besser geplant werden. Die Messung des Erfolgs ist aus Sicht des Autors wesentlich für die Entwicklung der zukünftigen Marketingstrategie. Schließlich kann eine begleitende Statistik hilfreich sein: Wie verändern sich die Mechanismen bei der Zahnarztsuche bzw. die Erwartungshaltung der Patienten im zeitlichen Verlauf?

- **Hinweise zum Neupatientenfragebogen**

Mit diesem Fragebogen wollen wir wissen, wie Patienten auf die Praxis aufmerksam wurden, damit die Werbung laufend wirtschaftlich optimiert werden kann.

Daher muss jeder Neupatient (NP) einen Neupatientenfragebogen erhalten.

Bitte den Fragebogen zu Beginn an Ihre individuellen Werbemaßnahmen anpassen! Start: Am 1. eines Monats

- **Danach**

kommt die monatsweise Auswertung in Form einer Strichliste. Zwei Ergebnisse sind wichtig: wie viele NP gab es in dem Monat (Rate)? Wie ist die prozentuale Verteilung auf die Aufmerksamkeitsbringer (Quote)?

Das Sammeln der Fragebögen geht monatsweise weiter.

Sollte die Anzahl der NP pro Monat sehr hoch sein (ab 50–100), kann die Befragung auch kampagnenweise erfolgen, also z. B. eine Kampagne im Frühjahr und eine im Herbst. Bitte den Ratenverlauf über das Jahr dann mittels der Praxissoftware abfragen.

Achtung: Bei Änderung Ihrer Werbemaßnahmen den Fragebogen anpassen!

Die Messung der Werbewirkung gewinnt immer mehr an Bedeutung. In ► Kap. 10 wird diese Thematik unter der Überschrift „Marketing-Controlling" ausführlich behandelt. Die Fragebögen können selbst erstellt oder beim Autor angefragt werden.

5.7 Zusammenfassung

Auf der Basis Ihres Marketingkonzeptes haben Sie sich eventuell dazu entschieden, bewusst für die Praxis und Ihre Dienstleitung zu werben. Sie haben sich darüber informiert, wie die **Werbewirkung** insbesondere in der Zahnmedizin funktioniert.

Ebenfalls auf der Grundlage Ihrer Positionierung und Ihres Marketingkonzeptes haben Sie sich überlegt, welche Werbeformen für Sie infrage kommen und welchen **Werbemix** Sie bevorzugen. Über die Bedeutung von **Crossmedia** sind Sie sich bewusst. Ein Werbebudget ist eingerichtet. Sie haben entschieden, dass vom ersten Tag der Werbung an die **Werbewirkung** gemessen wird, damit Sie Ihre zukünftige Werbeplanung optimieren können.

Sie wissen, dass eine professionelle Gestaltung der Werbemaßnahmen durch eine **Agentur** unerlässlich ist.

Was müssen Sie noch tun, um diese Vorgaben zu erfüllen?

Logo der ZA-Praxis

Patientenbefragung Neupatienten 1

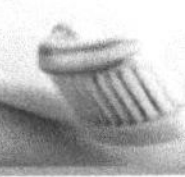

Markieren Sie so: ☐☒☐☐☐☐
Korrektur: ☐■☐☒☐☐

Verwenden Sie einen Kugelschreiber, rote Farbe unbedingt vermeiden! Dieser Fragebogen wird maschinell erfasst. Bitte beachten Sie im Interesse einer optimalen Datenerfassung die links gegebenen Hinweise beim Ausfüllen.

Angaben zur Person

1. Geben Sie bitte Ihr Geschlecht an: ☐ weiblich ☐ männlich

2. Verraten Sie uns Ihr Alter? ☐ < 19 ☐ 20-29 ☐ 30-39 ☐ 40-49 ☐ 50-59 ☐ 60-69 ☐ 70-79 ☐ 80 bis >80

3. Wie ist ihr Versicherungsstatus? ☐ Krankenkasse ☐ Privat/Beihilfe ☐ Privat ☐ Berufsgenossenschaft ☐ Sonstiges

4. Nennen Sie uns bitte Ihre Postleitzahl: ☐☐☐☐☐

5. Warum haben Sie Ihren Zahnarzt gewechselt und sind zu uns in die Praxis gekommen?
(Mehrfachnennung möglich)

- ☐ neu in der Stadt bzw. suchte Zahnarzt in der Nähe
- ☐ war unzufrieden mit dem Zahnarzt, bei dem ich zuvor war
- ☐ durch Empfehlung auf Praxis aufmerksam geworden
- ☐ durch Werbung auf Praxis aufmerksam geworden
- ☐ Überweisung/Empfehlung anderer Zahnarzt
- ☐ Notdienst
- ☐ Sonstiges

6. Wie sind Sie auf die Praxis aufmerksam geworden?
(Mehrfachnennung möglich)

- ☐ Empfehlung durch Familie
- ☐ Empfehlung durch Freunde/Kollegen
- ☐ Anzeige in einer Zeitung
- ☐ Artikel in einer Zeitung
- ☐ Internetrecherche
- ☐ Gelbe Seiten
- ☐ Gelbe Seiten online
- ☐ Praxisschild
- ☐ kannte die Praxis vom Hörensagen (guter Ruf)
- ☐ habe Zahnarzt persönlich kennen gelernt (Vortrag, sonstiger Kontakt)
- ☐ Sonstiges

7. Wie sind Sie zuerst auf die Praxis aufmerksam geworden?
(bitte nur **eine** Antwort)

- ☐ Empfehlung durch Familie
- ☐ Empfehlung durch Freunde/Kollegen
- ☐ Anzeige in einer Zeitung
- ☐ Artikel in einer Zeitung
- ☐ Internetrecherche
- ☐ Gelbe Seiten
- ☐ Gelbe Seiten online
- ☐ Praxisschild
- ☐ kannte die Praxis vom Hörensagen (guter Ruf)
- ☐ habe Zahnarzt persönlich kennengelernt (Vortrag, sonstiger Kontakt)
- ☐ Sonstiges

8. Was war letztlich ausschlaggebend für den Besuch unserer Praxis?
(bitte nur **eine** Antwort)

- ☐ Empfehlung durch Familie
- ☐ Empfehlung durch Freunde
- ☐ Anzeige in einer Zeitung
- ☐ Artikel in einer Zeitung
- ☐ Internetrecherche
- ☐ Gelbe Seiten
- ☐ Gelbe Seiten online
- ☐ Praxisschild
- ☐ kannte die Praxis vom Hörensagen (guter Ruf)
- ☐ habe Zahnarzt persönlich kennengelernt (Vortrag, sonstiger Kontakt)
- ☐ Sonstiges

9. Wieviele verschiedene Zahnärzte außer uns haben Sie in den letzten 5 Jahren aufgesucht? ☐ keinen ☐ einen ☐ zwei ☐ drei ☐ > drei

10. Ich habe folgende Kritik oder Anregungen:

Vielen Dank für Ihre Unterstützung!

Wir sichern Ihnen den vertraulichen Umgang mit Ihren Angaben zu.

Abb. 5.3 Patientenfragebogen (Beispiel)

Literatur

Häusel H-G (Hrsg) (2008) Neuromarketing. Haufe-Lexware GmbH & Co KG, Freiburg

Kotler P, Armstrong G, Saunders J, Wong V (2010) Grundlagen des Marketings. Pearson Studium

Kotler P, Bliemel F http://de.wikipedia.org/wiki/Werbung (Zugegriffen: 02. Nov. 2009)

Lindström M (2009) Buy Ology. Campus, Frankfurt/Main

Hörster S (2015a) Einstellungen von Konsumenten gegenüber zahnärztlicher Werbung in der Bundesrepublik Deutschland. Deutscher Ärzteverlag DZZ, Deutsche Zahnärztliche Zeitschrift

Hörster S (2015b) Dental Advertising in Germany: Consumer Attitudes and Effect of Emotional Appeals. Dissertation an der UMIT – Private Universität für Gesundheitswissenschaften, Medizinische Informatik und Technik, Hall in Tirol

Müller MC (2009) Die professionell erstellte Praxiswebsite – ein effektives Instrument zur Neukundengewinnung? Masterarbeit. Akademie für zahnärztliche Fortbildung Karlsruhe (unveröffentlicht)

Pusler M, Mangold M (2008) Quality of Media: Wie das Medienmarketing Erkenntnisse aus den Neurowissenschaften nutzt. In: Häusel H-G (Hrsg) Neuromarketing. Haufe-Lexware GmbH & Co KG, Freiburg

Rennecke S (2009) Untersuchung des Übereinstimmungsgrades von experten- und nutzerzentrierten Bewertungsverfahren von Zahnarztpraxiswebsites. Bachelorarbeit FH Ludwigshafen am Rhein zusammen mit der Medizinischen Hochschule Hannover (unveröffentlicht)

Riedl C (2014) Werbewirkungsforschung. igel Verlag, Hamburg

Scheier C, Held D (2012) Wie Werbung wirkt. In: Häusel H-G (Hrsg.) Neuromarketing. Haufe-Lexware GmbH & Co KG, Freiburg

Traindl A (2008) Neuromarketing am Point of Sale. In: Häusel H-G (Hrsg.) Neuromarketing. Haufe-Lexware GmbH & Co KG, Freiburg

www.braue.info Zugegriffen: 20. Febr. 2016

Erfolge sprechen sich herum – Maßnahmen zur Patientengewinnung

Thomas Sander

T. Sander (Hrsg.), *Meine Zahnarztpraxis – Marketing*, Erfolgskonzepte Zahnarztpraxis & Management,
DOI 10.1007/978-3-662-52938-6_6

In diesem Kapitel werden auf der Basis der ökonomischen Entwicklung von Zahnarztpraxen mit einem spürbaren Konzentrationsprozess und immer weiter differenzierten Leistungsangeboten die Grundlagen gezielter Werbestrategien auf der Basis der Positionierung, des Alleinstellungsmerkmals, der Markenbildung und dem individuellen Marketing behandelt.
Konkret wird erläutert, in welchen Prozessschritten und wie die Designentwicklung für die Praxis vorgenommen werden sollte. Im Einzelnen werden die Schaffung von Farben, Logos, Fotos, Eye-Catcher etc. betrachtet. Außerdem wird diskutiert, was beispielsweise wichtig ist bei der Gestaltung einer Praxisbroschüre. Was ist beim Einsatz der erarbeiteten Werbemittel bei Arztbewertungsportalen, Gelbe Seiten, Anzeigen, Bus- und Radiowerbung zu beachten? Außerdem werden die Besonderheiten des Zuweisermarketings bzw. der -werbung erklärt.
Konkrete Beispiele zu Maßnahmen- und Kostenplänen runden zusammen mit dem grundsätzlichen Vorgehen bei der Wirtschaftlichkeitsanalyse das Kapitel ab.

6.1 Einführung und Abgrenzung

Auf welche Weise können neue Patienten für die Praxis gewonnen werden? Und wie bindet man Stammpatienten? Neben diesen Fragen widmet sich dieses Kapitel vorrangig dem externen oder auch **Außenmarketing** (vgl. ▶ Abschn. 3.1). Für das interne Marketing oder auch **Binnenmarketing**, also Belange innerhalb der Praxis zu Team oder Patientenansprache, sei auf die umfangreiche Fachliteratur und auf entsprechende Seminare verwiesen.

Die Situation gestaltet sich wie folgt: 90 % der Patienten (in manchen Quellen wird auch von 65–80 % gesprochen) bleiben ihrer Praxis treu, knapp die Hälfte kommen aufgrund des **Empfehlungsmarketings**, also durch zufriedene Patienten, neu in die Praxis. Das Außenmarketing konzentriert sich überwiegend auf potenzielle, also zukünftige Neupatienten. Allerdings können sich Marketingmaßnahmen auch stabilisierend auf Stammpatienten auswirken.

» Wer nicht wirbt, der stirbt.

Durch den hohen Anteil des Empfehlungsmarketings und der Teilumsatzgenerierung aus den gesetzlichen und privaten Krankenkassen gilt dieser Satz zwar nur eingeschränkt, aber er gilt, und zwar zunehmend.

In ◘ Abb. 6.1 ist die Entwicklung des Anteils der Berufsausübungsgemeinschaften (BAG, früher Gemeinschaftspraxen) an allen knapp 44.000 deutschen Zahnarztpraxen (2013) dargestellt. In ◘ Abb. 6.2 ist die Entwicklung des Privatanteils der Gesamtumsätze (KZBV-Jahrbuch 2015) zu sehen.

Bemerkenswert ist, dass der Anteil der BAGs nunmehr seit 2008 auf dem niedrigen Stand von rund 18 % verharrt. Mit dem prozentualen Anteil sinkt bei insgesamt immer weniger an der Versorgung teilnehmenden Praxen auch die absolute Zahl der BAGs. Von den rund 8000 BAGs haben nur rund 14 % mehr als zwei Inhaber. Das sind lediglich 1100 Praxen. Bezieht man die Zahlen auf die Inhaber, ergibt sich, dass 67 % aller 53.000 Praxisinhaber Einzelpraxen, 26 % eine BAG mit einem Partner und 7 % mit mehreren Partnern betreiben.

Junge Zahnärzte bevorzugen ebenfalls die Einzelpraxis; es wird angenommen, dass knapp 70 % diese Form des Unternehmensstarts wählen. Sie befinden sich damit auch im Gesamtmittelwert. Nach meinen Erfahrungen gehen viele Partner nach 10 Jahren getrennte Wege, und zwar offensichtlich wieder im entsprechenden Verhältnis von Einzelpraxen zu BAGs.

Es ist zu vermuten, dass der Aufwärtstrend der BAGs bis 2007 dadurch gestoppt wurde, dass viele „Schein-BAGs" mit sogenannten „Juniorpartnern" (das sind Gesellschafter der GbR, die kapitalmäßig nicht an der Praxis beteiligt sind) aufgelöst wurden. Verschiedene Urteile haben diese Entwicklung verursacht: zunächst wurden die Juniorpartner nach ein paar Jahren zwingend am Goodwill der Praxis mit zeitlich wachsendem Anteil beteiligt, was vielen „Seniorpartnern" nicht gefiel und deshalb die BAG aufgelöst und der „Juniorpartner" angestellt wurde. Im weiteren Zeitverlauf wurde das Modell der Schein-BAG immer weiter erschwert, zuletzt dadurch, dass der Juniorpartner für eine wirksame BAG auch ein Verlustrisiko tragen muss. Ist dies nicht durch entsprechende Verträge gegeben, müssten rückwirkend mehrere Jahre Sozialbeiträge, die in der Scheinselbstständigkeit zurückbehalten wurden, zurückgezahlt werden. Offensichtlich führt das zur Stagnation in der BAG-Entwicklung.

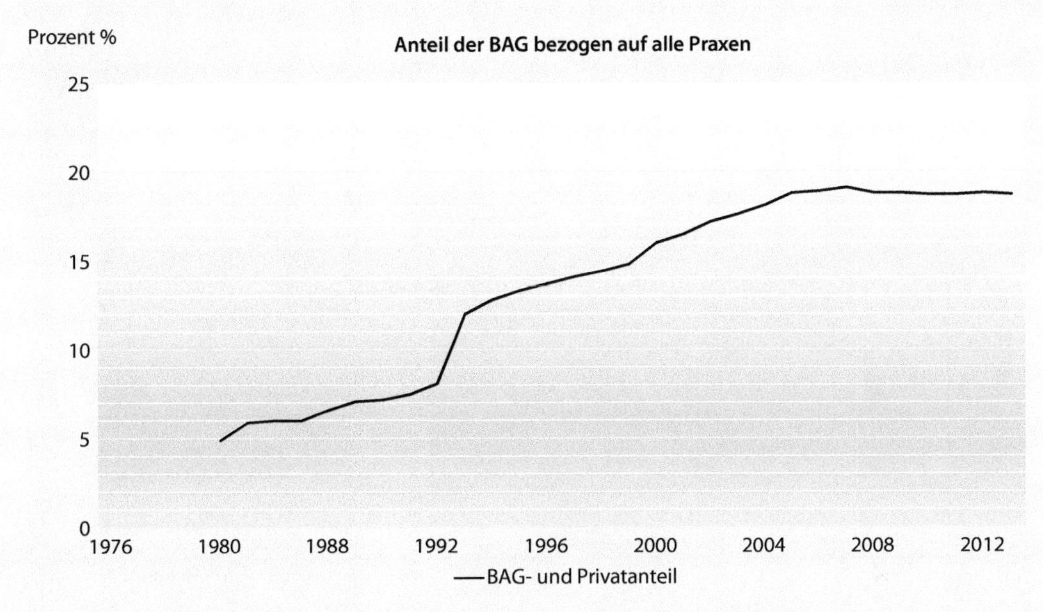

Abb. 6.1 Entwicklung des BAG-Anteils in deutschen Zahnarztprxen (Quelle: KZBV-Jahrbuch)

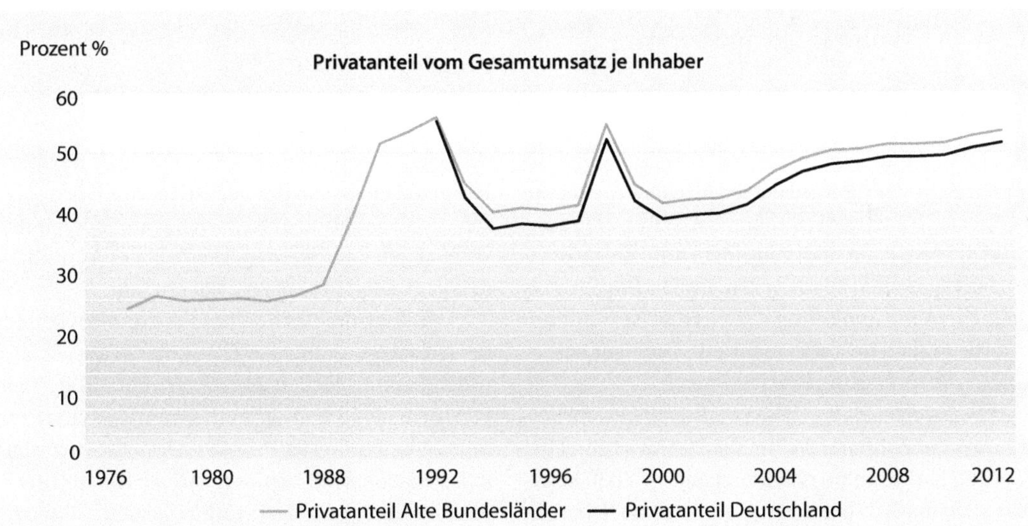

Abb. 6.2 Entwicklung des Privatanteils in deutschen Zahnarztpraxen (Quelle: KZBV-Jahrbuch)

Ich vermute, dass sich aufgrund der Entwicklung der MVZ hieran auch kurzfristig nichts ändern wird, weil MVZ mit nur einem Inhaber (dann aber mit mindestens einem angestellten Zahnarzt) gegründet werden können. Das kann dazu führen, dass weitere BAG in Ein-Personen-MVZ umgewandelt werden. Diese Entwicklung ändert aber nichts daran, dass die Praxen – auch Einzelpraxen – immer größer werden. Die größte mir bekannte Praxis hat mehr als 40 Zahnärzte. Insgesamt wachsen die Zahl der an

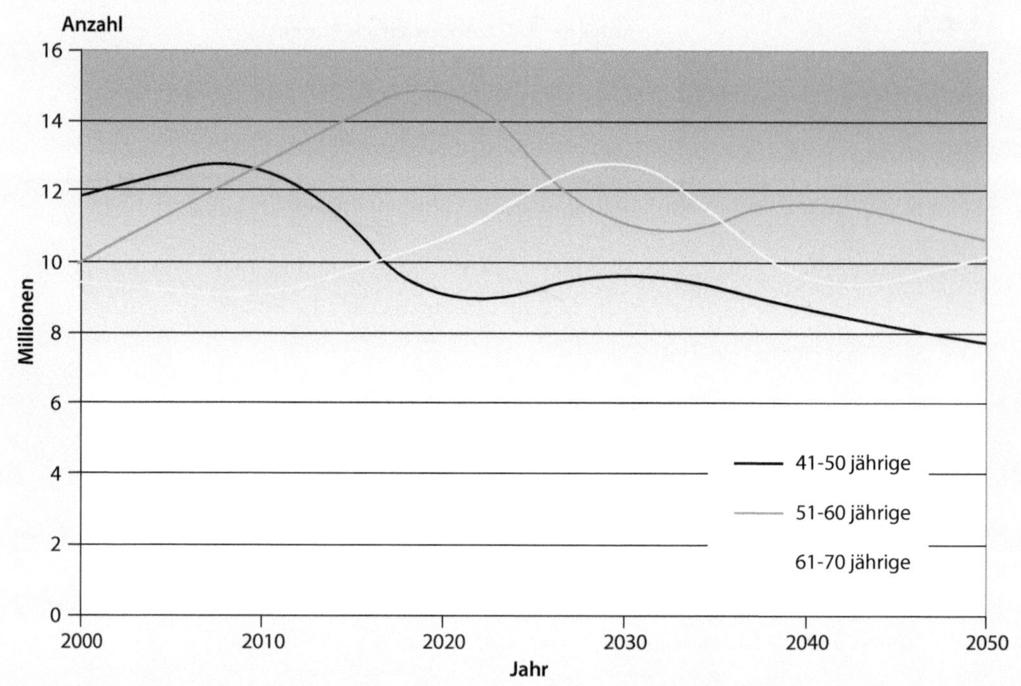

■ **Abb. 6.3** Altersentwicklung in Deutschland

der Versorgung teilnehmenden Zahnärzte im Allgemeinen sowie die Zahl der angestellten Zahnärzte im Speziellen stetig. Weil aber die Anzahl der Praxen rückläufig ist, kann man von einem **Konzentrationsprozess** sprechen. Diese neuen großen Praxen sind vermehrt sehr marketingaktiv. Teilweise befinden sich die Praxen in einem mehr oder weniger ausgeprägten **Verdrängungswettbewerb**.

Inwieweit sich die These von Brecht bewahrheitet, dass die **Zahnarztdichte**, die 2007 im Mittel bei ca. 1250 Patienten pro Zahnarzt lag, bis 2030 konstant bleiben wird (Brecht et al. 2009), muss sich noch zeigen. Bereits 2013 betrug die Dichte nur noch 1150 Patienten pro Zahnarzt. Außerdem wurde dabei von einem ausgeglichenen Verhältnis von angebotenen und nachgefragten Zahnarztstunden ausgegangen. Auf dieser Basis befinden sich die Zahnärzte im Wettbewerb um immer weniger Patienten; in Städten sind es teilweise erheblich weniger, die jedem dort tätigen Zahnarzt „zustehen". Inwieweit die überproportionalen 34 % der Zahnärzte über 55 Jahre, die innerhalb der nächsten zehn Jahre aufhören, diese Situation entschärfen, kann derzeit noch nicht abgeschätzt werden. Die Zahl der Approbationen liegt stabil bei knapp 2300 pro Jahr.

Die kontinuierliche Zunahme des Privatanteils der Umsätze (alle nicht-KZBV-generierten Umsätze) führte zum aktuellen Mittelwert über alle Praxen von mehr als 50 %. Man kann sagen, dass eine Praxis ohne einen höheren Privatanteil nicht wirtschaftlich betrieben werden kann. Diese Erkenntnis hat die Einstellung zu Marketing bei vielen Zahnärzten positiv verändert

Es wird aber in Teilen des Leistungsangebotes von Zahnärzten ein enormer **Wachstumsmarkt** vermutet. Gerade in der kosmetischen Zahnmedizin oder bei der Nachfrage nach höherwertigem Zahnersatz ist das Potenzial groß.

In ■ Abb. 6.3 ist die Altersentwicklung der Menschen in Deutschland in absoluten Zahlen dargestellt.

Danach läuft die Hauptzielgruppe, nämlich die der „Best Ager", also 50+, gerade in Massen mit einer erhöhten Nachfrage nach Gesundheitsdienstleitungen in den Markt. Lediglich ein geringer Teil von vermutlich weniger als 3 % der Zielgruppe (Senioren) hat implantatgetragenen Zahnersatz. In den skandinavischen Ländern beträgt dieser Anteil nahezu 10 %. Auf diese Entwicklung haben viele Zahnärzte spekuliert und sich in der Implantologie fortgebildet; der Markt der Master of Science – ebenso wie für andere Spezialisierungen – boomt. Allerdings birgt dies auch Gefahren, wenn es nicht richtig und konsequent gemacht wird, also wenn die Praxis falsch positioniert ist (► Abschn. 3.4.2). Dann kann es zum Verlust von Stammpatienten führen, die auch einen großen Teil des Privatumsatzes ausmachen, und die gesamte Praxis kann in Schieflage geraten. Jedenfalls hat diese Entwicklung auch den Wettbewerb in der Implantologie gefördert, was wiederum marketingrelevant ist.

Voraussetzung für eine erfolgreiche Praxisführung ist zunächst die Positionierung, aus der sich die Marketingstrategie entwickelt. Im Marketingkonzept wird unter anderem die Werbestrategie geplant. Dabei ist zwischen der Werbung um Neupatienten und dem davon abweichenden Zuweisermarketing zu unterscheiden.

6.2 Neupatientengewinnung

6.2.1 Vorarbeiten: Logo, Farben und Fotos

Damit Patienten neu in die Praxis kommen, müssen zwei Grundvoraussetzungen erfüllt sein:

- Sie müssen Kenntnis von der Existenz der Praxis haben.
- Es muss einen Grund geben, warum die Patienten gerade in diese Praxis kommen sollen.

Es muss also für die Praxis geworben werden, und zwar mit einem **Alleinstellungsmerkmal** (USP, „unique selling proposition"), das die zu bewerbende Praxis von anderen unterscheidet. Der USP wird innerhalb der Marketingstrategie entwickelt.

Das USP für eine junge Zahnärztin lautet:

- Master of Arts „Integrierte Zahnheilkunde"
- Für jeden im Stadtteil immer erreichbar
- Zahnerhalt vor Zahnersatz; kein „Verkauf" von nicht notwendigen Leistungen
- Musikalisch sehr aktiv

Im Folgenden wird das Beispiel der Co-Autorin der ersten Auflage gewählt, das diesem USP entspricht.

Ist der USP festgelegt, werden Farben und Logo entwickelt. Beides muss zum Zahnarzt bzw. zum USP passen, sollte aber auch den Patienten gefallen. Hinsichtlich der Werbewirkung eignen sich eher prägnante Farben wie Orange oder Grün. Das von vielen Zahnärzten bevorzugte Blau erreicht dagegen wenig Aufmerksamkeit. Das Logo dient vor allem der Wiedererkennung. Das wird am besten eben durch die Farbe oder durch eine signifikante Formgebung erreicht, in der der USP wiederzuerkennen sein sollte, wenn auch nicht zwingend auf den ersten Blick. Von überladenen Logos wird ausdrücklich abgeraten; sie verwirren nur. Außerdem sollte das Logo von einer professionellen Agentur erstellt werden.

Sie können sich Ihr Logo für 100 Euro bei nahezu jedem Menschen machen lassen, der mit einem Zeichenprogramm (z. B. Draw) halbwegs gut umgehen kann. Bitte bedenken Sie aber: Das Logo hat dann nicht nur 100 Euro gekostet, es hat auch diesen Wert. Ein professioneller Designer setzt sich mit Ihnen und Ihrer Praxis auseinander und entwirft auf gelernter oder studierter Designbasis 1–3 Entwürfe, die er nach Ihrer Auseinandersetzung damit bis zum fertigen Logo weiterentwickelt. Der Aufwand dafür beträgt mindestens 2–3 Tage bei einem Tagessatz von mindestens 500–1000 Euro. Logos, die Ihnen für weniger als 1000–1500 Euro angeboten werden, können niemals Qualitätsprodukte sein. Und ebenso wie Sie Ihren Patienten Qualität zum angemessenen Preis anbieten, sollten Sie dies auch von Ihrem Designer erwarten.

Tipp

Achten Sie darauf, dass Sie sich die alleinigen Nutzungsrechte an Ihrem Logo schriftlich sichern. Dies gilt auch für alle weiteren künstlerischen Arbeiten wie z. B. Fotos.
Hinweis: Die Urheberrechte sind dagegen nicht übertragbar. Sie sind und bleiben beim Designer bzw. Fotografen.

Die gewählte Farbe bzw. Farben sollten sich auch in der Gestaltung aller weiteren Medien (Broschüre, Website, Anzeigen etc.) wiederfinden. Außerdem sollte der Patient beim Betreten der Praxis ein Wiedererkennungserlebnis verspüren. Dieses Prinzip gilt für alle Werbemaßnahmen.

Tipp

Die durch Werbung geschürte Erwartungshaltung muss in der Praxis erfüllt werden. Die wichtigste Grundregel bei der Positionierung lautet also Authentizität! Aus diesem Grund kann auch kein allgemeingültiges Positionierungs- oder Marketingkonzept vorgelegt werden, sondern sie müssen jeweils individuell entwickelt werden.

Wenn Logos und Farben festgelegt sind, müssen Fotos von Behandlern, Team und Praxis gemacht werden. Auch hier gilt, dass dies von einem professionellen Fotografen durchgeführt werden sollte. Geeignet sind vor allem Fachleute, die mit ausgewiesenen Referenzen insbesondere auch kleine Räume fotografieren können. Für ein derartiges Shooting sollten ein ganzer Tag und bis zu 2500 Euro eingeplant werden. Räume sollten auch belebt gezeigt werden, insbesondere der Praxisinhaber in herausgehobener Form und in angemessener Berufsbekleidung. Ideal sind auch Bilder, die am Patienten gemacht werden. Es wird empfohlen, die Zustimmung zur Veröffentlichung dieser Bilder vorher von dem Patienten rechtssicher einzuholen.

Hinweis: Formulare zur wirksamen Einwilligungserklärung der am Foto-Shooting teilnehmenden Partner, Mitarbeiter, Patienten und Freunde können beim Autor angefordert werden.

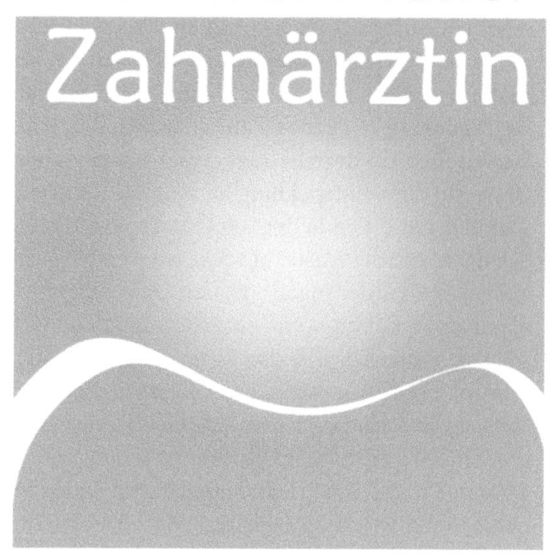

Abb. 6.4 Logo für Zahnärztin

Die junge Zahnärztin hat gemeinsam mit dem zuständigen Designer mehrere Alternativen besprochen und sich für den stimmigsten Logoentwurf entschieden Abb. 6.4.

Die Farbe ist auffällig und sorgt für große Aufmerksamkeit. Außerdem passt sie zur Zahnärztin. Die geschwungene Linie lässt die Oberfläche eines Zahnes vermuten, vielleicht auch zwei okkludierende Zähne oder eine Welle. Die Aufhellung in der Mitte strahlt Ruhe und das (stadtteil-)zentrierte Konzept der Behandlerin aus. Das Logo bildet grafisch die Basis für weitere Maßnahmen der Außendarstellung (nähere Infos: www.zahnarzt-südstadt-hannover.de; Logoentwickelung: Axel Kirbach).

Logos können noch durch einen Wortzusatz ergänzt werden, z. B. „Die sanfte Zahnheilkunde" oder „Keine Angst vor dem Zahnarzt". Solche Wort- bzw. Textzusätze werden auch als **Claims** bezeichnet.

6.2.2 Key-Visual

Wie im vorherigen Abschnitt beschrieben, ist ein Logo eine grafische Gestaltung des Namens der Praxis bzw. des Praxisinhabers. In der Regel handelt es sich um

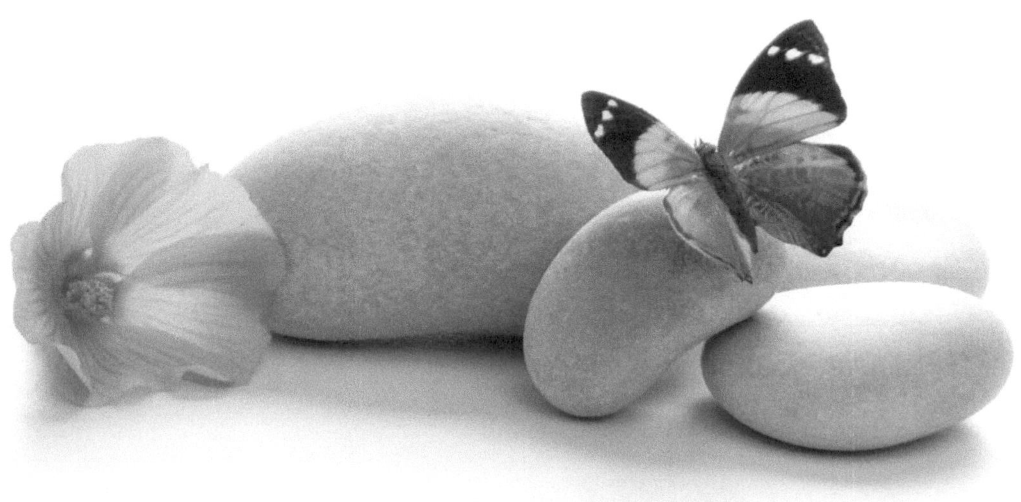

Abb. 6.5 Beispiel für ein Key-Visual „sanfte Zahnheilkunde". Anzeigenmotiv mit freundlicher Genehmigung der Ahlers Heinel Werbeagentur (Bildrechte liegen bei manipulateur)

eine Bild-/Wortmarke, die aus einer Grafik und einem Text besteht. Das Logo kann dabei auch ausschließlich durch den grafisch gestalteten Namen gebildet werden.

Dementsprechend stellt das Logo in der Regel einen reinen **Textersatz** für den Namen dar und findet auch so seine Anwendung: als Verstärkung des Namens aus Gründen der Wiedererkennung, z. B. auf Visitenkarten, Webseiten und beim Hinweis auf die Kontaktdaten in Anzeigen. Dabei kann das Logo durchaus so gestaltet sein, dass es einen echten „Eyecatcher" darstellt. In der Regel wird das Logo aber passend zur Person des Zahnarztes eben als Namenszusatz und daher eher zurückhaltend gestaltet.

Aufmerksamkeit erhält ein besonders gestalteter „Eyecatcher". Hierfür eignen sich ideal sog. Key-Visuals. Das „**Schlüsselbild**" besteht aus einem visuellen Motiv, mit dem die Positionierung des Unternehmens abgebildet wird. Zu den bekanntesten Key-Visuals gehören der Marlboro-Cowboy und die lila Milka-Kuh. Entscheidend für die Wirkung von Key-Visuals sind:

- Erlangung der Aufmerksamkeit
- Weckung von Emotionen
- Darstellung der Positionierung
- Wiedererkennungswert

Für die Zahnmedizin finden entsprechend der jeweiligen Positionierung immer mehr Key-Visuals Anwendung. In Abb. 6.5 ist ein Motiv für eine Praxis dargestellt, das die sanfte Zahnheilkunde mit der besonderen Ansprache von Angstpatienten betont. Die glatten Steine, deren mögliche Funktion als Handschmeichler sofort ins Auge fällt, unterstützt durch die Lichtgebung und die sanften Motive des Schmetterlings und der Blüte, erlangen sofort die Aufmerksamkeit des Betrachters und wecken positive Emotionen der Ruhe und Geborgenheit. Der Claim „Die sanfte Zahnheilkunde" ist farblich abgestimmt auf die Farben des Schmetterlings und der Blüte. Die Positionierung der Praxis wird ohne weitere Erklärung deutlich, der Wiedererkennungswert ist gegeben.

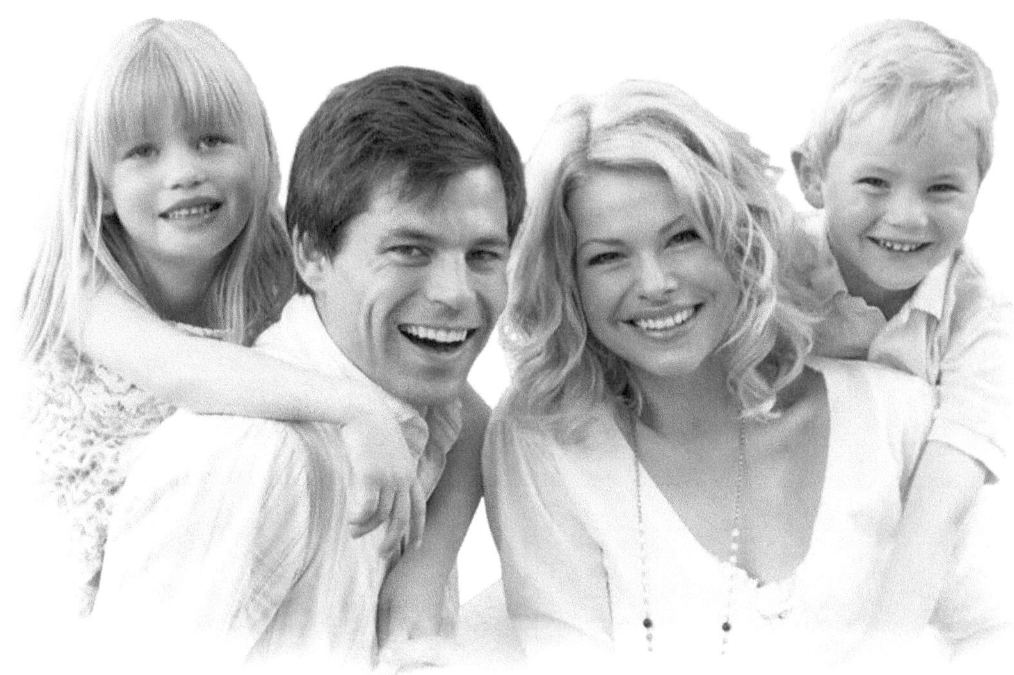

Abb. 6.6 Beispiel für ein Key-Visual „Familienzahnarzt". Anzeigenmotiv mit freundlicher Genehmigung der Ahlers Heinel Werbeagentur (Bildrechte liegen bei Monkey Business)

In Abb. 6.6 ist das Key-Visual für eine Praxis dargestellt, das sich auf Familienansprache positioniert hat. Hier wird mit Menschen gearbeitet, insbesondere mit Kindern, womit sich leicht positive Emotionen wecken lassen. Die Botschaft ist sofort verständlich, insbesondere junge Familien werden sich durch dieses Bild angesprochen fühlen. Ist die Emotion einmal geweckt, ist auch die Wiedererkennung garantiert.

Ein Beispiel für die Integration eines Key-Visuals in eine Anzeige ist in Abb. 6.7 dargestellt: Das Schlüsselbild zeigt eine Zahnbürste, über die sich ein Wasserschwall ergießt. Das Bild generiert sofort Aufmerksamkeit und strahlt extreme Frische aus. Die Praxis steht für Modernität und, insbesondere in Verbindung mit dem Logo, für Kompetenz, weil hier eine weitere Filiale der Docdens-Praxen eröffnet. Zu beachten ist hier auch der eindeutige Unterschied zwischen dem Key-Visual und den drei in der Anzeige vorhandenen Logos „docdens", „Ärztezentrum" und „Tempelhofer Hafen". Das Motiv wurde entwickelt vom fjellfras-Studio für Bewegtkommunikation (www.fjellfras.com). Die Neupatientenakquisition mit Hilfe dieses Bildes in einer Größe von 4 mal 5 Metern in der Nähe der Praxis in einem Einkaufszentrum hat zu einer extrem überdurchschnittlichen Neupatientenrate geführt.

Schließlich soll noch das Key-Visual der Praxis Dr. Müller erwähnt werden. Es wird gebildet aus den neun Kernkompetenzen der Behandlerin, die in Anlehnung an das Grundlogo entwickelt wurden. Zum wirksamen Key-Visual wurde die Anordnung in Herzform gewählt, die sich auch auf dem Praxisschild und an einem Haltestellenhäuschen Abb. 6.8 wiederfindet. Zur stimmigen

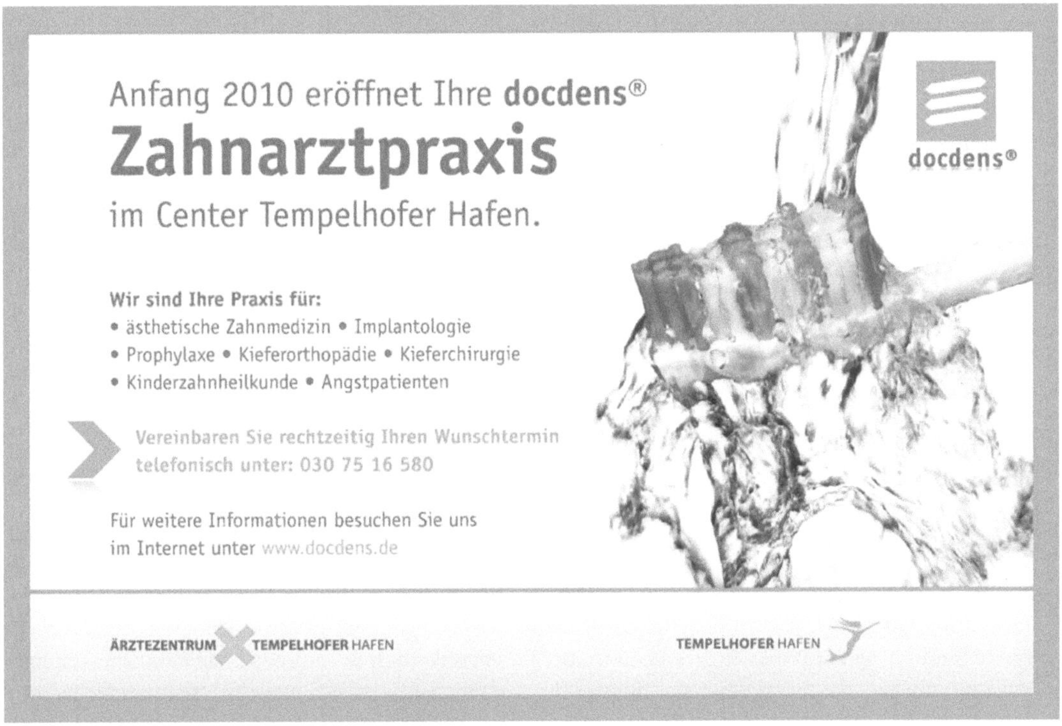

Anfang 2010 eröffnet Ihre **docdens®**
Zahnarztpraxis
im Center Tempelhofer Hafen.

Wir sind Ihre Praxis für:
• ästhetische Zahnmedizin • Implantologie
• Prophylaxe • Kieferorthopädie • Kieferchirurgie
• Kinderzahnheilkunde • Angstpatienten

Vereinbaren Sie rechtzeitig Ihren Wunschtermin
telefonisch unter: 030 75 16 580

Für weitere Informationen besuchen Sie uns
im Internet unter www.docdens.de

docdens®

ÄRZTEZENTRUM TEMPELHOFER HAFEN
TEMPELHOFER HAFEN

Abb. 6.7 Beispiel für ein Key-Visual in einer Anzeige

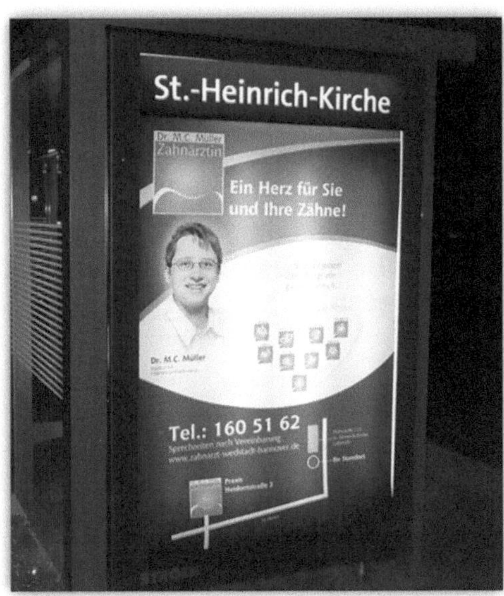

Abb. 6.8 Haltestellenwerbung mit Key-Visual der Zahnarztpraxis Müller

Corporate Identity trägt diese Form der Darstellung bei. Denn die Patienten melden sich regelmäßig zurück und erfahren beim Betreten der Praxis genau die herzliche Atmosphäre, die ihnen auf dem Praxisschild auch präsentiert wurde. Sie erreicht damit genau die Zielgruppe, die sie erreichen möchte, weil diese zu ihr passt. Die Neupatientenrate der Praxis ist weit überdurchschnittlich, wobei die überdurchschnittliche Quote von 26 % auf die Wirkung des Key-Visuals auf das Praxisschild (14 %) und das Haltestellenplakat (12 %) zurückzuführen ist.

Tipp

Professionell gestaltete Hinweise mit passenden Key-Visuals an den richtigen Stellen können eine sehr positive Wirkung mit der Folge einer hohen Neupatientenrate erzeugen.

Das Key-Visual der Praxis Dr. Müller wurde von der Designerin entwickelt, die heute bei der Sander Concept GmbH beschäftigt ist. Weitere aktuelle Logos, Key-Visuals und mehr finden Sie z. B. unter www.sander-concept.de.

Key-Visuals eigenen sich hervorragend für die Außendarstellung von Zahnarztpraxen und haben für den Werbemix der Praxis eine große Bedeutung.

6.2.3 Praxisbroschüre

Grundsätzlich gilt, dass sich bei einem Menschen etwas besser einprägt, wenn er es anfassen, also haptisch wahrnehmen kann. Eine gut gemachte Imagebroschüre dient diesem Zweck und eignet sich besonders für Bestandspatienten, nur zweitrangig zur Neupatientenakquisition. Die Praxisbroschüre kann Bestandspatienten mitgegeben werden, um in Verbindung mit der Wertigkeit der Broschüre eine höhere Bindung an die Praxis zu erreichen. Außerdem kann die Broschüre bei Veranstaltungen oder bei Zuweisern oder anderen Multiplikatoren ausgelegt werden.

Die Broschüre sollte ein passendes Format und eine angenehme Haptik haben. Gerade Imagebroschüren sollten in erster Linie viele Bilder und wenig Text haben. Mit der Gestaltung muss der USP der Praxis deutlich werden und die zu erwartende hohe zahnmedizinische Behandlungsqualität erahnt werden können.

Beispiel

Die Zahnärztin hat sich für eine Broschüre im länglichen Postkartenformat entschieden, ca. 10 Seiten und in hochwertiger Ausführung. Im selben Format lässt sie Karten herstellen, die jeweils mit ihrem Logo, ihren Farben und ihrem Key-Visual versehen sind. Diese Karten dienen als Recall-Karten, als Informationsträger für besondere Veranstaltungen und Behandlungsmethoden sowie für Ankündigungen ihrer Konzerte. Die Karten können einzeln ausgeteilt, mit der Post verschickt sowie der Broschüre beigelegt werden. In demselben Layout bei anderem Format sind auch die Praxisbriefbögen und die Visitenkarten gestaltet.

Auf diese Weise sind alle Drucksachen „aus einem Guss".

6.2.4 Arztbewertungsportal

Arztbewertungsportale verbinden das Web- mit dem Empfehlungsmarketing. Marktführer ist zurzeit das Portal „Jameda". Dort ist nahezu jeder Zahnarzt mit einem Eintrag gelistet. Die Patienten können sich über die örtlichen Zahnärzte informieren, indem sie die Patientenbewertungen von ihnen lesen. Immer mehr Patienten nutzen dieses Angebot. Obwohl es noch keine unabhängigen Untersuchen über die Marketingwirksamkeit gibt, kann davon ausgegangen werden, dass die Portale bei der Entscheidungsfindung eine große Rolle spielen.

Auch wenn sich viele Zahnärzte angesichts dieser „Zurschaustellung" unwohl fühlen, sollten sie die darin liegenden Chancen nutzen. Bitten Sie insbesondere zufriedene Patienten, Bewertungen auf Ihrem Profil zu schreiben. Streben Sie dabei 1–2 Bewertungen pro Woche an. Je mehr Bewertungen Sie haben und je besser Sie benotet sind, umso weiter vorn werden Sie auf der Liste gerankt. Gehen Sie davon aus, dass sich interessierte Patienten lediglich die ersten Einträge anschauen. Es ist daher unverzichtbar, dort zu finden zu sein.

Die Wirksamkeit der Einträge können Sie dann noch steigern, indem Sie einen Premium-Eintrag kostenpflichtig aktivieren. Dann erscheint ein Foto von Ihnen, was die Entscheidung des Patienten, Ihre Praxis aufzusuchen, deutlich erhöht. Außerdem wird ein Link auf Ihre Website angeboten, damit sich der interessierte Patient näher über Sie und Ihre Praxis informieren kann. Die Nutzen-Kosten-Relation ist aus meiner Sicht sehr hoch.

6.2.5 Gelbe Seiten und Ärztelisten im Telefonbuch

Transfer hat die Wirkung von Werbung in den Gelben Seiten analysiert (transfer Werbeforschung & Praxis, Forschung 01/2008). Grundsätzlich sind danach sowohl die Wirkung auf den Bekanntheitsgrad als auch auf das Image als gering im Vergleich zu anderen Kommunikationsmitteln einzustufen. Gelbe Seiten werden eher von älteren als von jüngeren Menschen (hier eher Internet) genutzt. Die Verwendung der Gelben Seiten findet eher zu Hause statt, das Internet eher im Büro. Nach meinen Erfahrungen werden die gedruckten Gelben Seiten heute fast nicht mehr verwendet. Eine Marketingwirksamkeit für die Praxis entfalten sie nur kaum noch.

Bemerkenswert im Vergleich zu der sehr guten Wirkung von Werbung in Tageszeitungen ist die Langzeitwirkung in den Gelben Seiten bzw. in der Ärztetafel im Telefonbuch. In Tageszeitungen ist nur die häufige (und damit teure) Platzierung sinnvoll. Zu den meistgesuchten Branchen gehören auch Ärzte. Die Gelben Seiten sind nach eigenen Angaben kosteneffizient für lokale Betriebe. Ich sehe das eher so, dass die Printversion kaum noch Wirkung entfacht. Allenfalls ist der Eintrag im jeweiligen Online-Verzeichnis aufgrund der positiven Wirkung auf das Suchmaschinenranking (SEO) sinnvoll.

Falls Sie sich doch in diesen Medien platzieren wollen, sind Größe und Farbe der Anzeigen entscheidende Faktoren für die Wirkung. Weiterhin sind Angaben wie „Notdienst", „kein Anrufbeantworter" oder „0–24 Uhr erreichbar" bzw. Vergleichbares für Zahnärzte sehr wichtig (schnelle Erreichbarkeit). Außerdem ist die Nähe von Wohn- oder Arbeitsort zur Praxis wichtig. Deshalb sollte bei größeren Städten unbedingt der Ortsteil erwähnt werden.

Ideal ist – wenn überhaupt – die Platzierung auf der ersten Zahnarztseite. Weiterhin gilt auch hier das verstärkende Prinzip der Häufung, d. h. möglichst mehrere Anzeigen mit gleichen Farben und beispielsweise verschiedenen Tätigkeitsschwerpunkten. Zu beachten ist weiterhin, dass der Online-Eintrag, der meistens mit dem Eintrag in der Printausgabe gekoppelt ist, wie oben bereits erwähnt das **Suchmaschinenranking** verbessert (▶ Abschn. 8.4.2).

Sie sollten auf eine Anzeige in den Gelben Seiten (Print) verzichten und allenfalls das Telefonbuch zur Außendarstellung in Erwägung ziehen. Die Anzeige sollte in jedem Fall herausgehoben sein, möglichst mit Farbe, und idealerweise mehrere an verschiedenen Stellen (das muss nicht unbedingt im ersten Schritt gemacht werden). Durch regelmäßige Patientenbefragung muss dann die tatsächliche Wirkung analysiert werden. Wie viele Neupatienten erreicht die Praxis durch diese Anzeigen? Ist es sinnvoll, ggf. noch in anderen, ähnlich angelegten Medien zu veröffentlichen? Hat sich die Platzierung in den Gelben Seiten auf das Suchmaschinenranking positiv ausgewirkt? Wenn das, nach mindestens 1–2 Jahren, klar ist, muss eine Wirtschaftlichkeitsberechnung zur Ermittlung der Effektivität dieser Schaltungen erfolgen ▶ Abschn. 6.5 sowie ▶ Kap. 10.

6.2.6 Anzeigenwerbung

In ▶ Abschn. 5.4 wurde auf die Bedeutung von Anzeigen, vor allem in der Lokalpresse, hingewiesen. Leider liegen zum gegenwärtigen Zeitpunkt keine fundierten Erkenntnisse über den Erfolg solcher Maßnahmen vor. Nach der Studie 2009 wurden 9 % der Neupatienten zuerst durch eine Anzeige auf die Praxis aufmerksam. Dies ist bei dem sehr hohen Mitteleinsatz zu wenig. Allerdings wurden die Anzeigen der Probanden in der Studie nicht detailliert analysiert. Außerdem berichten viele Zahnärzte vom großen Erfolg ihrer Zeitungswerbung. Nach meiner Erfahrung entfachen Anzeigen eine gute Imagebildung, vorausgesetzt sie sind gut gemacht und erscheinen regelmäßig und über sehr lange Zeiträume. Hier sind weitere Forschungsarbeiten geplant.

Wenn Anzeigen gestaltet und geschaltet werden, sollten Grundsätze beachtet werden (▶ Übersicht).

Grundsätze für die Anzeigenwerbung

- Lokaler Markt erfordert lokale Werbung: Tageszeitung
- Ideal ist der Lokalteil, erste Seite
- Im redaktionellen Teil, nicht im Anzeigenteil
- Anzeigen z. B. auch in zahnmedizinischen Beilageblättern, werden von Patienten schwer erinnert, sie müssen dort herausragend gestaltet sein
- Farbige Gestaltung
- Sofortige Identifikation als Zahnarztpraxis
- Key-Visuals
- Ideal mit Bild des Behandlers
- Eingängiger Slogan, kein ausführlicher Text
- Telefonnummer, Öffnungszeiten und Webadresse
- Mit der Zeit wechselnde Inhalte bei Beibehaltung der Optik
- Lieber klein und oft als groß und selten

Aus der Praxis wird berichtet, dass redaktionell aufbereitete Anzeigen (medizinische Fachartikel) einen großen Erfolg generieren können (vgl. Erfahrungsbericht der Praxis Uerlich ► Kap. 7). Außerdem zeigen Patientenbefragungen, dass die Anzeigen in Verbindung mit der Mundpropaganda einen spürbaren Erfolg bringen (Crossmedia). So wird in Einzelfällen von einer Neupatientenrate durch die Anzeigenwerbung in Verbindung mit der Mundpropaganda von bis zu 80 % berichtet.

Es sollte ein Jahresplan erstellt werden, in dem die Medienauswahl sowie die Größe und Häufigkeit der Anzeigen festgelegt werden. Dieser Plan wird dann konsequent eingehalten. Angebote für weitere Werbemaßnahmen außerhalb des Konzeptes werden grundsätzlich nie sofort umgesetzt, sondern für die Gesamtplanung des Folgejahres diskutiert und dann ggf. aufgenommen.

6.2.7 Audiowerbung

Es gibt inzwischen zahlreiche Beispiele für Radiowerbung von Zahnärzten. Untersuchungen über die Wirtschaftlichkeit liegen nicht vor. Einige Zahnärzte berichten von einer deutlichen Erhöhung der Neupatientenzahl, z. B. nach einer Wochenkampagne (Vervielfachung des Neupatientenaufkommens in den Wochen danach).

Bei der Radiowerbung ist die lokale Beschränkung wichtig, weil sonst die Streuverluste zu groß und damit die Schaltungen zu teuer werden. Nicht jede Region in Deutschland eignet sich für Radiowerbung. Wenn diese Werbeform gewählt wird, ist insbesondere zu beachten, dass die Spots sehr oft wiederholt werden müssen. Ein Beispiel ist eine Kampagne, in der von Montag bis Freitag in der Zeit von 6–15 Uhr zu jeder vollen Stunde ein Spot von 20–30 Sekunden wiederholt wird. Es kann davon ausgegangen werden, dass wesentlich darunter angelegte Kampagnen wirkungslos verpuffen.

Das Prinzip der Wiederholungen kann z. B. auch durch Audiowerbung in den lokalen Supermärkten gut erfüllt werden. Diese Maßnahme ist nicht sehr kostenintensiv und nach meinen Erfahrungen sehr effektiv, weil eine zielgerichtete Abgrenzung erreicht wird.

Folgende Grundsätze sind zu beachten:
- Häufige Wiederholungen
- Keine medizinischen Fachausdrücke
- Sympathische Ansprache der Zielgruppe(n)
- Häufige Nennung des Namens und auch der Webadresse

Gemäß der Studie „Nymphenburg" (www.andresuhl.de, Zugegriffen: 28. März 2010) wird der durchschnittliche Supermarkt monatlich von knapp 27.000 Kunden aufgesucht. Die durchschnittliche Begleiterzahl beträgt 1,5, so dass der Supermarkt knapp 41.000 Besucher pro Monat hat. Die mittlere Einkaufsdauer beträgt ca. 30 Minuten. Die durchschnittliche Einkaufshäufigkeit eines Kunden beträgt achtmal pro Monat.

Danach kann im Mittel davon ausgegangen werden, dass bei halbstündlicher Wiederholung eines Audiospots im Supermarkt 5000 Besucher achtmal pro Monat denselben Audiospot hören und damit wirksam wahrnehmen. 40.000 Besucher hören den Spot einmal pro Monat und mehr.

Als Preis für einen täglich einmal pro Stunde von 7–22 Uhr geschalteten 30-Sekunden-Spot kann ca. 100 Euro pro Monat angesetzt werden. Diese Form der Werbung wird als sehr effizient angenommen (Untersuchungsergebnisse liegen leider zurzeit noch nicht vor).

6.2.8 Werbung an öffentlichen Fahrzeugen

Nach einer Pressemeldung der GfV Gesellschaft für Verkehrs-Werbung aus 2003 (www.gfv24.de, Zugegriffen: 28. März 2010) werden Werbebotschaften auf Bussen innerhalb von 7 Tagen von im Mittel 9000 Menschen ab 14 Jahren werbewirksam wahrgenommen. Die Wiederholungsrate beträgt 13, d. h. im Mittel sehen die Menschen dieselbe Werbung 13-mal in 7 Tagen. Als Kosten können 2000 Euro pro Monat für das Mieten einer halben Busseite angenommen werden.

Diese Form der Werbung wird als nicht sehr effizient angenommen, weil die Streuverluste wegen der weiträumigen Linienführung der Busse sehr hoch sind. (Untersuchungsergebnisse liegen leider zurzeit noch nicht vor.) www.plakat-verkauft.de/buswerbung beschreibt die Kontaktintensität als überdurchschnittlich.

6.2.9 Sonstiges

Die Wirkung eines prägnanten Praxisschildes darf ebenso wenig unterschätzt werden wie z. B. Werbung an Haltestellen, auf Plakaten oder Videoleinwänden. Die Lösungen sind dabei individuell sehr verschieden.

Zu beachten ist auch die Lage der Praxis. Erfahrungsgemäß haben Praxen in innerstädtischen Lagen und in Einkaufszentren mehr Neupatienten als in Randlagen. Als Ursachen können hier die erhöhte Aufmerksamkeit durch höhere Kontaktzahlen mit der Praxisdarstellung sowie die Möglichkeit, neben dem Praxisbesuch auch noch andere Dinge erledigen zu können, angenommen werden.

6.3 Besonderheiten des Zuweisermarketings

Zuweisermarketing wird dann relevant, wenn ein Zahnarzt spezielle Leistungen anbietet, die von anderen Zahnärzten nicht in vollem Umfang oder gar nicht erbracht werden. Es entsteht ein arbeitsteiliger Markt. Typische Beispiele sind die Kieferorthopädie und die MKG-Chirurgie. In der Vergangenheit war von Seiten der Spezialanbieter kein besonderes Marketing erforderlich, um auf sich aufmerksam zu machen, weil es kein Überangebot an Spezialisten gab. Auch auf der Zuweiserseite bestand wirtschaftlich keine Notwendigkeit, sämtliche Spezialleistungen mit zu erbringen. Im Gegenteil: Vielerorts waren die Zahnärzte froh, einen Spezialisten im Umfeld zu haben.

Die Situation hat sich inzwischen gewandelt. Mit der zunehmenden Spezialisierung, insbesondere auch in der Implantologie, hat inzwischen ein Verdrängungswettbewerb eingesetzt. Dieser wird aufgrund der zunehmenden Zahnarztdichte noch verschärft. Viele Zahnärzte erbringen lieber implantologische Leistungen selbst, um den eigenen Umsatz zu stabilisieren. Außerdem fürchten sie bei Überweisungen, dass der Patient beim Spezialisten bleibt und als Stammpatient verlorengeht.

Im Hinblick auf das Marketing mit dem Ziel, dass Allgemeinzahnärzte dem Spezialisten zuweisen, muss zwischen der **B2C- und der B2B-Kommunikation** unterschieden werden.

> **B2C bedeutet Business to Customer, also Geschäft zu Kunde, hier Zahnarzt zu Patient. B2B bedeutet Business to Business, hier also Zahnarzt zu Zahnarzt.**

Besonderes Augenmerk ist darauf zu legen, dass es Leistungsbereiche gibt, die der Spezialist sowohl mit Blick auf den Zuweiser als auch mit Blick auf den Patienten anbietet, gerade bei der Implantologie. Wenn ein Zahnarzt aber für sein implantologisches Angebot gegenüber den Patienten wirbt, ist das gleichzeitige Marketing gegenüber zuweisenden Zahnärzten schwierig (◘ Abb. 6.9). Hier versuchen sich viele Spezialisten mit der Versicherung, dass kein zugewiesener Patient als Stammpatient aufgenommen wird. Mancherorts funktioniert das sogar; nach meinen Erfahrungen aber meist aufgrund lang gewachsener Strukturen und Vertrauensbeziehungen bzw. in Ortslagen, in denen die Wettbewerbssituation noch nicht kritisch ist.

Grundsätzlich ist eine klare Positionierung zu empfehlen, entweder als „Allgemeinzahnarzt", der eben alles anbietet, oder als Spezialist, der keine allgemeinzahnärztlichen Leistungen anbietet. Der „Allgemeinzahnarzt" in diesem Sinne kann auch ein Zahnarzt mit einem hohen Spezialisierungsgrad sein; die Kommunikation ist aber eine reine B2C-Kommunikation, während der Spezialist ausschließlich Zuweisermarketing betreiben sollte. Findet hier gleichzeitig Patientenmarketing statt, wird das Zuweisermarketing dadurch stark behindert. Entscheidend ist hier auch die Position in der Spezialisierungskette (◘ Abb. 6.9); auch ein auf Implantologie spezialisierter Zahnarzt muss ggf. hin und wieder aus medizinischen Gründen an noch höher spezialisierte Kollegen überweisen. Im Hinblick auf das Patientenmarketing ist dies insofern problematisch, als gerade von dem vermeintlichen

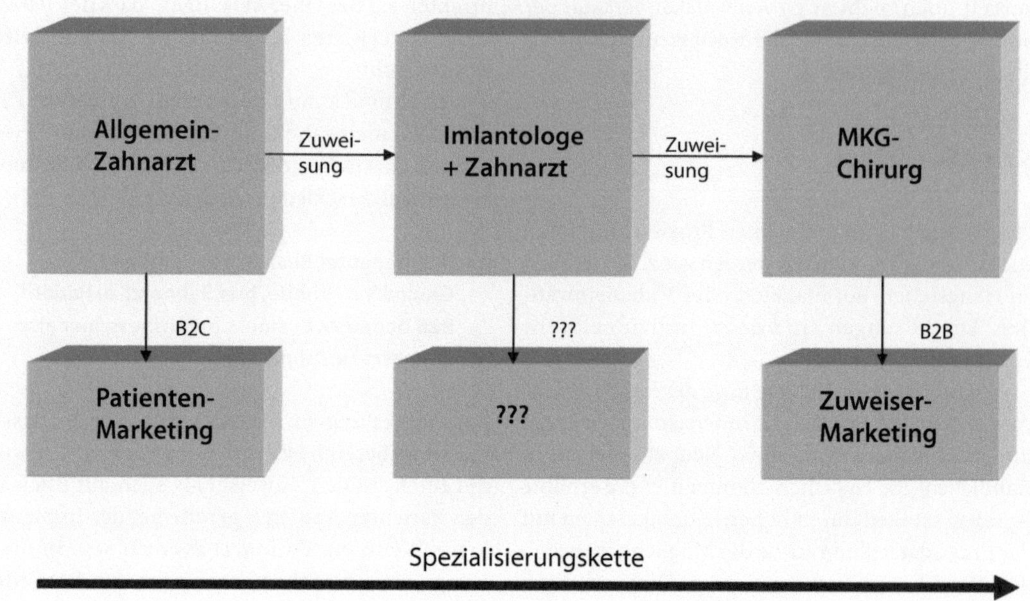

Abb. 6.9 Spezialisierungskette

Spezialisten angenommen wird, dass er das Feld vollständig beherrscht. Das Zuweisermarketing ist gleichzeitig stark gestört, weil der reine „Allgemeinzahnarzt" dann gleich alle Fälle zum am höchsten spezialisierten Kollegen überweisen kann.

Mit diesen Ausführungen wird erneut gezeigt, wie wichtig die klare Positionierung ist. Sie ist die Grundlage für jedes Marketing. Dies besteht dann darin, die Kollegen in angemessener Form auf sich aufmerksam zu machen (B2B). Ziel ist es dabei, langfristig ein funktionierendes **Netzwerk** aufzubauen. Zuweiser profitieren in erster Linie von exzellenter Qualität, die ihre Patienten beim Spezialisten erfahren, weil dies auf sie zurückfällt („Mein Zahnarzt hat mich zu einem erstklassigen Spezialisten geschickt."). Der Service hat beim Spezialisten eine nicht so große Bedeutung wie beim Zahnarzt. Entscheidend ist also die Darstellung der exzellenten medizinischen Qualität und des Nutzens, den der zuweisende Zahnarzt von der Zuweisung hat. Dieser Nutzen kann z. B. darin bestehen, dass der zuweisende Zahnarzt durch die Netzwerkbildung sein Leistungsangebot vergrößern kann, was unter Umständen wiederum in seine Positionierungsstrategie passt. Hier sind die Möglichkeiten vielfältig.

Tipp

Auch für Spezialisten ist die Positionierung essenziell.
Entscheidend ist die Darstellung der exzellenten medizinischen Qualität und des Nutzens, den der zuweisende Zahnarzt von der Zuweisung hat.

Der Spezialist muss in erster Linie durch medizinische Kompetenz auf sich aufmerksam machen. Die Basis dafür sind in der Regel Fachveröffentlichungen zum betreffenden Thema sowie Vorträge etc. In Anschreiben an die Kollegen muss der Vorteil der Spezialleistungen und damit der Vorteil der Zuweisung für den Überweiser klar herausgearbeitet werden. Bewährt haben sich auch Qualitätszirkel, Stammtische etc. In einem zunehmenden Wettbewerb ist es unerlässlich, bei den Zuweisern „präsent" zu sein.

Der Start einer Spezialisierung ist heute äußerst schwierig. Neben den o. g. Punkten bieten sich Informationsveranstaltungen für die Zuweiser an. Obwohl die zu erwartende Resonanz mit 3–5 % ernüchternd ist, stellen sie nach wie vor ein probates Mittel zur Akquisition von Zuweisern dar (vgl. Erfahrungsbericht). Auch wenn die meisten angeschriebenen Zahnärzte nicht erscheinen, ist das Einladungsschreiben, möglichst ergänzt durch viele weitere Erinnerungen, in den Köpfen präsent.

Zu beachten ist schließlich, dass das Marketing in der Startphase mit einem erheblichen finanziellen Aufwand verbunden ist, wobei aber das notwendige Budget hier kleiner sein kann als beim B2C praktizierenden Zahnarzt. Sämtliche Maßnahmen müssen auf höchstem gestalterischem Niveau stattfinden, weil dies in Verbindung mit der Qualität der jeweiligen Spezialisierung gebracht wird.

Beispiel

Vor einer Zuweisermarketing-Veranstaltung wurden ca. 1800 Praxen angeschrieben. Es handelte sich um Werbung für ein Netzwerk: Interessante fachliche Referenten waren geladen, und es gab Fortbildungspunkte. Die Veranstaltung war an einem exklusiven Ort, die Einladungen hochwertig gestaltet. Es gab eine Save-the-Date-Einladung ca. 4 Monate vorher, teilweise (bei 167 Praxen) dazu Telefonmailings und eine konkrete Einladung 3 Wochen vor dem Termin. Zusammen mit zahnärztlicher Begleitung erschienen 81 der angeschriebenen Zahnärzte zzgl. ca. 20 begleitende Zahnärzte (5,6 %), insgesamt waren es ca. 150 Gäste. D. h., dass etwa jeder zweite Zahnarzt eine Begleitperson mitbringt (50 % Begleiteraufschlag bzw. ein Drittel Begleiterabschlag).

Von den 167 angerufenen Praxen reagierten in diesem Beispiel 56 % positiv (Teilnahme in Aussicht gestellt) und 44 % negativ (Absage). Von positiv reagierenden erschienen tatsächlich 6,4 %, von allen Angerufenen 3,6 %. Von den 81 teilnehmenden Praxen waren lediglich 7,4 % angerufen worden. Daraus lässt sich der Schluss ableiten, dass Telefonmailings keine relevante Auswirkung haben.

Weitere Erkenntnisse des Telefonmailings aus diesem Beispiel:

- Mehr als die Hälfte der Praxen reagieren auf Anrufe positiv, was kaum Auswirkung auf die Entscheidung hat.
- Es werden etwas mehr als zwei Anrufe pro Praxis für eine Aussage benötigt.
- Es werden 37 % der Zahnärzte selbst erreicht, von den negativ Reagierenden deutlich weniger.
- Es werden knapp fünf Anrufe benötigt, um den Zahnarzt zu erreichen, bei negativ Reagierenden deutlich mehr.
- Die positiv Reagierenden lassen sich leichter erreichen bzw. leicht erreichbare Zahnärzte sind positiver.

Schließlich müssen noch die Auswirkungen des **Antikorruptionsgesetzes** (2016) abgewartet werden. Nach meiner Einschätzung sind z. B. vom Implantathersteller gesponserte Zuweiserveranstaltungen in einer rechtlichen Grauzone.

6.4 Maßnahmen- und Kostenplan

In ◘ Tab. 6.1 ist ein Beispiel für einen Maßnahmen- und Kostenplan aufgeführt.

6.5 Wirtschaftlichkeitsanalyse

Ein entscheidendes Kriterium für die Wahl der richtigen Werbemedien ist die Wirtschaftlichkeit. Einführend ist festzustellen, dass es hierzu noch keine gesicherten Erkenntnisse gibt. An dieser Stelle soll ein Versuch gemacht werden, die Wirtschaftlichkeit zu beurteilen. Ergänzend dazu wird im Kap. 10 das Marketing-Controlling ausführlich dargestellt (▶ Kap. 10).

Für die nachfolgende Analyse wird angenommen, dass auf der Grundlage der Studien 2009 (Müller) und 2012 (Zuschlag) mit den einbezogenen Werbemitteln die mittlere Neupatientenzahl (zehn pro Monat) entsprechend der ermittelten Quote zusätzlich gehoben werden kann. Betrachtet werden lediglich der zusätzlich zu erwartende Honorarumsatz und die Werbekosten. Das bedeutet, dass die zusätzliche Arbeit ohne weiteren personellen bzw. sonstigen Aufwand erledigt werden muss. Die zusätzliche Arbeitszeit des Behandlers wird nicht in die Betrachtung einbezogen. Sollten diese Voraussetzung nicht erfüllt sein, sind weitergehende Berechnungsansätze erforderlich.

Es wird weiterhin angenommen, dass ein Neupatient einen zusätzlichen Honorarumsatz von 300

Tab. 6.1 Maßnahmen- und Kostenplan

Was?	Wie?	Wie viel Euro?	Wer?	Wie wichtig?
Positionierung	Workshop - Stärken - Philosophie - Konzept	3000	Extern	Sehr
Marketing-Strategie	Schriftlich - Positionierung - Wettbewerbs analyse	Bestandteil der Positionierung	Chef Team Extern	Sehr
Logo	Professionell	1500–2500	Agentur	Wichtig
Key-Visual	Professionell	1500–3500	Agentur	Wichtig
Website	Professionell	10.000–15.000	Agentur	Unverzichtbar
Marketingkonzept	Schriftlich - Veranstaltungen - Anzeigen - Ggf. weitere Maßnahmen	–	Chef Extern	Extrem
Anzeigengrundgestaltung	–	500–1500	Agentur	Optional
Anzeigengestaltung	–	100–200	Agentur	Optional
Anzeige je Ausgabe	–	500–1500	–	Optional
Arztbewertungsportal	–	1000	Praxis	Empfehlenswert
Patientenabend	Zeigt nur noch teilweise Wirkung	200–2000	–	Optional
Radiowerbung (Beispiel)	70.000 Hörer/h, 30 Spots in 1 Woche	5000	–	Optional
Audiowerbung Supermarkt	32.000 Kunden/Monat 1 Spot/h täglich von 7–22 Uhr	100 pro Monat	Agentur	Optional
Weitere Maßnahmen	–	–	–	Optional

Das Marketingbudget einer Praxis sollte 3–5 % des Gesamtumsatzes betragen.

Euro pro Jahr erbringt. Der Webauftritt verursacht Jahreskosten in Höhe von 7000 Euro (10.000 Euro für die Erstellung alle 5 Jahre und Aktualisierungs- sowie SEO-Kosten in Höhe von 5000 Euro jährlich). Für die Gelben Seiten wurden jährlich 2000 Euro veranschlagt, für die Zeitungsanzeigen 12.000 Euro. Die Jahreskosten für das Praxisschild mit Erstellungskosten von 3000–5000 Euro verteilt auf 5–10 Jahre wurden mit 400 Euro angenommen. Für die Hörfunkwerbung, die nicht in der Studie untersucht wurde, wurden Kosten in Höhe von 50.000 Euro sowie eine zusätzliche Patientenzahl in der Höhe der gesamten Neupatientenzahl eines Jahres angenommen. Bei der crossmedialen Kombination wurden die Anteile jeweils addiert und mit einem crossmedialen Verstärkungsfaktor, der hier mit 2 angenommen wurde, multipliziert.

Das Ergebnis ist in Abb. 6.10 dargestellt. Neben den absoluten Werbekosten sind die auf den Annahmen beruhenden zusätzlichen Honorarumsätze abgebildet. Der Quotient ist das Verhältnis der Honorare zu den Kosten. Hohe Quotienten zeigen eine hohe Wirtschaftlichkeit, bei Quotienten <1 sind die Kosten höher als die Erlöse. Die hier ermittelten Zahlen dienen lediglich als Anhaltswerte und können ein professionelles Marketing-Controlling nicht ersetzen (▶ Kap. 10). Es muss stets eine praxisindividuelle Betrachtung erfolgen.

Als gesichert kann die hohe Effizienz des Praxisschildes mit 6 ebenso wie die des Webauftrittes

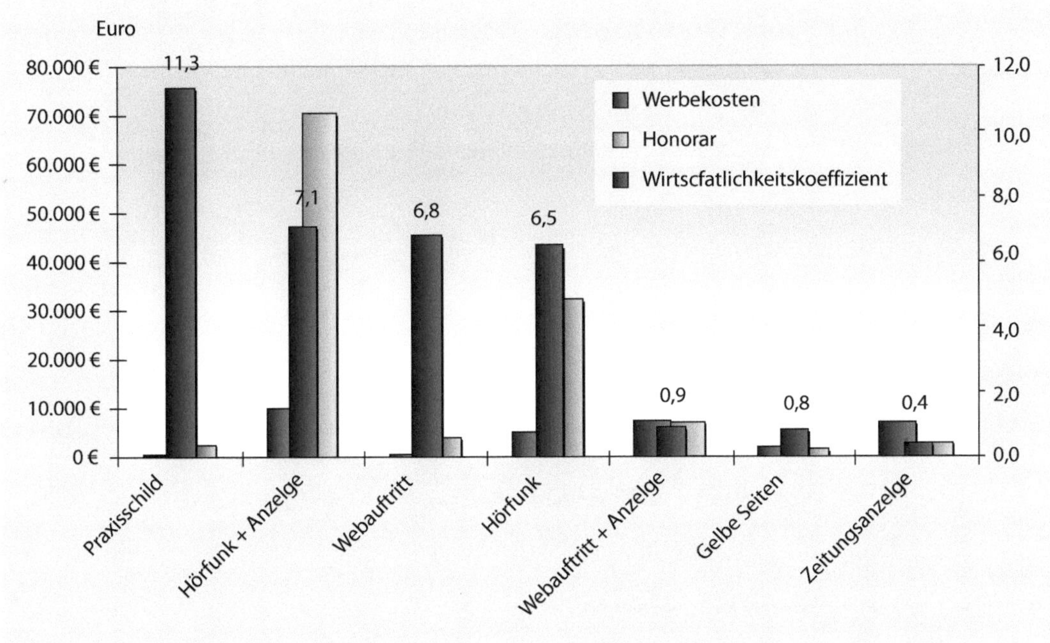

Abb. 6.10 Wirtschaftlichkeit von Werbemaßnahmen auf Basis der Studien 2009 und 2012 unter frei definierten Annahmen

mit 2 angesehen werden, wobei beide in absoluten Zahlen keinen großen zusätzlichen Umsatz bringen. Für sich betrachtet, ist der nicht mehr empfohlene und in der Abbildung nicht mehr dargestellte Einsatz der Gelben Seiten mit <1 nicht wirtschaftlich. Hier sind aber crossmediale Verstärkungen zu erwarten sowie der bereits erwähnte Einfluss auf die Suchmaschinenoptimierung. Die Zeitungsanzeigen und der Hörfunk ergeben auch Quotienten <1 und werden daher als unwirtschaftlich eingestuft. Auch die crossmediale Verstärkung mit dem Webauftritt bringt unter den getroffenen Annahmen nicht viel. Hier ist allerdings anzumerken, dass die tatsächliche Wirkung von Anzeigen nicht hinreichend untersucht wurde (vgl. auch widersprechender Erfahrungsbericht der Praxis Uerlich ► Kap. 7).

Die beste Nutzen-Kosten-Relation ergibt sich in diesem Beispiel bei den Arztbewertungsportalen.

Relativ unsicher sind die Ergebnisse der Audiowerbung und der crossmedialen Verstärkung durch Anzeigen. Nach den meinen Erfahrungen ist Audiowerbung allerdings durchaus effizient. Hier stehen weitere Untersuchungen aus.

Auf der Grundlage des oben genannten Berechnungsverfahrens wurden nun Ergebnisse aus der Praxis einbezogen. Auf der Basis von 240 Neupatienten pro Jahr und der abgefragten Erkenntnis, dass es eine deutliche Verstärkung der Mundpropaganda durch regelmäßige Anzeigen (6–10 pro Jahr, mit medizinischem Inhalt, Kosten ebenfalls ca. 12.000 Euro pro Jahr) gibt, wurde eine Quote von 80 % aufgrund der Anzeigen angenommen.

In Abb. 6.11 ist das Ergebnis dieses Fallbeispiels dargestellt. Mit relativ geringem Aufwand wird ein zusätzliches Honorar durch Neupatienten aufgrund der Anzeigen mit einem Quotienten von 5 erzielt. Auch wenn man bedenkt, dass eine bestimmte Anzahl von Patienten ebenso ohne Anzeige in die Praxis gekommen wäre, stellt sich das Ergebnis noch sehr positiv dar, insbesondere weil auch angenommen werden muss, dass die Gesamtzahl der Neupatienten ohne die Anzeigenschaltungen womöglich geringer ausfallen würde.

Die Ergebnisse dieser Analysen werden von Praxis zu Praxis verschieden ausfallen und sind immer individuell anzufertigen. Dazu ist es

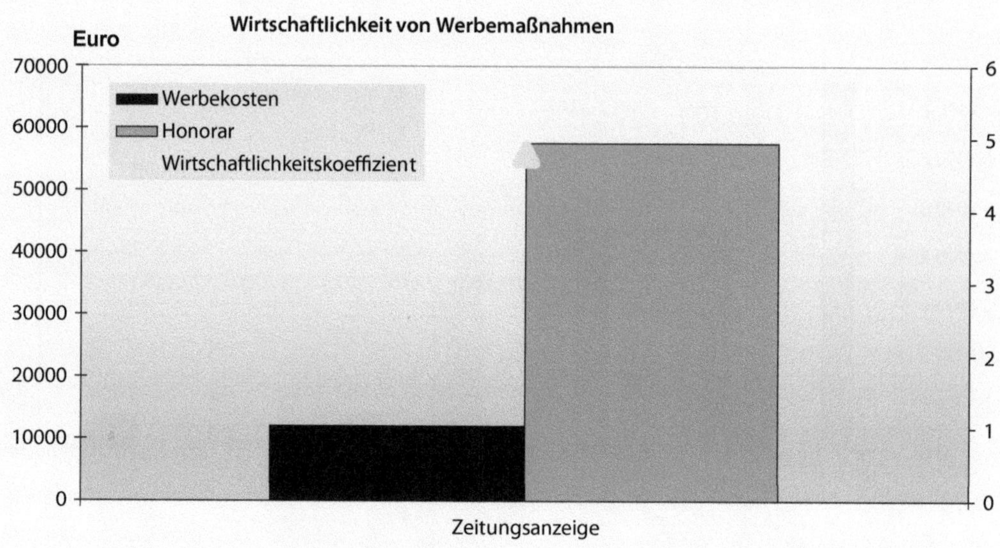

Abb. 6.11 Wirtschaftlichkeit am konkreten Beispiel

Honorarumsatz Basisjahr

Fälle				1.Quartal	2.Quartal	3.Quartal	4.Quartal	Summe
Fälle GKV				500	500	500	500	2.000
Fälle Privat				30	30	30	30	120
Leistungen	**Erstatter**	**Schnitt pro Fall**	**Anteil Fälle**		**Umsatz**			**Summe**
KCH								
	GKV-Bema	80 €	100 €	40.000 €	40.000 €	40.000 €	40.000 €	160.000 €
	GKV-Privat	100 €	450 €	22.500 €	22.500 €	22.500 €	22.500 €	90.000 €
	Privat	200 €	100 €	6.000 €	6.000 €	6.000 €	6.000 €	24.000 €
Implantatchirurgie								
	GKV-Privat	890 €	1,50 %	6.675 €	6.675 €	6.675 €	6.675 €	26.700 €
	Privat	890 €	2,50 %	668 €	668 €	668 €	668 €	2.670 €
ZE								
	GKV-Bema	200 €	10 %	10.000 €	10.000 €	10.000 €	10.000 €	40.000 €
	GKV-Privat	140 €	10 %	7.000 €	7.000 €	7.000 €	7.000 €	28.000 €
	Privat	290 €	20 %	1.740 €	1.740 €	1.740 €	1.740 €	6.960 €
KBR/FAL								
	GKV-Bema	95 €	2,50 %	1.188 €	1.188 €	1.188 €	1.188 €	4.750 €
	GKV-Privat	100 €	15 %	7.500 €	7.500 €	7.500 €	7.500 €	30.000 €
	Privat	155 €	4,50 %	209 €	209 €	209 €	209 €	837 €
KFO								
	GKV-Bema	100 €	1,00 %	500 €	500 €	500 €	500 €	2.000 €
	GKV-Privat	200 €	1,00 %	1.000 €	1.000 €	1.000 €	1.000 €	4.000 €
	Privat	350 €	1,00 %	105 €	105 €	105 €	105 €	420 €
PA								
	GKV-Bema	210 €	4,00 %	4.200 €	4.200 €	4.200 €	4.200 €	16.800 €
	GKV-Privat	130 €	2,00 %	1.300 €	1.300 €	1.300 €	1.300 €	5.200 €
	Privat	550 €	12,00 %	1.980 €	1.980 €	1.980 €	1.980 €	7.920 €
Prophylaxe								
	GKV-Privat	55 €	18 %	4.950 €	4.950 €	4.950 €	4.950 €	19.800 €
	Privat	90 €	55 %	1.485 €	1.485 €	1.485 €	1.485 €	5.940 €
Cosmetic Dentistry								
	GKV-Privat	150 €	5,00 %	3.750 €	3.750 €	3.750 €	3.750 €	15.000 €
	Privat	150 €	2,00 %	90 €	90 €	90 €	90 €	360 €
Summe Honorar				**122.839 €**	**122.839 €**	**122.839 €**	**122.839 €**	**491.357 €**

Abb. 6.12 Umsatzplanung

Ausgaben					
Entnahme Inhaber	42.714 €	42.714 €	42.714 €	42.714 €	170.856 €
Personalkosten	40.000 €	40.000 €	40.000 €	40.000 €	160.000 €
Honorare Vertretungen etc.	0 €	0 €	0 €	0 €	0 €
Laborkosten Fremdlabor (durchlaufend)	49.136 €	49.136 €	49.136 €	49.136 €	196.544 €
Materialkosten	10.000 €	10.000 €	10.000 €	10.000 €	40.000 €
Raumkosten einschl. Wasser, Strom etc.	5.000 €	5.000 €	5.000 €	5.000 €	20.000 €
Kfz-Kosten	0 €	0 €	0 €	0 €	0 €
Bürokosten (Telefon, Porto etc.)	1.000 €	1.000 €	1.000 €	1.000 €	4.000 €
Miete / Leasing Geräte	500 €	500 €	500 €	500 €	2.000 €
Reparatur / Instandhaltung	500 €	500 €	500 €	500 €	2.000 €
Versicherungen	1.500 €	1.500 €	1.500 €	1.500 €	6.000 €
IT-Kosten	5.000 €	5.000 €	5.000 €	5.000 €	20.000 €
Marketing	3.000 €	3.000 €	3.000 €	3.000 €	12.000 €
Fortbildung	1.000 €	1.000 €	1.000 €	1.000 €	4.000 €
Zinsen (geschätzt)	3.625 €	3.625 €	3.625 €	3.625 €	14.625 €
Steuern (geschätzt, siehe GuV)	6.000 €	6.000 €	6.000 €	6.000 €	24.000 €
Sonstiges	3.000 €	3.000 €	3.000 €	3.000 €	12.000 €
Summe Ausgaben	171.975 €	171.975 €	171.975 €	171.975 €	687.900 €
Saldo Einnahmen - Ausgaben	0 €	0 €	0 €	0 €	0 €
Bestand am Anfang der Periode	0 €	0 €	0 €	0 €	0 €
Bestand am Ende der Periode	0 €	0 €	0 €	0 €	0 €

Abb. 6.13 Liquiditätsprüfung

wichtig, Daten über das Verhalten der Neupatienten zu haben. Jeder Neupatient sollte also schriftlich befragt werden, wodurch er erstmalig oder in welcher Kombination er auf die Praxis aufmerksam wurde.

Wirtschaftlichkeitsberechnung von Marketingmaßnahmen

Die Frage, inwieweit eine investive Maßnahme in einer Praxis effizient ist, stellt sich auch, aber nicht ausschließlich, bei Marketinginvestitionen. Effizient heißt positiv im Sinne des Verhältnisses zwischen der Größe der erzielten Leistung (hier Gewinn) und der Größe des Aufwandes. Um die Effizienz zu berechnen, wurde an der Medizinischen Hochschule Hannover ein Programm entwickelt, das im Folgenden beschrieben wird.

Die hier vorgestellte Methodik ergänzt das Marketing-Controlling (▶ Kap. 10) durch die Möglichkeit, die Wirtschaftlichkeit einzelner Investitionen und laufender Ausgaben relativ schnell abschätzen zu können.

Das Verfahren berücksichtigt die individuelle Praxissituation und gibt Auskunft darüber, welche Mehrumsätze in welchen Bereichen erforderlich sind, um Investitionen in Geräte, Räume, Personal, Marketingmaßnahmen o. Ä. wirtschaftlich zu gestalten.

Die eventuelle Mehrarbeit des Praxisinhabers wird aufwandsseitig nicht berücksichtigt. Das gilt auch für eine eventuelle Mehrarbeit des vorhandenen Personals, wenn die Erweiterung der Mitarbeiterzahl nicht Gegenstand der Berechnung sein soll. Die Regressionen im Umsatz aufgrund eventueller Budgetierungen konnten nicht berücksichtigt werden. Mit der Berechnung kann auch nicht im Detail ermittelt werden, inwieweit z. B. ein Praxislabor wirtschaftlich arbeitet bzw. zum Gesamterfolg der Praxis beiträgt.

Die Berechnung muss vor einer Entscheidung mit dem Steuerberater besprochen werden. Die Berechnung ersetzt nicht dessen ausführliche, insbesondere steuerliche, Beurteilung.

Erlöse	Basisjahr
Honorarumsatz	491.357 €
Labor (ca. 40% des Honorarumsatzes)	196.543 €
Sonstiger Umsatz	**0 €**
Summe Erlöse	**687.900 €**
Kosten	
Personalkosten	160.000 €
Honorare Vertretungen etc.	0 €
Laborkosten Fremdlabor (durchlaufend)	196.543 €
Materialkosten	40.000 €
Raumkosten einschl. Wasser, Strom etc.	20.000 €
Kfz-Kosten	0 €
Bürokosten (Telefon, Porto etc.)	4.000 €
Miete / Leasing Geräte	2.000 €
Reparatur / Instandhaltung	2.000 €
Versicherungen	6.000 €
IT-Kosten	20.000 €
Marketing	12.000 €
Fortbildung	4.000 €
Sonstiges	12.000 €
Summe Kosten	478.543 €
Betriebsergebnis (EBITDA)	**209.357 €**
Abschreibungen	50.000 €
Betriebsergebnis inkl. Abschreibungen (EBIT)	**159.357 €**
Zinsaufwendungen (geschätzt)	14.500 €
Ergebnis vor Steuern	**144.857 €**
Ertragssteuern	24.000 €
Jahresüberschuss / Jahresfehlbetrag	**120.857 €**
Mögliche monatliche Privatentnahme (nach Steuern)	14.238 €
Cash-Flow (Ergebnis vor Steuern zzgl. Abschreibungen)	194.857 €
Entnahmebilanz (Cash-Flow abzgl. Tats. Entnahme und Steuern)	**0 €**

Abb. 6.14 Gewinn- und Verlustrechnung

In einem Excel-Programm muss zunächst die aktuelle Umsatzverteilung der Praxis eingetragen werden, um die individuelle Situation erfassen zu können (Abb. 6.12).

Es wird dazu die durchschnittliche Anzahl der Fälle im Quartal eingetragen. Weiterhin wird festgelegt, welchen Honorarumsatz welcher Leistungsbereich pro Fall erbringt und wie viele der jeweiligen Fälle im jeweiligen Leistungsbereich zu erwarten sind. So wird in den meisten Praxen beispielsweise der KFO-Anteil gegen Null tendieren. Die KFO ist aber mit aufgeführt, um die Berechnung eben allen Praxen zugänglich zu machen. Es ergibt sich der ungefähre Jahreshonorarumsatz.

In einem zweiten Schritt wird die Kostensituation eingetragen. Die einzelnen Positionen sind in Abb. 6.13 dargestellt.

Investitionen neu

Gegenstand	Anschaffungswert	Nutzungsdauer in Jahren	AFA	RBW 1. Jahr
DVT	100.000 €	10	10.000 €	90.000 €
neu 2	0 €	10	0 €	0 €
neu 3	0 €	10	0 €	0 €
neu 4	0 €	10	0 €	0 €
neu 5	0 €	10	0 €	0 €
neu 6	0 €	8	0 €	0 €
neu 7	0 €	5	0 €	0 €
neu 8	0 €	5	0 €	0 €
neu 9	0 €	4	0 €	0 €
neu 10	0 €	4	0 €	0 €
Sofort anzuschreiben	0 €			
neu 11	0 €	1	0 €	0 €
neu 12	0 €	1	0 €	0 €
neu 13	0 €	1	0 €	0 €
Summe	**100.000 €**		**10.000 €**	**90.000 €**

■ **Abb. 6.15** Investitionsplanung

Es reicht auch hier eine ungefähre Ermittlung der Ausgaben aus. Die Berechnung der Inhaber-Entnahme ist so gestaltet, dass der Liquiditätsbestand am Ende aller Perioden immer „Null" ist. Der Praxisinhaber kann jetzt zu seiner zusätzlichen Information in der Zeile „Entnahme Inhaber" prüfen, ob seine tatsächliche aktuelle Entnahme mit der Soll-Situation übereinstimmt.

In einem dritten Schritt ergibt sich automatisch die vereinfachte Gewinn- und Verlustrechnung (GuV), ■ Abb. 6.14.

Relevant ist hier die letzte Zeile, die definitionsgemäß mit „Null" anzeigt, dass die Praxis in der gegenwärtigen Situation, d. h. insbesondere bei der angemessenen Entnahme des Inhabers, wirtschaftlich arbeitet.

Es folgt die Berechnung der Wirtschaftlichkeit einer Maßnahme, hier am Beispiel der Investition in ein DVT (■ Abb. 6.15).

Weiterhin werden ggf. neue Ausgaben für Personal oder Marketingmaßnahmen eingetragen und auch die Tilgung eines eventuellen Kredites bei den Privatausgaben (hier ohne Abbildung).

Ohne Veränderung der Umsatzsituation wirft die neue GuV eine negative Entnahmebilanz in Höhe von 14.500 Euro aus (■ Abb. 6.16).

Schließlich kann die „zusätzliche" Umsatzplanung, also das, was zusätzlich zur vorhandenen Situation umgesetzt werden soll, virtuell so geplant werden, dass die Entnahmebilanz mindestens positiv wird.

In dem aufgeführten Beispiel wird – ohne Veränderung der steuerlichen Situation – gezeigt, dass weniger als fünf zusätzliche Implantationen pro Quartal (■ Abb. 6.17) ausreichen, damit die Investition in ein DVT wirtschaftlich ist. Die Entnahmebilanz ist mit 3.300 Euro dann positiv (■ Abb. 6.18).

Tipp

Sind Sie mit der Umsatzplanung sowie der Liquiditäts- und Rentabilitätsrechnung vertraut? Nähere Informationen erhalten Sie beim Autor und im Buch „Meine Zahnarztpraxis – Ökonomie" von Sander und Müller, Springer Verlag 2012

Erlöse	Basisjahr
Honorarumsatz	491.357 €
Labor (ca. 40% des Honorarumsatzes)	196.543 €
Honorarumsatz neu (zusätzlich Labor nicht berechnet)	**0 €**
Sonstiger Umsatz	**0 €**
Summe Erlöse	**687.900 €**

Kosten	
Personalkosten	160.000 €
Honorare Vertretungen etc.	0 €
Laborkosten Fremdlabor (durchlaufend)	196.543 €
Materialkosten	40.000 €
Raumkosten einschl. Wasser, Strom etc.	20.000 €
Kfz-Kosten	0 €
Bürokosten (Telefon, Porto etc.)	4.000 €
Miete / Leasing Geräte	2.000 €
Reparatur / Instandhaltung	2.000 €
Versicherungen	6.000 €
IT-Kosten	20.000 €
Marketing	12.000 €
Fortbildung	4.000 €
Sonstiges	12.000 €
Summe Kosten	478.543 €
Betriebsergebnis (EBITDA)	**209.357 €**
Abschreibungen	50.000 €
Abschreibungen neu	10.000 €
Betriebsergebnis inkl. Abschreibungen (EBIT)	**149.357 €**
Zuwendungen (geschätzt)	14.500 €
Zinsen neu (geschätzt)	2.500 €
Ergebnis vor Steuern	**132.357 €**
Ertragssteuern	24.000 €
Jahresüberschuss / Jahresfehlbetrag	**108.357 €**
Mögliche monatliche Privatentnahme (nach Steuern)	14.238 €
Cash-Flow (Ergebnis vor Steuern zzgl. Abschreibungen)	192.357 €
Entnahmebilanz (Cash-Flow abzgl. tats. Entnahme und Steuern)	−14.500 €

Abb. 6.16 GuV nach Investition. Die zu erwartende Veränderung der Steuerlast wurde in diesem Beispiel aus Gründen der Übersichtlichkeit nicht berücksichtigt, kann aber in das Programm eingetragen werden

Obwohl das Programm wegen seiner nahezu unbeschränkten Einsatzmöglichkeit für beliebige Praxen und Investitionen sehr komplex ist, zeigen die Erfahrungen, dass es auch von ungeübten Praxisinhabern nach 1–2 Stunden beherrscht wird und diese damit ein Instrument an der Hand haben, mit dem sie vor einer ausführlichen Analyse beim Steuerberater die möglichen Situationen – hier im Bereich des Marketings – durchspielen können. Bei Fragen zum Programm können sich die Leser an den Autor wenden.

Honorarumsatz Basisjahr

Fälle				**1.Quartal**	**2.Quartal**	**3.Quartal**	**4.Quartal**	**Summe**
Fälle GKV				500	500	500	500	2.000
Fälle Privat				30	30	30	30	120
Leistungen	**Erstatter**	**Schnitt pro Fall**	**Anteil Fälle**		**Umsatz**			**Summe**
KCH								
	GKV-Bema	80 €	0,00 €	0 €	0 €	0 €	0 €	0 €
	GKV-Privat	100 €	0,00 €	0 €	0 €	0 €	0 €	0 €
	Privat	200 €	0,00 €	0 €	0 €	0 €	0 €	0 €
Implantatchirurgie								
	GKV-Privat	890 €	100,00 €	4.450 €	4.450 €	4.450 €	4.450 €	17,800 €
	Privat	890 €	100,00 €	0 €	0 €	0 €	0 €	0 €
ZE								
	GKV-Bema	200 €	0,00 €	0 €	0 €	0 €	0 €	0 €
	GKV-Privat	140 €	0,00 €	0 €	0 €	0 €	0 €	0 €
	Privat	290 €	0,00 €	0 €	0 €	0 €	0 €	0 €
KBR/FAL								
	GKV-Bema	95 €	0,00 €	0 €	0 €	0 €	0 €	0 €
	GKV-Privat	100 €	0,00 €	0 €	0 €	0 €	0 €	0 €
	Privat	155 €	0,00 €	0 €	0 €	0 €	0 €	0 €
KFO								
	GKV-Bema	100 €	0,00 €	0 €	0 €	0 €	0 €	0 €
	GKV-Privat	200 €	0,00 €	0 €	0 €	0 €	0 €	0 €
	Privat	350 €	0,00 €	0 €	0 €	0 €	0 €	0 €
PA								
	GKV-Bema	210 €	0,00 €	0 €	0 €	0 €	0 €	0 €
	GKV-Privat	130 €	0,00 €	0 €	0 €	0 €	0 €	0 €
	Privat	550 €	0,00 €	0 €	0 €	0 €	0 €	0 €
Prophylaxe								
	GKV-Privat	55 €	0,00 €	0 €	0 €	0 €	0 €	0 €
	Privat	90 €	0,00 €	0 €	0 €	0 €	0 €	0 €
Cosmetic Dentistry								
	GKV-Privat	150 €	0,00 €	0 €	0 €	0 €	0 €	0 €
	Privat	150 €	0,00 €	0 €	0 €	0 €	0 €	0 €
Summe Honorar				**4.450 €**	**4.450 €**	**4.450 €**	**4.450 €**	**17.800 €**

Abb. 6.17 Zusätzliche Umsätze

6.6 Zusammenfassung

Sie sind sich darüber im Klaren, dass der Patient in Ihrer Praxis das Wichtigste ist. Zum einen, damit er gern wiederkommt und zum anderen, damit er Sie weiterempfiehlt. Denn das **Empfehlungsmarketing** ist das bedeutendste Marketing für die Praxis. Andererseits werden immer mehr Neupatienten auf andere Weise auf Ihre, aber auch auf andere Praxen aufmerksam und wechseln dann den Zahnarzt.

Im Rahmen Ihrer Werbeplanung und auf der Basis Ihres Marketingkonzeptes haben Sie systematisch alle Maßnahmen der nächsten Jahre und die zugehörigen **Instrumente** wie Logo, Farben, Website, Praxisschild, Anzeigen etc. geplant und von einer professionellen Agentur umsetzen lassen.

Gegebenenfalls sind Sie sich darüber im Klaren, dass Sie **Zuweiser** anders ansprechen müssen als Patienten, und haben hierfür eine gesonderte Planung entwickelt.

Sie haben schließlich einen konkreten **Maßnahmen- und Kostenplan** aufgestellt, der 1 Jahr Gültigkeit hat und den Sie – vor und nach Messung des Erfolges – einer **Wirtschaftlichkeitsanalyse** unterziehen. Denn Sie wollen, dass Ihre Investitionen in Werbung den größtmöglichen Erfolg bringen.

Was müssen Sie noch tun, um diese Vorgaben zu erfüllen?

Erlöse	Basisjahr
Honorarumsatz	491.357 €
Labor (ca. 40% des Honorarumsatzes)	196.543 €
Honorarumsatz neu (zusätzlich Labor nicht berechnet)	17.800 €
Sonstiger Umsatz	0 €
Summe Erlöse	**705.700 €**

Kosten	
Personalkosten	160.000 €
Honorare Vertretungen etc.	0 €
Laborkosten Fremdlabor (durchlaufend)	196.543 €
Materialkosten	40.000 €
Raumkosten einschl. Wasser, Storm etc.	20.000 €
Kfz-Kosten	0 €
Bürokosten (Telefon, Porto etc.)	4.000 €
Miete / Leasing Geräte	2.000 €
Reparatur / Instandhaltung	2.000 €
Versicherungen	6.000 €
IT-Kosten	20.000 €
Marketing	12.000 €
Fortbildung	4.000 €
Sonstiges	12.000 €
Summe Kosten	478.543 €
Betriebsergebnis (EBITDA)	**227.157 €**
Abschreibungen	50.000 €
Abschreibungen neu	10.000 €
Betriebsergebnis inkl. Abschreibungen (EBIT)	**167.157 €**
Zuwendungen (geschätzt)	14.500 €
Zinsen neu (geschätzt)	2.500 €
Ergebnis vor Steuern	**150.157 €**
Ertragssteuern	24.000 €
Jahresüberschuss / Jahresfehlbetrag	**126.157 €**

Cash-Flow (Ergebnis vor Steuern zzgl. Abschreibungen)	210.157 €
Entnahmebilanz (Cash-Flow abzgl. tats. Entnahme und Steuern)	3.300 €

Abb. 6.18 GuV mit positiver Entnahmebilanz

Literatur

Brecht JG, Meyer VP, Michaelis W (2009) Prognose der Zahnärztezahl und des Bedarfs an zahnärztlichen Leistungen bis zum Jahr 2030, IDZ-Information 1/2009. IDZ, Köln

Müller MC (2009) Die professionell erstellte Praxiswebsite – ein effektives Instrument zur Neukundengewinnung? Masterarbeit, Akademie für zahnärztliche Fortbildung Karlsruhe (unveröffentlicht)

Studie 2009: Kurzform für „Müller MC (2009) Die professionell erstellte Praxiswebsite – ein effektives Instrument zur Neukundengewinnung? Masterarbeit, Akademie für zahnärztliche Fortbildung Karlsruhe (unveröffentlicht)"

Studie 2015: Kurzform für „Zuschlag UG (2015) Das Internet-Surfverhalten potenzieller Neukunden bei der Zahnarztsuche. Dissertation an der Medizinischen Hochschule Hannover, unveröffentlicht"

transfer Werbeforschung & Praxis, Forschung 01/2008, Institut für Werbewissenschaft und Marktforschung, Aufmerksamkeitsleistungen von Anzeigen in den Gelben Seiten. Wirtschaftsuniversität Wien. http://www.transfer-zeitschrift.net/archiv/transfer%2001-2008%20hofer_schweiger_schiessl.pdf, Zugegriffen: 12. Nov. 2008

www.gfv24.de Zugegriffen: 12. Nov. 2008

www.plakat-verkauft.de Zugegriffen: 12. Nov. 2008

Zuschlag UG (2015) Das Internet-Surfverhalten potenzieller Neukunden bei der Zahnarztsuche. Dissertation an der Medizinischen Hochschule Hannover (unveröffentlicht)

Tue Gutes und rede darüber!

Sie sind gut, warum sagen Sie es keinem? – Erfahrungsbericht zur aktiven Patientenakquise der Praxis Uerlich, Zahnärzte in Partnerschaft

Ahlke Cornelius-Uerlich

T. Sander (Hrsg.), *Meine Zahnarztpraxis – Marketing*, Erfolgskonzepte Zahnarztpraxis & Management,
DOI 10.1007/978-3-662-52938-6_7

Die Möglichkeit, Marketing auf ganz unterschiedliche Art und Weise zu betreiben, nutzen wir in unserer Praxis bereits seit Herbst 2005. Wir wollten auf uns aufmerksam machen und aktive Patientenakquise betreiben, denn wir planten für den Sommer 2006, die seit 16 Jahren bestehende Einzelpraxis in eine Doppelpraxis zu vergrößern. Dazu sollten schon im Vorfeld neue Patienten in ausreichender Zahl akquiriert werden, damit das Terminbuch für die Doppelpraxis vom ersten Tag an für zwei Ärzte gefüllt sein konnte.

Uns war es wichtig, den Namen „Uerlich“ zur Marke zu machen. Möglichst jeder in unserer ländlichen Region sollte mit dem Namen Uerlich eine Zahnarztpraxis verbinden. Unser erster Schritt dazu war die Entwicklung eines Logos mit Hilfe einer Werbeagentur.

Wir haben uns bewusst gegen ein in unserer Branche übliches Piktogramm oder eine Grafik eines Zahnes oder Apfels entschieden, da wir damit keinen Bezug zu unserer Praxis herstellen konnten. Unser Name – das waren wir. „Mein Name ist Uerlich“, diese Idee war sofort geboren, in Anlehnung an: „Mein Name ist Bond, James Bond“. Und so war auch das Logo geboren (◘ Abb. 7.1).

Detailverliebte erkennen in der Darstellung des „CH“ noch ein dentales Geschiebe.

Seit Juli 2006 ist die Praxis eine Partnerschaftsgesellschaft. Mit Dr. Silke Dörner konnten wir eine Partnerin gewinnen, die Endodontie, Parodontologie und Kinderzahnheilkunde zu ihren Schwerpunkten gemacht hat. Das auf Beständigkeit angelegte Logo musste dazu lediglich mit dem Zusatz „Zahnärzte in Partnerschaft“ versehen werden.

Unser Logo findet man auf allen Schriftstücken, Broschüren, Plakaten, Zeitungsanzeigen und im Internet. Informationen über uns und zu unserer Praxis sind immer mit dem Logo versehen.

Die Gestaltung unserer Imagebroschüre war 2005 ein weiterer wichtiger Meilenstein. Neben unseren Leistungen war es uns wichtig, auch unser Team vorzustellen.

> **Die Marke Uerlich besteht nicht nur aus den behandelnden Ärzten, sondern jedes einzelne Teammitglied identifiziert sich mit der Praxis und ist für den Bestand und die Weiterentwicklung der Praxis von großer Bedeutung (Leman und Pentak 2009).**

UERLICH
Zahnarzt

◘ **Abb. 7.1** Logo der Zahnarztpraxis

Parallel zur Entwicklung der Imagebroschüre hatte Dr. Helmut Uerlich die Idee, mit etwas ganz Ungewöhnlichem auf uns aufmerksam zu machen. Kleine Zuckertüten wurden mit unserem Logo auf der einen und vier unterschiedlichen lustigen Sprüchen auf der anderen Seite bedruckt und in ausgewählten Restaurants und Cafés verteilt. Wer dort also einen Kaffee oder Milchkaffee bestellte, bekam ein Zuckertütchen von uns mit dazu (◘ Abb. 7.2).

Den größten Erfolg der aktiven Patientenakquise liefern uns regelmäßige Artikel in einer kostenlosen Sonntagszeitung, die in unserer Region jeden Haushalt erreicht. Über diese halbseitigen Zeitungsanzeigen haben wir uns auch in der Außenwahrnehmung zu Spezialisten gemacht.

Die Anzeigen sind immer gleich aufgebaut. Der größere, redaktionelle Teil liefert populärwissenschaftlich aufbereitete Informationen zu zahnmedizinischen Themen und Leistungen, die in unserer Praxis angeboten werden, wie Endodontie mit Hilfe eines Operationsmikroskopes, Herstellung von Inlays und Kronen mit CAD/CAM-Verfahren (Cerec) und auch SOLO-Prophylaxe. Der kleinere Teil zeigt ein metaphorisches Bild (Beispiel: Autowaschanlage bei einer Anzeige für die professionelle Zahnreinigung), unser Logo und auch immer einen Coupon. Aus vielen Gesprächen, Anfragen und von Neupatienten wissen wir, dass die Anzeigen großes Interesse in der Bevölkerung finden.

Motivierte und interessierte Leser schneiden diesen Coupon aus, senden ihn uns zu und bekommen daraufhin von uns ein individuelles Anschreiben, einen Anamnesebogen, die Praxisbroschüre und weitere Informationen zum jeweiligen Thema. Hier haben wir einzelne kleine Flyer entwickelt, die noch detailliertere Informationen zu unseren Leistungen geben.

Der interessierte Patient hat nun die Möglichkeit, sich in aller Ruhe zu Hause ein Bild von uns und unseren Leistungen zu machen. Hier wird dann in der Regel auch noch die Internetseite als weitere Informationsquelle hinzugezogen. Wir stellen immer wieder fest, dass nach der Veröffentlichung

Damit wir Ihnen nicht unnötig auf die Nerven gehen müssen:

mindestens 2x täglich Zähne putzen!

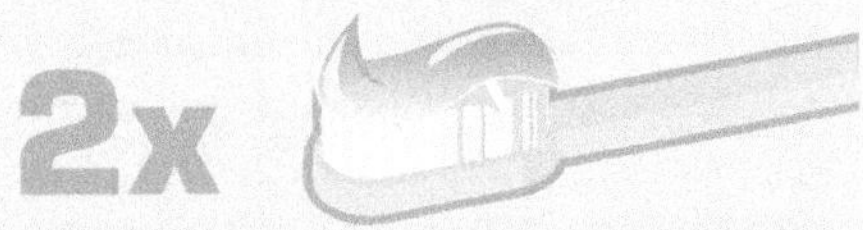

Für die Gesundheit Ihrer Zähne:

Wir sind froh, wenn wir Sie nur zwei Mal im Jahr sehen müssen!

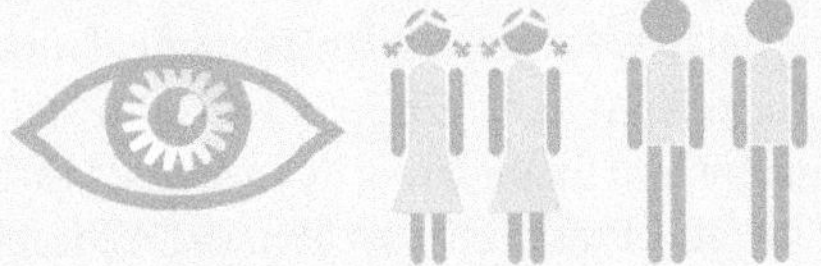

Für alle, die Zahnstein für ein wertvolles Juwel halten:

Vereinbaren Sie so schnell wie möglich einen Termin mit uns!

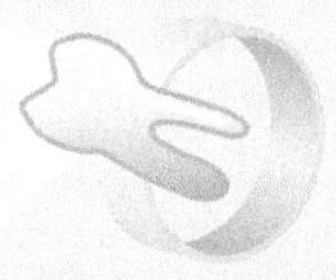

An alle Kino-Fans:

Es gibt einen großen Unterschied zwischen **ausgefallenen Szenen & ausgefallenen Zähnen!**

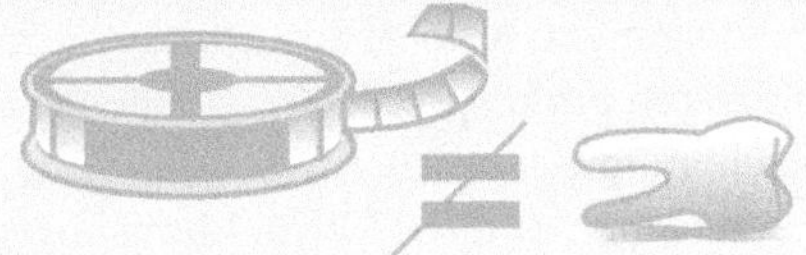

Rufen Sie uns an und vereinbaren Sie mit uns einen Termin:

Tel.: 0 44 80 / 14 41

Ovelgönne/Oldenbrok

Informationen im Internet unter:

www.uerlich.net

UERLICH

Zahnarztpraxis Dr. Helmut Uerlich

Silke Dörner

Abb. 7.2 Zuckertüten

unserer Artikel unsere Internetseite vermehrt besucht wird. Mit Hilfe eines Besucherzählers können wir genau festhalten, wie viel Interessenten wann und von wo unsere Internetseite besuchen. Wir haben in der Regel mit einer Anzeige alle 2 Monate zwischen 120 und 180 Besucher monatlich auf unserer Website.

Viele unserer Neupatienten verfolgen unsere Akquisemaßnahmen schon seit Jahren, haben unsere Artikel gelesen und teilweise auch aufbewahrt. Die Motivation, Patient in unserer Praxis zu werden, ist vielfältig und basiert sicherlich nicht nur auf unseren Marketingaktivitäten, sondern ist vielmehr eine Kombination aus Empfehlung durch bereits vorhandene Patienten, Präsenz in den Medien, Webeaktivitäten und unserer Internetseite.

Unser Wunsch ist es nicht, die Patienten aus einer Unzufriedenheit heraus auf uns aufmerksam zu machen, oder weil wir vielleicht der Zahnarzt vor Ort sind. Nein, wir sind Spezialisten, bieten spezielle Leistungen an und wünschen uns Patienten, die diese Leistungen zu schätzen wissen. Dabei spielen die sog. „weichen“ Faktoren wie Service, Öffnungszeiten, Freundlichkeit und eine geschulte Kommunikation eine besondere Rolle. Unsere Mitarbeiterinnen sind alle zu zertifizierten Patientenberaterinnen (prd Dentalmanagement, Mainz) ausgebildet, d. h. sie kommunizieren professionell. Verschiedene Sinne anzusprechen, mit dem Patienten Rapport (Dilts 2008) herzustellen und die Vermeidung von sog. „Nicht-Wörtern“ sind einige wichtige Bestandteile eines erfolgreichen Beratungsgespräches (Köhler 1998).

Der aufgeklärte und zufriedene Patient ist in Kombination mit unseren Marketingaktivitäten der beste Werbeträger (Gladwell 2002).

Unser Konzept beschert uns im Durchschnitt 40–50 Neupatienten pro Monat.

Die Möglichkeit, hinter die Kulissen einer Zahnarztpraxis zu schauen, haben wir interessierten Menschen im Oktober 2009 geboten. Die Teilnahme unserer Praxis an der Messe „Lebensart“ brachte viel positives Feedback. Die dort ausstellenden Geschäfte und Dienstleister aus der Region stellten sich und ihre Produkte vor.

Der Zuspruch war enorm. Gemeinsam mit einem Dentallabor konnten wir unsere und ebenso die Leistungen der Zahntechniker den Patienten näher bringen. Die Möglichkeit, durch ein Operationsmikroskop in einen extrahierten und endodontisch aufbereiteten Zahn zu schauen, mitzuerleben, wir ein Cerec-Inlay gefertigt wird, aber auch interessiert nach der SOLO-Prophylaxe zu fragen, wurde intensiv genutzt. Zahnmedizinische Informationen außerhalb der Praxis zu bekommen, bot für viele Menschen die Gelegenheit, einen entspannten und angstfreien Erstkontakt aufzunehmen.

Unsere Erfolge haben uns den nächsten Schritt wagen lassen. Wir sind Ende 2009 mit unserer Praxis in die 10 Km entfernte Kreisstadt umgezogen und haben in einem Kompetenzzentrum für Gesundheit und Familie nun 400 m^2 Praxisfläche zur Verfügung. In sieben Behandlungszimmern, davon vier Prophylaxezimmern, bieten wir unseren Patienten die Möglichkeiten der modernen Zahnmedizin an.

Schon 2008 hat das Team der Praxis ein Qualitätsmanagementsystem eingeführt, indem alle Prozesse der Praxis beschreiben, analysiert und bei Bedarf verbessert werden, immer mit dem Ziel, die Patientenzufriedenheit zu optimieren. Die Entscheidung, ein Qualitätsmanagementsystem, das gesetzlich bis Ende 2010 für alle Zahnarztpraxen verbindlich vorgeschrieben ist, bis zur Zertifizierung der gesamten Praxis weiter auszubauen, war für das Team und die Ärzte nur ein logischer Folgeschritt. Die Zertifizierung nach ISO DIN – EN 9001.2008 ist im Februar 2010 ausgesprochen worden.

Im Sommer 2013 haben wir unser Ärzteteam um einen weiteren Kollegen mit dem Schwerpunkt der Implantologie vergrößert. Unser Patientenstamm wächst kontinuierlich und schätzt die Spezialisierung der Ärzte und Mitarbeiter sehr. Das Konzept der „internen Überweisung“ garantiert fachlich hochwertige Leistungen. So wird die Prophylaxe ausschließlich von unseren Prophylaxe-Mitarbeiterinnen durchgeführt, eine endodontologische Behandlung liegt in den Händen von Frau Dr. Dörner, Implantate werden von Herrn Dörner gesetzt und CEREC- und ästhetische Behandlungen macht ausschließlich Herrn Dr. Uerlich.

Unsere Marketingaktivtäten haben wir nicht verringert, sondern in der Jahresplanung ist ein festes Marketingbudget von ca. 3 % des zu erwartenden

Jahreshonorarumsatzes eingeplant. Regelmäßige öffentliche Vorträge der Ärzte zu ihren jeweiligen Schwerpunkten, die Teilnahme an einer alle zwei Jahre stattfindenden regionalen Gesundheitsmesse sowie die regelmäßigen Anzeigen in der Sonntagszeitung, um nur einige Aktivitäten zu nennen, haben unseren Markennamen weiter im Bewusstsein der Bevölkerung verankert. Heute sind wir die „Expertenpraxis" in unserer Region. Parallel arbeiten wir intensiv daran, uns auch als Arbeitgeber zu einer Marke zu entwickeln. Gute und engagierte Mitarbeiter zu gewinnen, ist schon jetzt wichtig und wird sicherlich das Thema der Zukunft sein. So wie wir für unsere Patienten zur Marke UERLICH werden wollten, so wollen wir es auch für unsere Mitarbeiter sein. Unser Thema ist heute, unser Unternehmen zu einer lernenden Organisation zu entwickeln.

Die Basis unseres erfolgreichen zahnmedizinischen Handelns ist eine Kombination aus hoher fachlicher und unternehmerischer Kompetenz (Wissen), hervorragenden Strukturen (Organisation), menschlichem Umgang mit Angestellten, Patienten und Geschäftspartnern (Wertschätzung) und unternehmerischem Weitblick (Strategie). Diese vier Bereiche verbinden wir in unserem Konzept dentalheart®. Dieses Wissen um einen konzeptionellen Ansatz schafft eine hohe Transparenz für unsere Mitarbeiter und Patienten, und das wiederum ist die Basis für einen vertrauensvollen Umgang.

» Wenn wir die Herausforderungen des 21 Jahrhunderts bestehen wollen, müssen wir vor allem anderen eines ändern: unsere Art zu denken. (Albert Einstein)

Was macht es mit Zahnärztinnen und Zahnärzten, wenn das Unternehmen Zahnarztpraxis derart konzeptionell und werteorientiert aufgestellt wird? Der Praxisinhaber hat schon am Anfang das Ende im Blick, das heißt, es wird konzeptionell und strukturiert gearbeitet. Zahnarzt, Team und auch Patienten haben eine Vorstellung von dem, was sie erwartet.

An dieser Stelle können wir zu jedem der vier Bereiche, die unser Konzept ausmacht, nur kleine Impulse geben, die unsere Arbeit in der Praxis prägen:

WISSEN: Geld ist nicht alles, aber ohne Geld ist alles nichts
Die Kalkulation Ihrer Arzthonorare ist ein wichtiger Baustein. Lassen Sie sich Ihre Erfahrung und Kompetenz angemessen honorieren. Schätzen Sie sich selbst Wert – Selbstwertschätzung! Was ist ein plausibler Stundensatz für meine Praxis und wie berechne ich diesen? Wie kalkuliere ich die Angebote für meine Patienten? Was kann ich als Zahnarzt leisten und was ist überhaupt sinnvoll?
ORGANISATION: Durchblick statt Durcheinander!
Das Grundprinzip: Klare Regeln, an die sich alle, auch die Chefin bzw. der Chef halten.
Die Eckdaten: Praxiszeiten und Arbeitspläne (Tages- und Wochenpläne) sollten für alle klar definiert sein. Strukturen geben Sicherheit, sorgen für Transparenz und Vertrauen.
Eine konsequente und wertschätzende Führung gibt Orientierung und schafft eine wertschöpfende Atmosphäre, aus der heraus das Unternehmen Zahnarztpraxis sich stetig weiterentwickeln kann. So entsteht eine lernende Organisation.
WERTSCHÄTZUNG: Wer nicht führt, wird geführt.
Die Führungsphilosophie: Machen Sie Ihr Team zu Verbündeten. Das Team muss wissen, wohin ihr Schiff steuert und hält dann auch den Kurs mit. Vertrauen und Wertschätzung sind die Basis eines nachhaltigen Erfolges.
STRATEGIE: Nur wer das Ziel kennt, findet einen Weg (Laotse)
Wissen Sie, was Sie in Zukunft (nicht mehr) wollen?
Weiß die Welt, wie gut Sie sind? Tun Sie Gutes und reden Sie darüber!

Für uns ist der Weg das Ziel. Wir haben uns vor Jahren auf den Weg gemacht und gehen diesen Weg nun Schritt für Schritt weiter – das macht uns zufrieden und gibt uns Sicherheit für die nächsten neuen Schritte.

Literatur

Dilts R (2008) Die Magie der Sprache, angewandtes NLP, 3. Aufl. Junfermann, Paderborn

Gladwell M (2002) Tipping Point, Wie kleine Dinge Großes bewirken können, 5. Aufl. Goldmann, München

Köhler H-U (1998) Wie Sie Ihre Patienten überzeugen, 3. Aufl. Köhler, Börwang/Allgäu

Leman K, Pentak W (2009) Das Hirtenprinzip, 3. Aufl. Gütersloher Verlagshaus, Gütersloh

Viele Wege führen ins World Wide Web – Vom Nutzen einer Praxiswebsite

Thomas Sander

T. Sander (Hrsg.), *Meine Zahnarztpraxis – Marketing*, Erfolgskonzepte Zahnarztpraxis & Management,
DOI 10.1007/978-3-662-52938-6_8

In diesem Kapitel wird die Bedeutung der Website für die Patientengewinnung erläutert, wobei im Speziellen auf die Technik in Verbindung mit dem Nutzerverhalten eingegangen wird.
In den letzten Jahren kann eine deutlich ansteigende Relevanz der Website festgestellt werden. Dabei spielen Tools wie Google und Arztbewertungsportale die wichtigsten Rollen. Es wird gezeigt, wie sich die Anzahl der Web-User und das Suchverhalten entwickeln, insbesondere im zahnärztlichen Zielgruppenbereich. Es wird erklärt, wie Google aufgebaut ist, und wie die Suchmaschinenoptimierung (SEO) grundsätzlich funktioniert. Dabei wird auch auf die für die Praxis relevanten Suchbegriffe (Key-Words) eingegangen. Schließlich wird behandelt, welche Bestandteile der Website im Einzelnen welche Bedeutung haben und wie eine Website grundsätzlich aufgebaut werden sollte. Es wird eine Einführung in die rechtlichen Anforderungen und die Thematik der Benutzerfreundlichkeit (Usability) vorgenommen.

8.1 Einführung

Das **World Wide Web** (kurz **Web, WWW** oder deutsch: weltweites Netz) ist ein über das Internet abrufbares Hypertext-System. Das Web wird im allgemeinen Sprachgebrauch oft mit dem Internet gleichgesetzt, obwohl es jünger ist und nur eine mögliche Nutzung des Internets darstellt (so wie wiederum das Internet nur einer von verschiedenen, möglichen Serververbünden ist). Es gibt durchaus Internetdienste, die nicht in das WWW integriert sind (am bekanntesten ist E-Mail). Zu dieser Verwirrung haben nicht zuletzt die Webbrowser beigetragen, die nicht nur das eigentliche HTTP-Protokoll benutzen können, sondern dem Nutzer auch noch andere Dienste wie z. B. Mail zugänglich machen (Wikipedia).

Unter dem Begriff **Website** versteht man die Gesamtheit der hinter einer Adresse stehenden Seiten im World Wide Web. Die **Homepage** ist die Front- oder Homepage (Startseite) einer Website. Die **Subsite** ist ein Unterbereich (Subseiten) der Website.

Die Entwicklung der Nutzer des Internets ist in ◘ Abb. 8.1 dargestellt [nach (N) Onliner Atlas 2015]. Danach sind heute ca. 78 % aller Menschen über 14 Jahre in Deutschland „online", d. h. sie nutzen das Internet regelmäßig.

Inwieweit die altersmäßige Zielgruppe von Zahnärzten hierbei vertreten ist, wird in ◘ Abb. 8.2 (nach (N) Onliner Atlas 2015) deutlich.

In der Gruppe der 60- bis 69-Jährigen sind bereits 65 % online, die Steigerungsraten der letzten Jahre sind aber deutlich abgeflacht. Mittlerweile kann davon ausgegangen werden, dass sich auch in dieser Altersgruppe die überwiegende Zahl von Patienten im Netz bewegt und sich hier über medizinische Inhalte und Angebote informiert.

8.2 Zahnarztpraxen im Netz

Nach einer von Müller durchgeführten Studie wurden in 2009 bereits insgesamt 12,6 % aller Neupatienten zuerst durch die Website auf die Praxis aufmerksam (▶ Abschn. 3.8.5). Allerdings war dieser Anteil in der Gruppe der 20- bis 30-Jährigen mit 22,8 % fast doppelt so hoch (Müller 2009). Es war daher schon damals mit einer wachsenden Bedeutung des Akquisitionsinstruments „Website" zu rechnen. Zuschlag (2015) hat eine Folgestudie mit Daten von 2012 vorgelegt. Danach hat sich der Anteil der Patienten, die ihre neuen Praxen über das Internet gefunden haben, verdreifacht. Anzumerken ist aber, dass Zuschlag ausschließlich besonders marketingaktive Praxen in seine Untersuchungen in seine Studie einbezogen hat. Insgesamt wurden 1670 Patienten in 28 Studienpraxen befragt (◘ Abb. 8.3).

Wie Müller hat auch Zuschlag festgestellt, dass junge Menschen die neue Praxis eher primär über die Website wahrnehmen. Darüber hinaus konnte bestätigt werden, dass Großstädter und Menschen mit höherer Bildung eher primär durch die Website von der Praxis Notiz nehmen. Das Geschlecht spielt keine signifikante Rolle.

Die meisten der untersuchten Websites waren in ihrer aktuellen Fassung 1–3 Jahre alt (42 %). 25 % waren 4–5 Jahre alt, 29 % 6–10 Jahre.

Bei 39 % (2009: 26 %) der befragten Praxen betrugen die Erstellungskosten für die Website mehr als 3000 Euro. Die Websites werden wegen u. a. der modernen Technik (z. B. Responsive Webdesign: Auf jedem Endgerät, also auch auf Smartphones benutzerfreundlich dargestellt) immer kostenintensiver. Die laufenden Kosten betragen bei 83 % der Praxen weniger als 500 Euro im Jahr

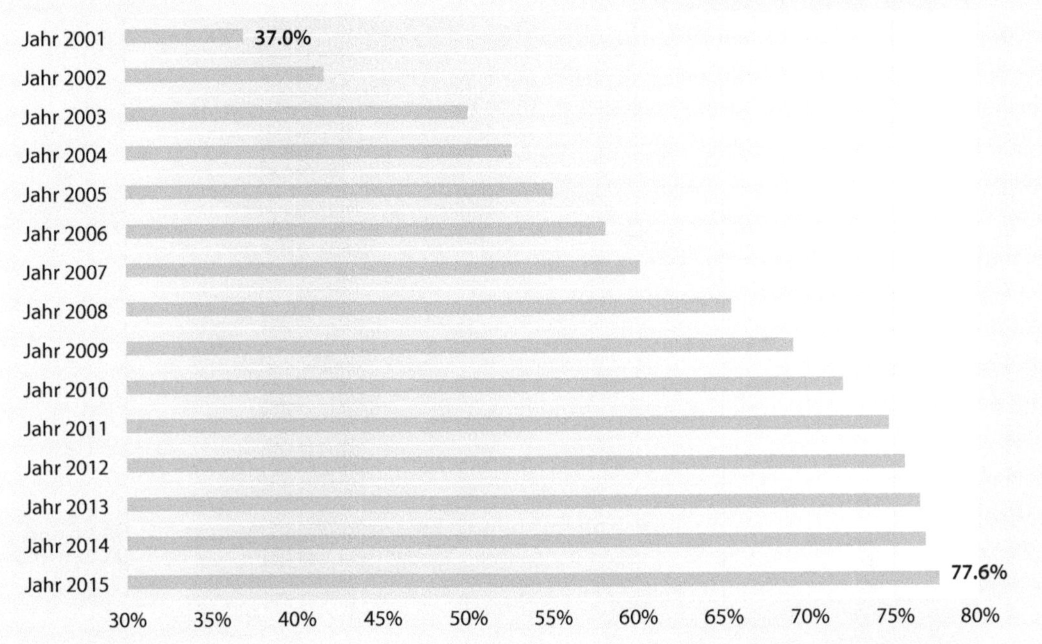

Abb. 8.1 Entwicklung der „Onliner"

(2009: 54 %). Der Pflegeaufwand wird von 91 % mit weniger als 16 Stunden pro Jahr angegeben (2009: 86 %). Der Zeitaufwand bei der Erstellung der Praxiswebsite betrug bei 63 % der Befragten bis zu 10 Tagen und bei 13 % mehr als 15 Tage (2009: 53 % der Befragten 1–4 Wochen und bei 35 % mehr als 4 Wochen). Insgesamt kann die Praxiswebsite somit als ein sehr effizientes Werbemittel angesehen werden.

Bei der Aktualisierung ihrer Website gaben 63 % der Praxisinhaber an, diese im letzten Monat erneuert zu haben (2009: 40 %), während dies von 33 % (2009: 49 %) in den letzten 12 Monaten durchgeführt wurde. Da die Aktualisierungshäufigkeit für die Platzierung in Google wichtig ist, besteht hier bei den meisten Praxen noch Verbesserungspotenzial.

Die Patienten halten die Website gemäß der Auswertung von Freitextfeldern für sehr wichtig: „Gehört einfach dazu heute bei einer seriösen Praxis", „Guter Eindruck, wichtig für Entscheidung".

Die Patienten erlangen immer häufiger durch die Website die erste Aufmerksamkeit auf die neue Praxis, junge und Großstädter mehr.

Die Erstellungskosten steigen aufgrund der technischen Entwicklung. Die für die Suchmaschinenoptimierung wichtige Aktualisierungsrate steigt, ist aber insgesamt noch klein.

Verbreitung von zahnärztlichen Websites

Nach Untersuchungen der Stiftung Gesundheit verfügten in 2008 ca. 54 % aller Arzt- und Zahnarztpraxen über eine eigene Website (Stiftung Gesundheit 2008). Nach Kluck (2014) und Schübel (2014) betreiben 82 % aller Unternehmen eine Website, aber lediglich ca. 50 % der Zahnarztpraxen. In Großstädten beträgt diese Zahl mehr als 60 %, in den alten Bundesländern 55 %. Fachzahnärzte haben eine deutlich höhere Webpräsenz (bis zu 80 %).

8.3 Besucherverhalten

Im Rahmen der Studien 2009 und 2012 wurde bei einigen teilnehmenden Praxen ein Zugriff auf die jeweilige Website mit Hilfe des Analyse-Tools „Google Analytics" ermöglicht. Die folgenden

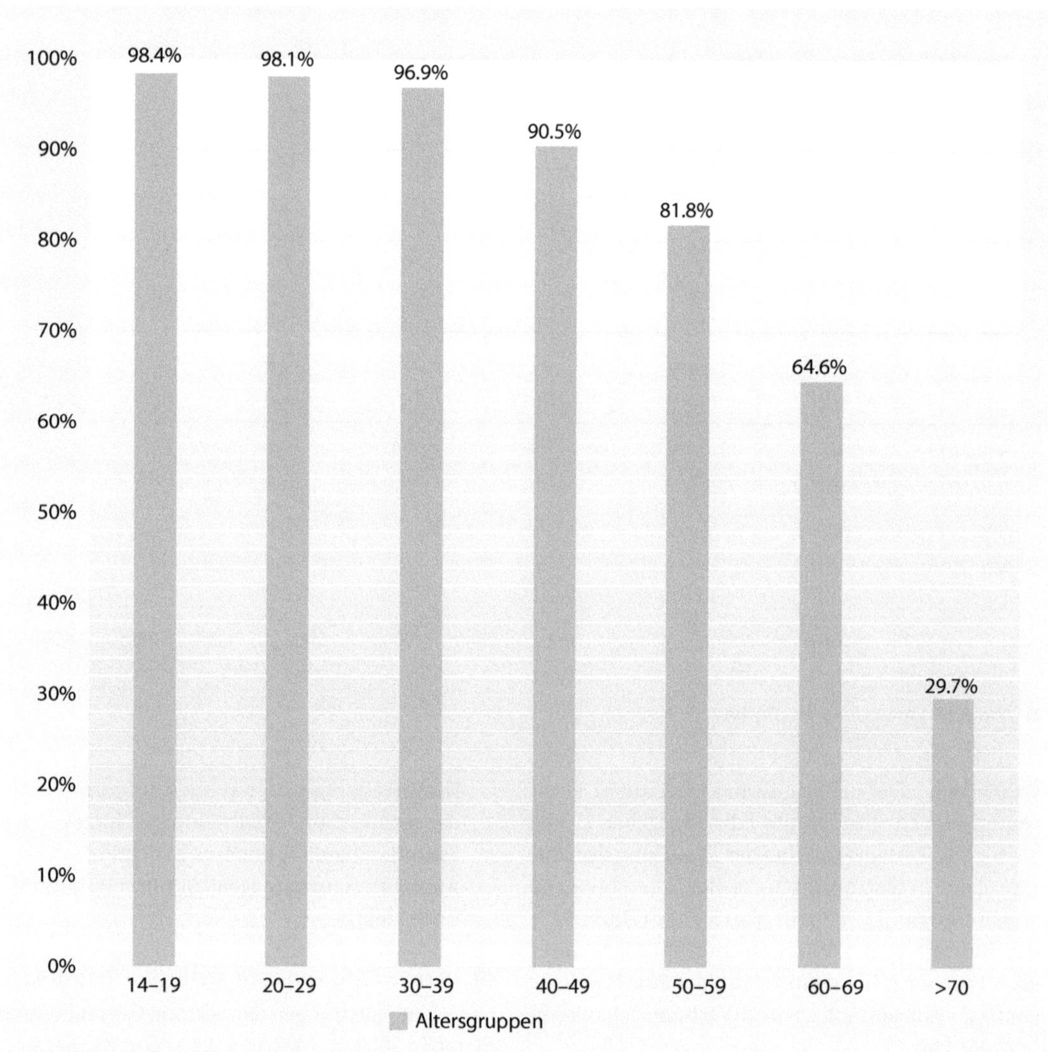

Abb. 8.2 „Onliner" nach Altersgruppen (Quelle: (N) Onliner Atlas 2015)

Abschnitte stellen das Ergebnis dieser Untersuchung dar (auch Berlit 2009).

8.3.1 Zugriffsrate

Unter Zugriffsrate versteht man die Anzahl der Zugriffe auf die Website. Der Median der täglichen Zugriffsrate beträgt gemäß der Studie 2009 5,5. In der Studie 2012 ist dieser Wert leicht angestiegen (5–10), vgl. ► Kap. 10. Beim Verlauf der Zugriffe konnte beobachtet werden, dass die höchste Anzahl an Zugriffen am Wochenanfang vorliegt. Am Wochenende gibt es nur sehr geringe Zugriffszahlen.

Zuschlag hat, wie auch schon Müller (2009), das befragte Nutzerverhalten dem tatsächlichen gegenübergestellt. Auch die Ergebnisse, die in ◘ Abb. 8.4 dargestellt sind, bestätigen die von Müller festgestellten Tendenzen. Befragt wurden die Neupatienten (oberes Bild) und Probanden (mittleres Bild). Die Ergebnisse wurden mit dem tatsächlichen Nutzerverhalten verglichen (unteres Bild).

Die Auswertung des Verhaltens von Websitebesuchern während des Bewertungszeitraums ergab,

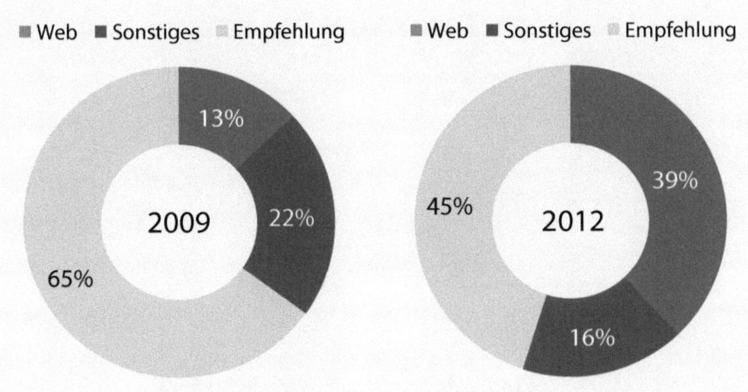

Abb. 8.3 Entwicklung der Neupatienten-Quoten

dass die meisten User auf die allgemeinen Daten zugreifen (Abb. 8.5). Stellt man dieses tatsächliche Verhalten den Angaben der Probanden und gegenüber, ist dort in etwa das gleiche Ergebnis festzustellen. Auch hier greift der größte Teil auf die allgemeinen technischen Daten zu. Das heißt, hier stimmen die Angaben, die die Probanden und Neupatienten tätigen, und ihr tatsächliches Handeln überein.

Die zweitgrößte Zugriffshäufigkeit liegt gemäß Google Analytics beim Thema „Bilder vom Team/Zahnarzt". Die Angaben der Probanden und Neupatienten in der Studie zeigen dagegen an zweiter Stelle das Behandlungsspektrum an.

Der Vergleich zeigt, dass die allgemeinen technischen Daten eine hohe Bedeutung haben. Aber auch das Team und die Praxis selbst sind von sehr hohem Interesse bei der potenziellen Entscheidung der Probanden für eine Praxis. Das zwiespältige Verhalten der Probanden in Bezug auf das Behandlungsspektrum ist auffällig. Sie geben zwar an, dass ihnen das Behandlungsspektrum sehr wichtig sei, handeln jedoch nicht entsprechend. Bei der Suche nach Informationen auf der zahnärztlichen Website ziehen sie das Team und die Praxis dem Behandlungsspektrum vor.

Keine Praxis mit Zugriffen unter dem Medianwert schaltete gemäß Müller Werbeanzeigen. Insgesamt kann also davon ausgegangen werden, dass das Schalten von werblichen Anzeigen zu einer höheren Zugriffsrate auf die jeweilige Website der Praxis führt.

Ein direkter Zusammenhang zwischen der Größe des Ortes, in dem sich die Praxis befindet, und einer hohen Zugriffsrate konnte nicht festgestellt werden.

56 % aller Neupatienten besuchen die Website der neuen Praxis, bevor sie sie aufsuchen.

8.3.2 Keywords

Bei einem Schlüsselwort („Keyword") kann es sich sowohl um ein Wort als auch um die Kombination mehrerer Wörter, Zahlen oder Zeichen handeln. Der Begriff „Keyword" findet vor allem im Suchmaschinenmarketing Verwendung. Keywords, sowohl bezahlte als auch unbezahlte, werden somit vom Nutzer verwendet, um auf die Seite der Zahnarztpraxis zu gelangen (www.google.com 2016).

Die Auswertung der Untersuchung 2012 über Google Analytics ergab, dass die Suche nach Zahnarztpraxen am häufigsten über den Namen des Arztes und der Kombination über den Namen des Arztes und der jeweiligen Stadt erfolgte (Abb. 8.5). Auffällig ist, dass nur eine geringe Anzahl der Nutzer über medizinische Fachbegriffe bzw. Behandlungsschwerpunkte (Behandlungsart) einen Zahnarzt im Web gesucht hat. Die Suche nach „Zahnarztangst" ist dagegen auffällig hoch. Die Untersuchung zeigte auch, dass nur noch 37 % der Nutzer den Namen des Zahnarztes bereits vor ihrer Suche im Web kannten

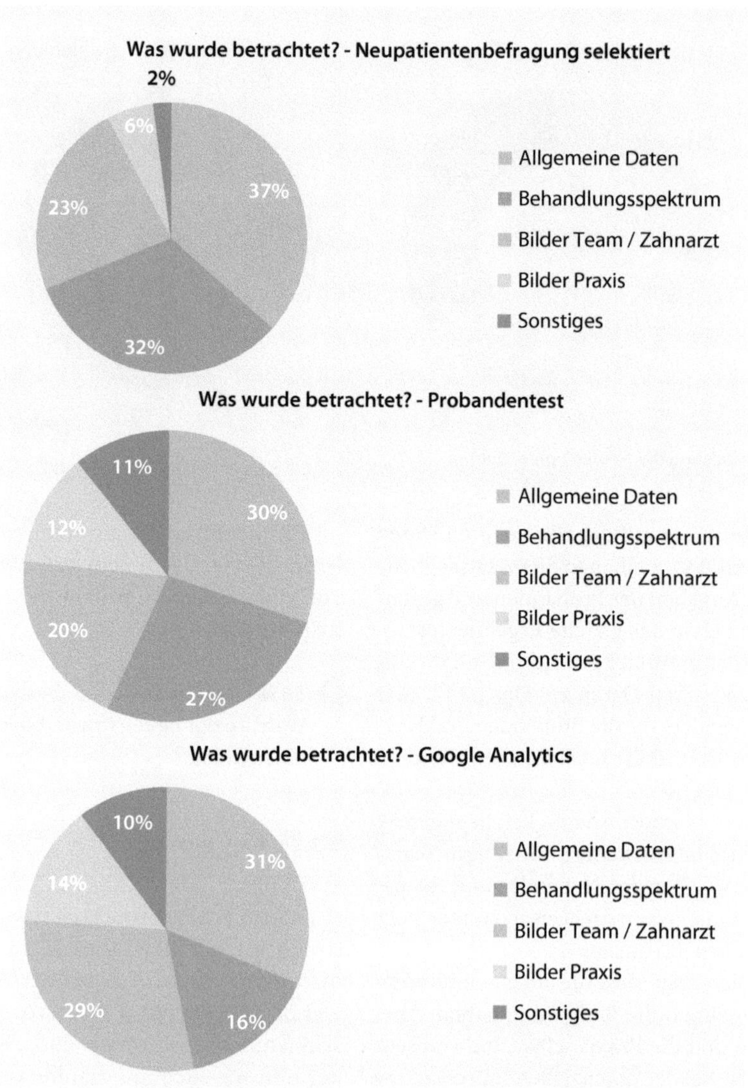

Abb. 8.4 Zugriffsrate auf die Top-Subsites

(2009: 47 %). Das bestätigt, dass die freie Suche des neuen Zahnarztes über das Internet zunimmt.

Mit Hilfe von sogenannten Keyword-Planern können die häufigsten Keywords bzw. Keyword-Kombinationen bei Google ermittelt werden.

8.3.3 Zugriffsquellen

Unter dem Begriff Zugriffsquelle versteht man die Domain der Verweisquelle (Beispiel: www.google.de). Das heißt, die Zugriffsquelle ist der Weg, über den der User auf die Praxis aufmerksam wird und zudem auf den Webauftritt der Praxis gelangt.

Die Studie 2009 ergab, dass bei Außerachtlassung der direkten Zugriffe 92 % der User die Praxen im Internet über die Suchmaschine „Google" gefunden haben. Knapp die Hälfte davon kannte den Namen der Praxis bereits (s. oben). Weitere User (27 %) kannten darüber hinaus den Namen der Praxis und haben diese auf direktem Weg über die Webadresse im Internet aufgesucht. Insgesamt kannten also weit

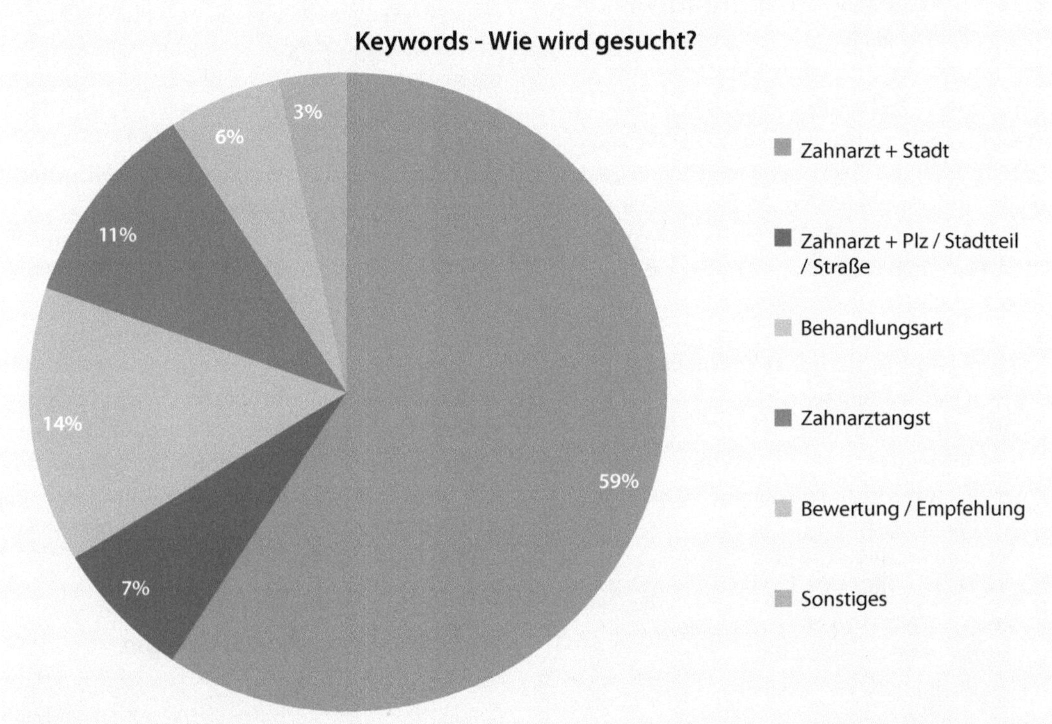

Abb. 8.5 Die häufigsten Keywords

mehr als die Hälfte der im Web surfenden Patienten den Namen der Praxis.

Heute ist nach wie vor Google die wichtigste Zugriffsquelle. Doch die Arztbewertungsportale, die allerdings auch gegoogelt werden, holen deutlich auf. Weitere Informationen finden Sie in ▶ Kap. 10.

8.3.4 Korrelation zwischen Zugriffsrate und Neupatientenanzahl

Eine weitere wichtige Frage im Zusammenhang mit der Zugriffsrate ist, ob eine Korrelation zwischen einer hohen Zugriffsrate und einer hohen Anzahl von Neupatienten besteht.

Der Durchschnittswert der Neupatienten (NP) im Betrachtungszeitraum in 2009 (3 Monate) betrug 34 NP. Insgesamt hatten 8 der 13 Praxen 34 und mehr Neupatienten. Von den sechs Praxen mit einer Zugriffsanzahl über dem Median von 504 zuzüglich der „Median-Praxis" haben fünf Praxen gleichzeitig auch eine Neupatientenzahl von 34 und mehr Patienten.

Somit hatten ca. 38 % der 13 untersuchten Praxen eine überdurchschnittliche Zugriffsrate auf ihre Website und eine überdurchschnittlich hohe Neupatientengewinnung. Es kann daher vermutet werden, dass Zahnarztpraxen, die eine hohe Zugriffsrate auf ihre Website haben, auch eine hohe Anzahl an Neupatienten erhalten. Dieser Zusammenhang konnte jedoch nicht aufgrund der Gesamtuntersuchung an 52 Studienpraxen in 2009 weder bestätigt noch widerlegt werden.

Erwähnt werden sollte auch, dass Zahnarztpraxen mit einer unterdurchschnittlichen Zugriffsrate auf ihren Webauftritt eine hohe Neupatientenanzahl haben können. Dies ist auf die hohe Bedeutung der Mund-zu-Mund-Propaganda im Dienstleistungsbereich zurückzuführen, da dort die funktionalen und emotionalen Kriterien einen hohen Einfluss haben.

Die Auswertungen einzelner Praxisstatistiken im Rahmen des Marketing-Controllings (vgl. ▶ Kap. 10) zeigen allerdings einen positiven Zusammenhang zwischen den Webbesuchs- und Neupatientenzahlen.

8.3.5 Bedeutungen alternativer Keywords

Ein weiteres Kriterium für eine hohe Zugriffsrate auf eine Website ist außerdem das Spektrum der Behandlungsleistung oder speziell vorliegender Behandlungsschwerpunkte. In der ► Übersicht sind Suchbegriffe ausgewählter Praxen aufgeführt, die eine sehr hohe Zugriffsanzahl (828–4466) im Beobachtungszeitraum hatten.

Suchbegriffe mit hoher Zugriffsrate

- Digitales Röntgen
- Schnarchtherapie
- Prävention
- Untersuchung der Mundhöhle aufgrund Mundgeruchs
- Kinderzahnheilkunde
- Kieferorthopädie
- Laserzahnheilkunde
- Umwelt-Zahnmedizin
- Biologische Zahntechnik
- Therapie „Angst vorm Zahnarzt"
- Ganzheitliche Zahnmedizin
- Erkrankung durch Zähne – Störfelddiagnostik
- Kinderzahnarzt

Bei der Eingabe dieser Keywords kamen die User direkt auf den Webauftritt der Praxen. Ein unterstützendes Kriterium ist hierbei, dass die einzelnen Praxen versuchten, geeignete Maßnahmen zur Suchmaschinenoptimierung einzusetzen. Die Website soll schnell auffindbar sein. Dies wird erreicht, indem die Praxis ihre Website auf der ersten Seite der unterschiedlichsten Suchmaschinen platzieren lässt.

Es wird empfohlen, die geeigneten Keywords mittels eines Keyword-Planers zu ermitteln.

8.4 Website-Platzierung

Gemäß der Studie 2009 nutzen immer mehr Patienten das Internet bei der Zahnarztsuche. Da davon auszugehen ist, dass sich der Patient für eine der ersten Praxen entscheidet, die er im Internet findet, ist ein hohes Ranking in den Suchmaschineneintragungen sehr wichtig. Dieser Abschnitt ist das Ergebnis einer Studienarbeit (Sander 2009). Es wird darauf hingewiesen, dass das Thema stark im Fluss ist. Diese Tatsache sollte bei den nachfolgenden Informationen entsprechend berücksichtigt werden.

Die Suchmaschine mit den höchsten Zugriffszahlen in Deutschland ist Google (95 %). Darauf folgen Bing mit 2,6 % und Yahoo mit 1,7 % (www.statista.com in 2016). Für viele Nutzer ist das Wort „Google" gleichzusetzen mit Suchmaschine. Mittlerweile hat sich das Wort „googeln" sogar im Duden etabliert. Aus diesem Grund ist Google die wichtigste Suchmaschine für alle diejenigen, die auf ein erfolgreiches Webmarketing setzen. Im Rahmen der Studie 2009 wurden 92 % der Anfragen an Zahnarztpraxen über Suchmaschinen bei Google getätigt.

8.4.1 Bedeutung von Google

Google ist eine auf Suchdienste spezialisierte Aktiengesellschaft. Das Unternehmen betreibt Google-Websites in den unterschiedlichsten Sprachen, wobei www.google.com nach eigenen Angaben die größte ist. Durch Schnelligkeit, Genauigkeit und Benutzerfreundlichkeit hat Google den Ruf der „weltbesten Suchmaschine" erreicht. Mit der bahnbrechenden Pagerank-Technologie und ständiger Weiterentwicklung verfolgt Google seine Unternehmensphilosophie: „Die Informationen der Welt organisieren und allgemein nutzbar und zugänglich machen".

Google durchsucht mithilfe sog. **Webcrawler** alle gefundenen Links und versucht, möglichst viele Websites in ihren Suchindex aufzunehmen. Der Webcrawler ist im Wesentlichen ein Programm, das wie ein zufällig surfender User arbeitet und ständig auf der Suche nach neuen Websites ist. Bei dieser Auflistung analysiert Google die verschiedenen Websites nach Suchbegriffen und Schlüsselwörtern und sortiert die Ergebnisse nach Relevanz. Der hierfür benutzte Algorithmus wird von Google als Betriebsgeheimnis gehandhabt, jedoch stützt sich das ganze Verfahren auf das patentierte „**Pagerank-System**". Der Pagerank-Wert errechnet sich hauptsächlich durch die Anzahl von Links auf das entsprechende

Dokument. Für jede Seite wird somit eine Punktzahl errechnet, die aus der Punktzahl der Websites bestehen, die auf die entsprechende Seite verlinkt haben. Je häufiger eine Website verlinkt wurde und je höher die Punktzahl der verlinkenden Seite, umso höher der Pagerank des Dokuments.

Neben dem Pagerank-System sind weitere Faktoren bei der Auflistung relevant wie z. B. das Einbinden von Suchbegriffen in den Titel der Website, Unterüberschriften und URL.

Die exakte Funktionsweise der Google-Suchfunktion ist ein Betriebsgeheimnis u. a. mit dem Ziel, Manipulationen durch Webmaster zu erschweren, die bestimmte Websites für bestimmte Begriffe möglichst hoch platzieren wollen.

8.4.2 Suchmaschinenoptimierung

Eine gute Optimierung der Website für die Suchmaschine Google ist ein unerlässlicher Schritt für ein erfolgreiches Webmarketing. Wie bereits erwähnt, wird diese Arbeit durch das Betriebsgeheimnis über die genaue Funktion von Google erschwert, allerdings kann man dennoch Einfluss auf die Platzierung der eigenen Website nehmen, wenn man gewisse Grundsätze beachtet und anwendet.

Änderungen der Website werden von den Suchmaschinen erst nach einer gewissen Zeit erkannt, und erst dann wirkt sich dies positiv auf ihr Ranking aus. Daher sollte der Schritt langfristig geplant werden. Wie häufig Google auf einer Website vorbeischaut und ggf. Änderungen vornimmt, hängt von zwei Faktoren ab:

- Pagerank: Je niedriger der Pagerank, umso weniger schaut Google auf einer Website vorbei.
- Aktualisierung: Wird eine Page häufig aktualisiert, schaut Google auch häufig vorbei.

Im Folgenden werden einige der wichtigsten Hilfsmittel aufgeführt, die zu einem höheren Ranking und einer erfolgreichen Optimierung führen.

Keywords

Die richtigen Suchwörter sind Bedingung für eine erfolgreiche Optimierung.

Tipp

Wenn ein User einen Zahnarzt in Berlin sucht, wird ihm das Wort „Praxis" in seiner Suche nicht sonderlich weiterhelfen. Das Wort „Zahnarzt" in Kombination mit der entsprechenden Stadt, also Berlin, bzw. dem gewünschten Stadtteil jedoch sehr viel mehr.
Beachten Sie, dass der Browser teilweise so eingestellt ist, dass Google weiß, wo sich der Computer befindet. Die Keyword-Kombinationen „Zahnarzt" und „Zahnarzt Berlin" liefern wahrscheinlich die gleichen Suchergebnisse, wenn sich der Computer in Berlin befindet.

Des Weiteren muss darauf geachtet werden, dass die Suchbegriffe an folgenden Stellen vorkommen:

- Im Seitentitel
- In Überschriften
- Im Seiteninhalt
- In Datei- oder Verzeichnisnamen
- In Linktexten
- In den Meta-Angaben

Allerdings ist beim Verteilen der Suchwörter Vorsicht geboten. Zu viele Wiederholungen und Übertreibungen der Suchwörter können von der Suchmaschine als Spam gewertet werden. Ein Keyword, das weiter oben steht, wird höher gewertet als eines, das weiter unten steht. Aufwendige Begrüßungen und Einleitungen können daher das Ranking verschlechtern.

Wortstämme werden von Suchmaschinen entweder gar nicht oder schwächer als einzelne Wörter gewichtet.

Tipp

Der Hamburger Zahnarzt hat eine erfolgreiche Praxis = schlecht.
Der Zahnarzt aus Hamburg hat eine erfolgreiche Praxis = gut.

Domain

Es ist wichtig, die herausgefilterten optimalen Suchwörter in den Domainnamen einzubinden.

Tipp

Ein Zahnarzt aus einem kleinen Ort wird Schwierigkeiten haben, seine Praxis bei den lokalen Branchenergebnissen zu profilieren. Ein Domainname wie „www.Praxis-Meyer.de" wird ihm daher kein hohes Ranking einbringen, weil der Kunde erstens nach Städten und zweitens allgemein nach Zahnärzten sucht. In diesem Fall wäre der Domainname „www.Zahnarzt-Wolfenbuettel.de" die ideale Adresse, da der Kunde aus Wolfenbüttel ihn so am leichtesten findet. Achtung: Bitte aktuelle Rechtsprechung zur Domain-Wahl beachten.

▪▪ Grafiken

Grafiken können von Suchmaschinen nicht erkannt werden. Die Suchmaschine erkennt nicht, was auf der Grafik abgebildet ist, daher ist es wichtig, dass die hochgeladene Grafik einen eindeutigen Namen hat.

▪▪ Interne Links

Wenn eine Website von der Suchmaschine erkannt wurde, prüft diese nicht nur die Startseite, sondern auch, ob es Unterseiten gibt. Eine Unterseite sollte demnach immer mit dem wichtigsten Begriff der betreffenden Unterseite verlinkt werden und nicht mit Platzhalterbegriffen wie „Hier finden sie … ". Außerdem sollte jede Unterseite einen richtigen Namen bekommen:

- keyword.html = gut,
- seite8.html = schlecht.

Wenn ein Dateiname abgesehen vom Keyword noch einen weiteren Begriff enthält, sollte dieser durch einen Strich (–) davon getrennt sein, da Suchmaschinen nur ganze Wörter identifizieren können. Der Unterstrich_ wird von Google nicht als Worttrenner gewertet.

Ein weiterer wichtiger Punkt bei internen Links betrifft die sog. Tiefe.

Seite 1 wird mit Seite 2 verlinkt und Seite 2 mit Seite 3. In diesem Fall befindet sich Seite 3 in der dritten Ebene und wird somit von der Suchmaschine nicht als genauso wichtig wie Seite 2 anerkannt. Aus diesem Grund sollte man maximal in zwei Ebenen verlinken.

Google selbst bietet Webmastern viele Tools und Informationen an, um das Ranking zu verbessern. Auf der Google-Website kann man sich bei Google Webmaster-Tools registrieren und die Optimierung unterstützen.

▪▪ Externe Links

Auf die Website eingehende Links werden von der Suchmaschine unter der Voraussetzung, dass sie zum selben Themengebiet gehören, positiv als „Autoritäten" bewertet. Allerdings ist zu beachten, dass dabei wenige Links von Seiten mit guter Platzierung nützlicher sind als viele mit schlechter Platzierung.

Tipp

Maßnahmen zur Suchmaschinenoptimierung über Links sollten über einen mehrmonatigen Zeitraum verteilt werden, weil Google eine plötzliche Steigerung negativ bewerten kann.

▪▪ Ranking

Insgesamt kann festgestellt werden, dass eine besonders nutzergerechte, informative Website mit keiner Übertreibung der Anzahl der gewünschten Keywords und sonstigen „Tricks" am besten rankt. Ziel einer jeden Suchmaschinenoptimierung sollte daher Authentizität und Nutzerfreundlichkeit sein.

Tipp

Gestalten Sie Ihre Website so, dass sie dem Patienten einen hohen, informativen Nutzen bringt. Aktualisieren Sie die Website möglichst häufig.

▪▪ Suchmaschinenoptimierung (SEO)

Unter Beachtung der o. g. Grundsätze sollten zunächst kostenfreie Maßnahmen genutzt und danach das Ranking beobachtet werden. Als weitere Schritte können dann kostenpflichtige Maßnahmen eingeleitet werden wie z. B. das **Keyword-Advertising** von Google, bei dem nach der Anzahl der tatsächlich durchgeführten Klicks bezahlt wird. Nach Aussagen von einigen Praxen ist mit Google-AdWords ein großer Erfolg bei der Neupatienten-Akquisition bei verhältnismäßig geringen Kosten verbunden.

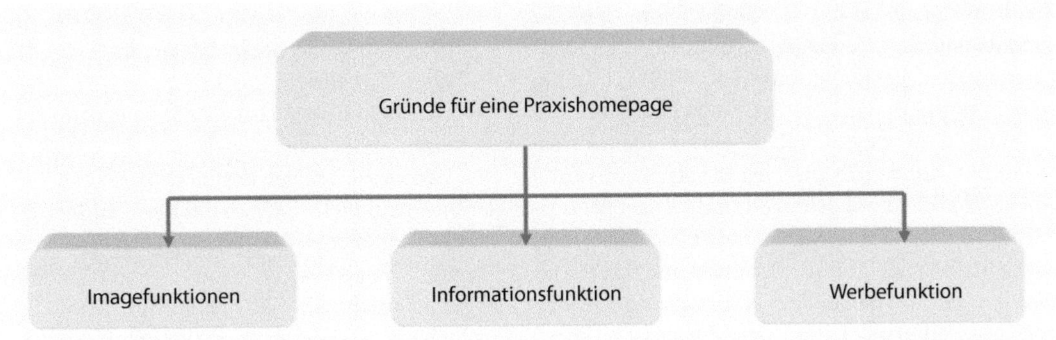

Abb. 8.6 Gründe für das Betreiben einer Website

Mittlerweile gibt es viele Unternehmen, die sich auf professionelle Suchmaschinenoptimierung spezialisiert haben.

Tipp

Wegen der hohen Veränderungsgeschwindigkeit bei den Anforderungen an das SEO wird empfohlen, den Hersteller der Website nach der für den Nutzer günstigsten Suchmaschinenoptimierung zu fragen.

8.5 Website-Qualität

8.5.1 Gründe für das Betreiben einer zahnärztlichen Website

Die Gründe für das Betreiben einer zahnärztlichen Website lassen sich gemäß Abb. 8.6 in drei Kategorien einteilen (nach www.medizinerconsult.de).

Die Imagefunktion soll Vertrauen schaffen und Kompetenz vermitteln, die Informationsfunktion soll das Leistungsspektrum und die Qualifikationen, Sprechzeiten und sonstige organisatorische Informationen (Urlaubsvertretungen usw.) bieten und die Werbefunktion soll zielgruppenorientiert die Leistungsangebote der Praxis zeigen und sich damit deutlich vom Konkurrenten abgrenzen.

Im Speziellen stehen die folgenden Gründe im Vordergrund:

- Gute Präsentation des Leistungsangebots
- Mehr Service für die Patienten ohne höhere Belastung für das Praxisteam
- Individuell gestaltetes und ansprechendes Praxisprofil
- Jederzeit erreich- und abrufbar
- Mehr Aktualität für den Patienten durch ständig erneuerte Infos
- Viele neue Kontakte und somit auch neue Patienten für die Praxis

Die User können in drei Gruppen zusammengefasst werden:

- Patienten, die schon bei diesem Arzt waren
- Patienten, die auf der Suche nach einem neuen Arzt sind
- Patienten, die schon einen Termin in der Praxis haben und sich vorher über den Arzt und die Praxis informieren möchten

Die Praxiswebsite kann als Informationsgeber, aber auch als Chance angesehen werden, neue Patienten zu gewinnen.

Die Erstellungs- und Betriebskosten sind relativ gering im Vergleich zu anderen Werbe- und Informationsmitteln, wie etwa Printmedien. Somit stellt die Website in der heutigen Zeit eine ideale Informationsplattform dar, die sowohl den Bedürfnissen der Zahnärzte als auch denen der Patienten angepasst werden kann.

8.5.2 Hinweise zu den Vorschriften bei der Gestaltung einer Website

Im Folgenden werden einige Hinweise zu rechtlichen Fragen bei der Gestaltung von zahnärztlichen

Websites gegeben. Es wird empfohlen, über die jeweils aktuelle Situation Rat in der juristischen Fachliteratur (z. B. bei Rumetsch und Kalb 2015) oder bei einem spezialisierten Rechtsanwalt einzuholen.

Für Zahnärzte galt bis 2002 ein komplettes Werbeverbot. Auf dem Deutschen Ärztetag 2002 wurde dieses Werbeverbot gelockert und seit der Modernisierung des Werberechts können Zahnärzte nun auch im Internet für ihre Leistungen und ihre Praxis werben. So wurde auf dem o. g. Ärztetag der § 27 der Musterberufsordnung neu formuliert. Diese gilt analog auch für Zahnärzte. Im § 18 der MBO für Zahnärzte ist zu lesen, dass „ … dem Zahnarzt sachliche Informationen über seine Berufstätigkeit gestattet" sind.

Im Berufskodex für Zahnärzte in der Europäischen Union werden die Punkte genannt, die bei der Erstellung einer Praxiswebsite zugelassen sind und welche Informationen nicht genannt werden dürfen.

Zu den zwingend vorgeschriebenen Informationen zählen:

- Name, Postanschrift der Praxis
- Kontaktinformationen einschließlich E-Mailadresse und Telefonnummer
- Titel bzw. Berufsbezeichnung
- Informationen zur Approbation/Zulassung
- Zuständige Kammer und KZV
- Berufsrechtliche Regelungen
- Angaben über Zulassung zu Krankenkassen, staatlichen Versicherungen oder Sozialversicherungssystemen (sofern zutreffend)

Weitergehende Reglungen enthält dazu das Telemediengesetz § 5.

Des Weiteren ist zu beachten, dass die Website „keine Informationen enthält, die mit dem zahnärztlichen Berufsstand unvereinbar sind, insbesondere keine anpreisende, irreführende oder vergleichende Werbung." Außerdem muss die E-Mailadresse bzw. die Internetadresse des Zahnarztes so gewählt sein, „ … dass die Würde des zahnärztlichen Berufsstandes gewahrt bleibt." (Telemediengesetz)

Informationen, die auf der Website enthalten sein können:

- Sprechstunden (sowohl zum telefonischen Erreichen als auch zum persönlichen Aufsuchen)
- Ggf. Einzelheiten zum Behandlungsangebot in dringenden Fällen/Notfällen
- Einzelheiten über das Leistungsspektrum des verantwortlichen Zahnarztes
- Link zum jeweiligen Berufsverband
- Informationen, die nach der Berufsordnung des Landes der Niederlassung zulässig sind
- Links zu anderen Websites (damit Sicherstellung, dass Relevanz im Gesamtzusammenhang vorhanden ist und die verlinkten Inhalte den Vorgaben dieser Verhaltensrichtlinie entsprechen)

Ein Vergleich von fachlichem Können oder beruflicher Qualifikation eines Zahnarztes mit Berufskollegen darf nicht auf der Website aufgeführt werden. Die Aussagen auf der Website müssen sachlich sein und sich auf die Erbringung der ärztlichen Leistung beziehen.

Manche Autoren führen aus, dass z. B. nur maximal drei Behandlungsmethoden beschrieben und keine kommerziellen Inhalte verwendet werden dürften und dass die Seite barrierefrei (für jedermann zugänglich) gestaltet sein müsste (Webdesign für Ärzte 2009). Auch der Verzicht auf Abbildungen und Fotos in Berufskleidung sowie Fotos mit dem Patienten in Behandlung sei zwingend. Weiterhin müssten Fachbegriffe für den Nutzer bzw. Patienten übersetzt werden oder es müsse ein Glossar verwendet werden. Diese Darstellung wird vom Autor nicht geteilt. Inzwischen ist die fotografische Darstellung der Behandlung eines Patienten samt Zahnarzt in Berufskleidung zulässig, wenn der Begleittext den Behandler nicht „heraushebt". Es wird auf ▶ Kap. 2 verwiesen und die Rücksprache mit der Kammer empfohlen.

Tipp

Das Unternehmen Sander Concept GmbH bietet eine rechtliche Überprüfung der zahnärztlichen Website an. Grundlage ist ein von der Datenschutz Nord GmbH erarbeitetes generisches Konzept.

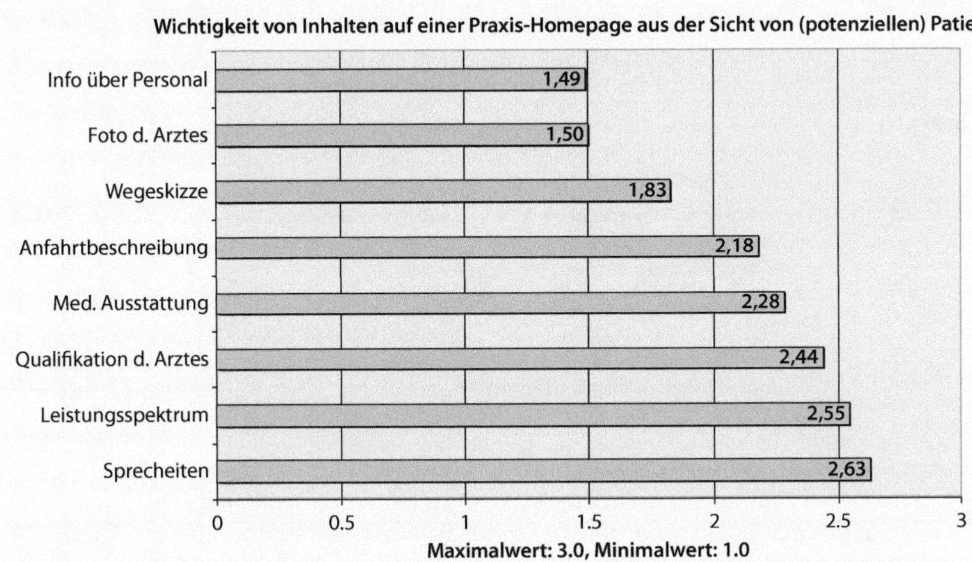

Abb. 8.7 Wichtigkeit von Inhalten einer Praxis-Homepage aus Sicht von (potenziellen) Patienten

8.5.3 Erwartungen der Patienten an eine Praxiswebsite

In einer Umfrage des Mediziner Consulting Unternehmens Klock, Küchler & Partner wurde u. a. auch gefragt, welche Erwartungen die Patienten an eine Website einer Arztpraxis haben. Das Ergebnis ist in Abb. 8.7 dargestellt.

Aus Abb. 8.7 geht hervor, dass für die Patienten vor allem die Qualifikation des Arztes am wichtigsten ist. Es wird erwartet, dass diese auf der Website ausreichend dargestellt wird. Weiterhin erwarten die Patienten eine Darstellung der medizinischen Schwerpunkte der Praxis. Weitere wichtige Inhalte und somit Erwartungen der Patienten an die Website sind Informationen über Sprechzeiten, technische Ausstattung, Hintergrundinformationen zu Krankheitsbildern und organisatorische Hinweise. Für den Patienten ist neben der Qualifikation des Arztes auch die der Mitarbeiter wichtig. Ebenso ist eine Anfahrtsbeschreibung für den Patienten hilfreich wie die Möglichkeit, Rückfragen per E-Mail zu stellen. Die Patienten möchten alle nötigen Informationen über die Praxis einfach und übersichtlich über die Website erhalten. Außerdem erwarten viele Patienten eine schnelle Antwort auf E-Mailanfragen.

Die Ergebnisse von Klock et al. müssen allerdings dahingehend kritisch interpretiert werden, dass die Patienten sich beim Surfen auf zahnärztlichen Websites abweichend verhalten. So sind nach den Ergebnissen der Studie 2009 die Informationen einschließlich Fotos der Behandler, des Teams und der Praxis von zentraler Bedeutung für den Patienten (► Abschn. 8.4.1).

Die Erwartungen und Ansprüche der Patienten können auf Basis von Untersuchungen der Konsumwerbeforschung bei der Bewertung von Websites durch den Nutzer (Wells 1999) in drei Kategorien zusammengefasst werden:

1. Informationsgehalt
2. Unterhaltungswert
3. Organisation

Bei Praxiswebsites liegt der Schwerpunkt jedoch auf deren Informationsgehalt. Der Unterhaltungswert hat hier eine geringe Bedeutung, da Arztbesuche nicht vorwiegend dem Vergnügen und der Unterhaltung dienen. Für den Patienten ist es wichtig, dass

Tab. 8.1 AIDA-Formel

A – Attention	Aufmerksamkeit des Kunden, in diesem Falle Patienten, für das Beworbene erwecken. Die Website muss die erste Aufmerksamkeit des Nutzers/Patienten erlangen
I – Interest	Entstehen von Interesse am Werbeobjekt, in diesem Falle der Praxis und des Teams. Ist die Aufmerksamkeit auf die Website der Praxis gerichtet, muss das Interesse gewonnen und zum Verweilen eingeladen werden
D – Demand	Nachdem das Interesse geweckt wurde, sollte eine Nachfrage nach dem beworbenen Produkt entstehen, in diesem Falle nach einem Besuch in der Praxis. Das Interesse muss so weit reichen, dass ein Bedürfnis hervorgerufen wird
A – Action	Es soll eine bestimmte Handlung vollzogen werden, in diesem Falle soll sich der Patient aufgrund der Website für diese Praxis entscheiden. Das Bedürfnis wird befriedigt und der Nutzer bekommt das, was er möchte bzw. gesucht hat, in diesem Falle eine Zahnarztpraxis, die seinen Bedürfnissen und Ansprüchen entspricht

die Informationen auf der Seite gut strukturiert und organisiert sind, da die Seite sonst für ihn wertlos ist.

Laut einer Studie des Heidelberger Instituts für Medizinmarketing lassen sich Patienten durch medizinische Informationen beeinflussen. Wenn die Praxis Informationen über angebotene Leistungen ausführlich und professionell darstellt, wird sie von dem Patienten auch als kompetent und professionell eingestuft und somit mit großer Wahrscheinlichkeit als potentieller Zahnarzt in Betracht gezogen (Der offizielle Website Guide 2009).

8.5.4 Was macht eine gute Website aus?

Es gibt Kriterien, die erfüllt sein müssen, damit von einer „guten" Website gesprochen werden kann. Der Diplompsychologe Alexander Schestag, der sich seit einigen Jahren mit der „Psychologie von Websites" befasst, insbesondere mit dem Bereich der Benutzerfreundlichkeit, hat Kriterien zusammengestellt, die seiner Meinung nach ausschlaggebend für eine erfolgreiche Website sind (www.online-praesenz-beratung.de):

- Müssen nicht alles aufbieten, was technisch möglich ist
- Keine hochauflösenden Bilder
- Keine Hintergrundmusik
- Barrierefreiheit
- Browserunabhängig
- Unabhängig von einer bestimmten Bildschirmauflösung
- Viel nützlicher Inhalt für den Nutzer
- Suchmaschinenoptimiert
- Benutzerfreundlich
- Funktion und Inhalt im Vordergrund, nicht die Optik
- Gegen Angriffe abgesichert
- Schnelle Ladezeiten
- Korrekte Rechtschreibung und Zeichensetzung
- Ästhetisch
- Höchste Datenschutzstandards

Weiterhin ist es wichtig, dass auch bei Websites, wie bei Werbeprojekten allgemein, die AIDA-Formel Verwendung finden sollte. Hinter dem Kürzel AIDA verbergen sich vier Phasen des Werbewirkungsprozesses, der sich wie in Tab. 8.1 erläutert zusammensetzt (Zurstiege 2007).

Ferner spielen auch andere Faktoren eine wichtige Rolle. Um die Qualität einer Website zu messen, werden vor allem Kriterien wie Konzept, Nutzerfreundlichkeit, visuelle Umsetzung und Technik herangezogen. Um die Quantität einer Website zu bestimmen, werden Zugriffsstatistik und inhaltlicher Umfang betrachtet.

8.5.5 Usability einer Website

„Usability" bezeichnet im Englischen die Fähigkeit eines Gegenstandes, „usable" zu sein, also einen nutzbaren Zweck zu erfüllen. Das Wort „Usability" setzt sich aus den Worten „Usefullness" (Nützlichkeit) und „Utility" (Brauchbarkeit) zusammen. Allgemein kann Usability mit Nutzbarkeit, Nutzerfreundlichkeit, Qualität oder Nützlichkeit übersetzt werden (Beier und Gizycki 2002). Jedes Produkt oder Gerät sollte über diese Eigenschaft verfügen, um menschliches Handeln zu erleichtern. Usability spielt in vielen Bereichen eine wichtige Rolle. Da bei der Übersetzung des Wortes ins Deutsche aber der Zusammenhang zu den bereits genannten Begriffen „Usefullness" und „Utility" verlorengehen würde, hat sich das Wort „Usability" mittlerweile immer mehr etabliert. Im Fachlichen wird Usability allerdings meist auf die Systemeigenschaften von Softwareprodukten und anderen Informationstechnologieerzeugnissen bezogen. Auch in der Norm DIN ISO 9241-11 wird auf die Definition von Usability eingegangen.

Hier heißt es (DIN ISO Norm 9241-11 1996): „Usability bezeichnet das Ausmaß, in dem ein Produkt durch bestimmte Benutzer in einem bestimmten Nutzungskontext genutzt werden kann, um bestimmte Ziele effektiv und effizient und mit Zufriedenheit zu erreichen."

Die Norm besagt aber auch, dass man Usability immer auf den Zweck bezogen betrachten muss – es gibt keine Standardlösung. Laut der DIN ISO Norm 9241-11 zeichnet sich also ein Produkt, dem man eine hohe Usability zuschreiben kann, durch folgende Kriterien in einem hohen Maße aus:

- **Effektivität**

Effektivität ist die Fähigkeit, ein definiertes Ziel zu erreichen, d. h. seinen Gebrauchszweck zu erfüllen. Kurz gesagt: der Nutzer hat eine bestimmte Absicht, wenn er im Internet surft. Durch eine effektiv gestaltete Website wird es dem Nutzer erst ermöglicht, sein Ziel und seine Absichten zu erreichen, egal, wie zeitintensiv die Sache ist. Hierbei geht es nicht um den Aufwand, sondern nur um das Erreichen der Ziele. Kann eine Website die Ziele und Wünsche des Nutzers erfüllen, dann kann man von einer effektiven Website sprechen.

- **Effizienz**

Effizienz bezeichnet die Fähigkeit, das Ziel mit möglichst geringem Aufwand sowie möglichst schnell und einfach zu erreichen. Hierbei werden die aufgewendeten Ressourcen berücksichtigt. Die DIN ISO 9241-1196 sagt hierzu: „Der relevante Aufwand kann psychische oder physische Beanspruchung, Zeit, Material oder monetäre Kosten enthalten." Kurz gesagt: Je geringer der Aufwand und je schneller und einfacher der Weg, desto besser ist es für den Nutzer. Eine effiziente Seite ist also so übersichtlich und technisch so einfach wie möglich gestaltet.

- **Zufriedenstellende Eigenschaften**

Fähigkeit, eine möglichst große Zufriedenheit der Nutzer zu erzeugen. Dies ist die am schwersten zu erreichende Größe, da sie von vielen verschiedenen Erwartungen des Nutzers abhängt. Eine Zufriedenheit beim Nutzer entsteht nur dann, wenn seine Erwartungen erfüllt oder besser noch übertroffen werden. Um dies zu erreichen, sollten die Erwartungen des Nutzers bekannt sein.

Um die Usability einer Website einordnen zu können, müssen sowohl messbare objektive Kriterien (Effizienz und Effektivität) als auch subjektive Kriterien (Zufriedenheit des Nutzers) erfüllt sein. Effektivität und Effizienz sollten gegeben sein, um den Erwartungen des Nutzers zu entsprechen. Insofern können Effektivität und Effizienz als Zufriedenheit im klassischen Sinne angesehen werden, wohingegen die Übererfüllung der Erwartungen als Zufriedenheit im Sinne der DIN ISO-Norm definiert ist.

Um dies erreichen zu können, ist es wichtig, die Wünsche und Bedürfnisse der Zielgruppe zu kennen. Da diese meist zweck- und gruppengerichtet sind, ist es schwierig, hier eindeutige Größen abzuleiten, weil auch immer das Anspruchsniveau eine große Rolle spielt und sich über die Zeit hinweg verändert. Bisherige Erwartungen, die immer erfüllt wurden, können schnell zu einer „normalen" Lösung werden und somit langweilig und uninteressant für den Nutzer. Als Folge könnte eine andere Website neue und höhere Erwartungen besser erfüllen, und die ursprüngliche Site wird verlassen.

Wenn alle drei Kriterien „Effektivität, Effizienz und Zufriedenheit" auf einer Website erfüllt sind, ist die Website benutzerfreundlich, wobei die einzelnen Kriterien je nach individuellen Interessen und Zielen unterschiedlichen ausgeprägt und gewichtet sein werden.

Es ist daher wichtig, bei Usability-Tests sowohl die subjektiven als auch die objektiven Qualitäten zu beachten. Jakob Nielsen, einer der bekanntesten Usability-Experten, hat fünf qualitative Bestandteile definiert (Nielsen 2009):

- Erlernbarkeit („learnability"): Wie leicht fällt es Benutzern, bei der ersten Beschäftigung mit dem Design grundlegende Aufgaben zu erfüllen?
- Effizienz („efficiency"): Wie schnell können Benutzer, die den Umgang mit dem Design gelernt haben, Aufgaben erledigen?
- Erinnerbarkeit („memorability"): Wie einfach können Benutzer, die das System längere Zeit nicht verwendet haben, ihre Kenntnisse wieder auffrischen?
- Fehler („errors"): Wie viele Fehler machen Benutzer? Wie schwerwiegend sind diese Fehler? Wie leicht können sie die Fehler wieder ausgleichen?
- Zufriedenheit („satisfaction"): „Wie angenehm ist es, das Design zu benutzen?"

Für Nielsen ist Usability ein Teilgebiet des Oberbegriffs Usefullness. Dabei grenzt er aber das Wort Usability noch mal deutlich von dem Wort Utility ab. Für ihn bedeutet Utility die Nützlichkeit eines Produkts, während Usability ausdrückt, inwiefern Nutzer die Funktion einer Benutzerschnittstelle nutzen können.

Anhand der vorangegangenen Erläuterungen kann man erkennen, dass Usability keine absolute Größe ist. Man muss immer beachten, für wen, zu welchem Zweck und in welchem Zusammenhang eine Website (oder auch ein Produkt) entwickelt wurde. Es existieren noch viele weitere Definitionen für „Usability", die hier nicht im Einzelnen aufgeführt werden sollen.

Usability ist im World Wide Web deshalb besonders wichtig, weil es eine Fülle von Informationen im Internet und somit eine unendlich große Zahl an Auswahlmöglichkeiten gibt. Aufgrund der immer größer werdenden Informationsfülle wird der Nutzer immer ungeduldiger. Er verlangt von den Websites, dass sie seine Bedürfnisse schnell und unkompliziert befriedigen, ihm also schnell und einfach Informationen aufzeigen. Wie schon erwähnt, muss für den Nutzer innerhalb sehr kurzer Zeit die Bedienbarkeit der Website erkennbar sein, ansonsten verlässt er sie.

Das Web legt in erster Linie den Fokus auf das Suchen und Finden von Informationen. Keevil hat Usability in seinem Aufsatz „Measuring the Usability Index of your Web Site" mit der Einfachheit für den Nutzer definiert, Informationen zu finden, zu verstehen und anzuwenden. Um diese Definition zu belegen, hat er einen Fragebogen entwickelt, der in fünf Kategorien gegliedert ist (Keevil 1998):

1. Finden der Informationen: Kann man die Informationen als „normaler Nutzer" tatsächlich finden?
2. Verstehen der Informationen: Kann man die Informationen verstehen, nachdem man sie gefunden hat?
3. Unterstützen der Aufgabe: Helfen die Informationen bei der Erfüllung der Aufgabe?
4. Evaluation der technischen Genauigkeit: Sind die technischen Informationen vollständig?
5. Präsentation der Information: Sehen die Informationen aus wie ein Qualitätsprodukt?

Für den Nutzer ist es also wichtig, ob er die gewünschten Informationen findet und ob das Gefundene seinen Bedürfnissen und Erwartungen entspricht.

8.5.6 Bewertung von zahnärztlichen Websites

Es gibt entsprechend den o. g. Ausführungen also objektive Kriterien zur Beurteilung der Usability von zahnärztlichen Websites. Im Rahmen der Studie 2009 wurden die bekanntesten Verfahren zur Bewertung der Usability analysiert und im Hinblick auf die Anforderungen von Zahnarztpraxen angepasst. Ziel war es, ein Verfahren zu entwickeln, das einerseits die Usability-Qualität möglichst exakt abbildet und andererseits eine möglichst weitgehende Übereinstimmung mit der Bewertung von realen Usern liefert. Anders ausgedrückt, ging es um die Suche nach einem expertengestützten Verfahren, das eine hohe Übereinstimmung mit einem nutzerbewerteten Verfahren liefert.

Nielsen hat in Zusammenarbeit mit Molich zehn Anforderungen in Form von Usability-Heuristiken aufgestellt. Laut Nielsen sind diese Heuristiken mehr als „Daumenregeln" anzusehen, vergleichbar mit den o. g. spezifischen Usability-Grundsätzen (Nielsen und Molich 2009):

- **Sichtbarkeit des Systemstatus**

Das System sollte den Benutzer jederzeit angemessen darüber informieren, was passiert.

- **Übereinstimmung zwischen System und Wirklichkeit**

Das System sollte die Sprache des Benutzers sprechen, in einer Form, mit der der Benutzer vertraut ist, und nicht mit systemorientierten Begriffen. Informationen sollten in natürlicher und logischer Reihenfolge dargestellt werden.

- **Nutzerkontrolle und -freiheit**

Benutzer wählen Systemfunktionen oft versehentlich und benötigen somit einen klar gekennzeichneten „Notausgang", um den ungewünschten Zustand ohne langen Dialog verlassen zu können. Die Funktionen „Rückgängig" und „Wiederholen" sollten unterstützt werden.

- **Konsistenz und Standards**

Benutzer sollten sich nicht fragen müssen, ob verschiedene Wörter, Situationen oder Aktionen dasselbe meinen. Plattformkonventionen sollten befolgt werden.

- **Fehlervorbeugung**

Ein sorgfältiges Design, das das Auftreten von Problemen verhindert, ist noch besser als gute Fehlermeldungen.

- **Erkennen anstatt Erinnern**

Objekte, Aktionen und Optionen sollten sichtbar sein. Der Benutzer sollte sich Informationen nicht von einem Abschnitt des Dialogs bis zu einem anderen merken müssen. Instruktionen für den Systemgebrauch sollten leicht auffindbar sein.

- **Flexibilität und Effizienz**

Akzeleratoren („Programmzeitverkürzer") können – von Laien unbemerkt – die Interaktion für Experten so beschleunigen, dass ein System sowohl von Anfängern als auch erfahrenen Benutzern bedient werden kann. Benutzern sollte ermöglicht werden, häufige Aktionen auf sie zuzuschneiden.

- **Ästhetisches und minimalistisches Design**

Dialoge sollten keine Informationen beinhalten, die irrelevant sind oder selten benötigt werden. Jede zusätzliche Informationseinheit in einem Dialog konkurriert mit den relevanten Informationen. Benutzern sollte geholfen werden, Fehler zu erkennen, zu diagnostizieren und sich von diesen wieder zu „erholen": Fehlermeldungen sollten in einfacher Sprache formuliert sein: das Problem exakt beschreiben und eine konstruktive Lösung vorschlagen.

- **Hilfe und Dokumentation**

Obwohl es besser ist, wenn ein System ohne Dokumentation verwendet werden kann, mag es notwendig sein, Hilfe und Dokumentation bereitzustellen. Diese Informationen sollten leicht zu durchsuchen und auf die Aufgabe des Benutzers fokussiert sein; zudem sollten sie konkrete Schritte, die vorgenommen werden müssen, aufzählen und dabei nicht zu umfangreich sein.

Als Basis für die expertengestützte Bewertung diente der Web-Usability-Index. Er beruht auf der Grundlage des Keevil Usability Index und des Web Tests (Harms et al. 2009). Beim Keevil Usability Index gibt es eine Liste mit 203 Fragen, die mit Ja, Nein oder Nicht zutreffend zu beantworten sind. Der Web Test wurde vom „Managermagazin" durchgeführt und ähnelt dem Keevil Usability Index. Hierbei werden Internetauftritte anhand eines Kataloges mit 100 Merkmalen bestimmt.

Diese Merkmale sind in fünf Kategorien eingeteilt:

1. Gestaltung
2. Homogenität
3. Navigationssicherheit
4. Aktualitätstransparenz
5. Interaktivität

Der Web-Usability-Index stützt sich, wie bereits erwähnt, auf den Keevil Usability Index, wurde aber in einigen Punkten grundlegend verbessert. So wurden die Kategorien an den Stand der Forschung angepasst, die Bewertungsmethoden differenziert und die Berechnungsformel des Web-Usability-Index verbessert. Die Auswertung des Fragebogens erfolgt anhand einer Datentabelle. In dieser wird der Usability-Index aufgrund der beantworteten Fragen errechnet. Der Usability-Index wird in Prozent angegeben. Eine niedrige Prozentzahl zeigt, dass die untersuchte Website eine geringe Anzahl an Usability-Mängeln aufweist.

Der expertenzentrierte Fragebogen für die empirische Untersuchung im Rahmen der Studie 2009 wurde auf Grundlage des vorher genannten Web-Usability-Index erstellt. Da dieser Fragenkatalog sehr umfassend ist und sich nicht ausschließlich auf die Bewertung von Praxiswebsites bezieht, waren einige Fragen nicht passend bzw. führten zu weit und wurden somit nicht mit in den für diese Untersuchung relevanten Fragebogen aufgenommen. Außerdem wurden noch einige Fragen hinzugefügt, die aus einem bereits in der Praxis angewendeten Fragebogen des Autors speziell zur Bewertung von Zahnarztpraxiswebsites stammen. Aus diesen Fragebögen wurde ein neuer erstellt, der ebenfalls in Kategorien eingeteilt ist:

- Navigation und Orientierung
- Interaktion und Informationsaustausch
- Aktualität und Qualität
- Informations- und Textdesign
- Auffindbarkeit und Zugänglichkeit
- Marketingaspekte
- Informationen zur Praxis
- Allgemeines

Bewertet wurde im expertenzentrierten Fragebogen anhand einer Notenskala von 1–6, wobei 1 = sehr gut, 2 = gut, 3 = befriedigend, 4 = ausreichend, 5 = mangelhaft und 6 = nicht zutreffend stand. Eine Auswertung des Fragebogens anhand des Usability-Index wurde hier nicht vorgenommen.

Für die nutzerzentrierte Bewertung wurde ein Fragebogen in Form einer schriftlichen Befragung entwickelt. Dieser besteht aus vier Teilen. Im ersten Teil werden allgemeine Angaben (Name und Alter) des Probanden erfragt. Im zweiten Teil werden Fragen gestellt, die anhand von vorgegebenen Antwortmöglichkeiten zu beantworten sind. Hier geht es um die Häufigkeit der Internetnutzung, wie die Probanden auf ihren derzeitigen Zahnarzt aufmerksam geworden sind, ob sie schon einmal einen Zahnarzt über das Internet gesucht haben und welche Bedürfnisse die Probanden als Patient an eine neue Zahnarztpraxis haben.

Im dritten Teil geht es um die eigentliche Bewertung der Websites. Hierzu wurde eine Tabelle erstellt, die auf der Grundlage des sog. semantischen Differentials beruht. Beim semantischen Differential werden gegensätzliche Eigenschaftswörter gegenübergestellt. Dazwischen befinden sich meist fünf oder sieben Stufen (entweder grafisch oder numerisch), anhand welcher die Bewertung durchgeführt wird (Scholl 2003).

In diesem Fall wurde die Befragung zu den Websites in drei Bereiche eingeteilt. Es gab zudem sieben Stufen für die Bewertung:

1. Eindruck (Gefühl) der Website
2. Informationsgehalt, Wirkung
3. Gestaltung/Aufbau

In ◘ Tab. 8.2 ist das Befragungsprinzip dargestellt.

Mit der Einteilung in sechs Notenkategorien wurde eine Vergleichsmöglichkeit zum expertenzentrierten Verfahren ermöglicht.

Rennecke hat die 52 Praxiswebsites der Studie 2009 dem expertenzentrierten Verfahren unterworfen und mit Hilfe von elf Probanden das nutzerzentrierte Verfahren angewandt und die Ergebnisse verglichen (Rennecke 2009).

In ◘ Abb. 8.8 ist das Ergebnis dargestellt. Die Ergebnisse des expertenzentrierten Verfahrens (optimierte Web-Usability-Analyse, opt. WUA I) wurden nach ihrer Benotung sortiert. Die nutzerzentrierte Bewertung wurde der Reihenfolge entsprechend aufgetragen. Für beide Ergebnisse wurden die Trendkurven ermittelt. Im Vergleich der beiden Verfahren sind grundsätzlich parallele Verläufe mit starken Schwankungen in den einzelnen Beurteilungen festzustellen. Es wird deutlich, dass das nutzergestützte Verfahren starke Geschmackseinflüsse widerspiegelt. Auffallend sind die tendenziell schlechten Nutzerbewertungen im Bereich guter opt. WUA-I-Analysen. Im unteren Qualitätsbereich finden sich eher übereinstimmende Bewertungen, im Mittelfeld sind die Schwankungen am größten. Bemerkenswert ist jedoch die Übereinstimmung in der Tendenz. Obwohl gerade in der Expertenbewertung Usability-Aspekte berücksichtigt werden, die keine Auswirkungen auf den „Geschmack" haben dürften, stimmen die Bewertungstrends weitgehend überein. Die leichte Verschiebung der Trendkurven zueinander spielt dabei keine Rolle.

Insgesamt hat Rennecke einen Übereinstimmungsgrad von 60 %, unter Außerachtlassung kleiner Abweichungen sogar von 88 % festgestellt. Somit kann festgestellt werden, dass sich auch mit Hilfe des expertengestützten Verfahrens eine Abschätzung für die Bewertung durch den Nutzer vornehmen lässt.

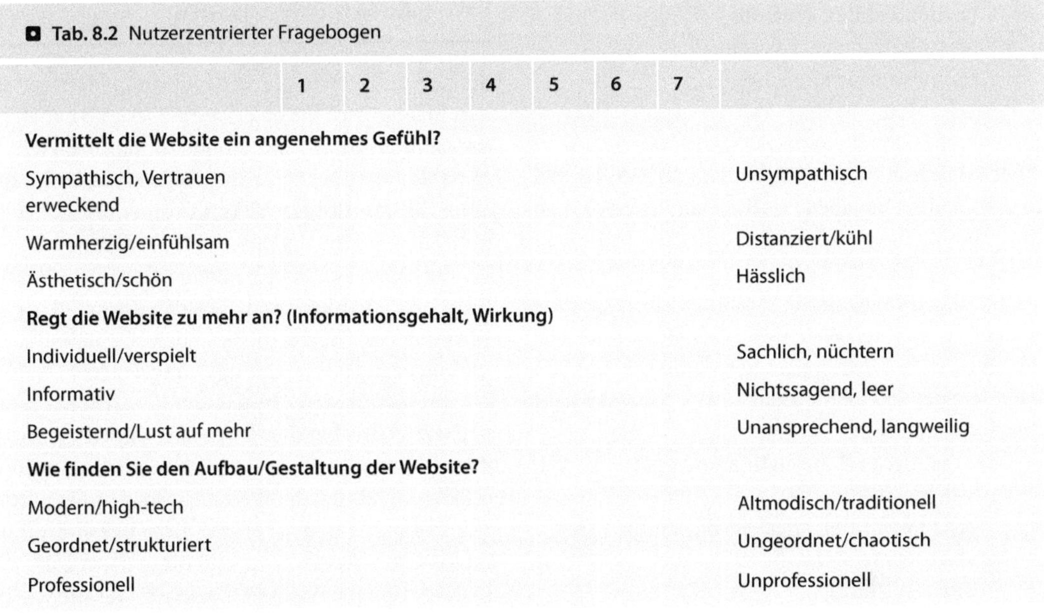

Tab. 8.2 Nutzerzentrierter Fragebogen

	1	2	3	4	5	6	7	
Vermittelt die Website ein angenehmes Gefühl?								
Sympathisch, Vertrauen erweckend								Unsympathisch
Warmherzig/einfühlsam								Distanziert/kühl
Ästhetisch/schön								Hässlich
Regt die Website zu mehr an? (Informationsgehalt, Wirkung)								
Individuell/verspielt								Sachlich, nüchtern
Informativ								Nichtssagend, leer
Begeisternd/Lust auf mehr								Unansprechend, langweilig
Wie finden Sie den Aufbau/Gestaltung der Website?								
Modern/high-tech								Altmodisch/traditionell
Geordnet/strukturiert								Ungeordnet/chaotisch
Professionell								Unprofessionell

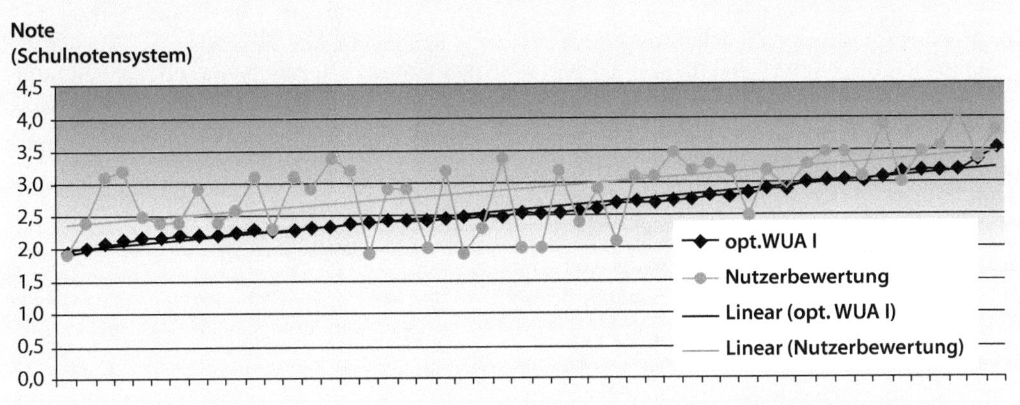

Abb. 8.8 Vergleich des experten- und nutzerorientierten Verfahrens bei der Bewertung von 52 zahnärztlichen Websites

In einem vierten Teil des nutzerzentrierten Fragebogens wurden Detailfragen zu den Websites gestellt. Die Probanden sollten die jeweils drei besten, durchschnittlichsten und schlechtesten Websites nennen. Für die Probanden sollte die beste Praxiswebsite die sein, bei welcher sie sich vorstellen können, diese Praxis auch einmal zu besuchen. Weiterhin sollten noch einmal die drei besten Praxiswebsites genannt werden und warum diese den Probanden am besten gefallen haben. In der letzten Frage sollte beantwortet werden, ob die Probanden aufgrund der vorangegangenen Bewertung der Praxiswebsites in eine der Praxen gehen würden, wenn ein Zahnarztwechsel anstehen würde, und wenn ja, in welche. Bei der Auswertung der Frage, welche drei Websites den Probanden am besten gefallen haben und warum, kam es zu relativ ähnlichen Antworten.

Die Gründe, weshalb den Probanden eine bestimmte Website am besten gefallen hat, waren meist:

- Sympathischer Eindruck von Praxis und Team
- Detaillierte Leistungsbeschreibung (Fachbegriffe erläutert)

- Übersichtlichkeit der Seite
- Site ist Vertrauen erweckend
- Angemessene Informationen
- Modernität

Diese Beschreibungen waren in fast allen Fragebögen zu finden. Vor allem die Sympathie und die Leistungsbeschreibungen wurden von allen Probanden als sehr wichtig empfunden.

Auf die Frage, ob die Probanden aufgrund der Bewertungen der Websites in eine dieser Praxen gehen würden, haben acht der elf Befragten mit ja geantwortet (dies entspricht 72 %). Begründungen hierfür waren u. a.:

- Sympathische Präsentation und gutes Leistungsangebot
- Website vermittelt angenehme Atmosphäre und ist ansprechend
- Positive Wirkung
- Nettes Team
- Kompetenz und gute Informationen

Für drei Befragte kommt es nicht infrage, sich aufgrund der bewerteten Websites für eine der Praxen zu entscheiden. Die Begründung eines Probanden war, dass für ihn die Website einer Praxis allein nicht ausschlaggebend sei. Für ihn käme es auch auf die Freundlichkeit und Sympathie des Praxispersonals an.

Zusammenfassend kann festgestellt werden, dass die Fragen relativ übereinstimmend beantwortet wurden. Auch dieser Teil der Untersuchung belegt also, dass es so etwas wie die allgemein als gut befundene Website gibt. Kritisch ist anzumerken, dass die Untersuchung von Rennecke aufgrund der geringen Zahl von Probanden wissenschaftlichen Maßstäben nicht genügt. Allerdings gibt es bisher keine vergleichbaren anderen Studien. Insofern muss die Arbeit als Grundstein für weitere Untersuchungen mit interessanten und für die Praxis durchaus verwertbaren Anhaltspunkten gesehen werden.

Zuschlag (2012) konnte mit seinem Probandentest zeigen, dass wenn der professionelle Eindruck, die Gestaltung und die Fotos in ihrer Gesamtheit auf der auf der Website hoch bewertet wurden, die Probanden auch diese Praxis am wahrscheinlichsten als Neupatient wählen würden.

8.6 Zusammenfassung

Sie haben die Bedeutung der **„neuen Medien"** für den Erfolg Ihrer Praxis erkannt. Deshalb haben Sie im Rahmen Ihrer Marketingplanung Ihre Website nach den neusten Erkenntnissen erstellen lassen. Über die **emotionale Wirkung** von Fotos und angemessenen Texten sind Sie sich im Klaren.

Sie haben bei Google geschaut, wie Ihre **Platzierung** ist, denn Sie wissen, dass dies essentiell für die Wirkung der Website ist. Sie haben Maßnahmen zur Verbesserung des „Rankings" eingeleitet.

Sie wissen, dass Sie sich mit dem Thema Internet, vor allem aber mit der rasanten **Entwicklung** in diesem Zusammenhang ständig auseinandersetzen müssen. Allein bei der Website ist so, dass bis zu 40 % aller Neupatienten aufgrund Ihrer Website auf die Praxis aufmerksam wird und diese dann aufsucht. Doch bei einer einfachen statischen Website wird es nicht bleiben: Die Möglichkeiten – insbesondere bei der im Dienstleistungsbereich so wichtigen Interaktion – werden immer schneller wachsen.

Schließlich sind Sie sich aber auch bewusst, dass Ihre Website mit den dahinter stehenden Informationen die Anforderungen an ärztliche **Seriosität** erfüllen muss. Doch möchte der Patient hauptsächlich Folgendes:

Patientenziel

Von einem guten Zahnarzt in vertrauensvoller Weise medizinisch behandelt werden.

Und das kann bereits im Vorfeld des ersten Praxisbesuches kommuniziert werden.

Was müssen Sie noch tun, um diese Vorgaben zu erfüllen?

Literatur

Beier M, von Gizycki V (2002) Usability. Nutzerfreundliches Web-Design, 1. Aufl. Springer, Berlin

Berlit U (2009) Bedeutung der Homepage in einer Zahnarztpraxis. Studienarbeit MHH (unveröffentlicht)

DIN ISO Norm 9241–11. International Standardization Organisation 1996

Harms I, Schweibenz W, Strobel J (Zugegriffen 15. Juli 2009) Usability Evaluation von Web-Angeboten mit dem Web

Usability Index. http://usability.is.uni-sb.de/beitrag/web_usability_index.pdf
www.medizinerconsult.de Zugegriffen: 12. Nov. 2008
www.statistika.com Zugegriffen: 12. Nov. 2008
Keevil B (1998) Measuring the usability index of your Web Site. In: Conference proceedings on human factors in computing systems. http://www3.sympatico.ca/bkeevil/sigdoc98 Zugegriffen: 5. Aug. 2009
Kluck W (2014) Internetpräsenz der Zahnärzte in Deutschland. Masterarbeit EMFZ Europäische Fortbildungsakademie für Medizin und Zahnmedizin, Witten/Herdicke (unveröffentlicht)
Müller MC (2009) Die professionell erstellte Praxiswebsite – ein effektives Instrument zur Neukundengewinnung? Masterarbeit, Akademie für zahnärztliche Fortbildung Karlsruhe (unveröffentlicht)
Nielsen J Usability 101: Introduction to usability. Jakob Nielsens Alertbox. http://www.useit.com/alertbox/20030825.html Zugegriffen: 20. Juli 2009
Nielsen J, Molich R Ten usability heuristics. http://www.useit.com/papers/heuristic/heuristic_list.html Zugegriffen: 05. Aug. 2009
(N) Onliner Atlas 2015 www.initiatived21.de Zugegriffen: 20. Febr. 2016
Rennecke S (2009) Untersuchung des Übereinstimmungsgrades von experten- und nutzerzentrierten Bewertungsverfahren von Zahnarztpraxiswebsites. Bachelorarbeit FH Ludwigshafen am Rhein zusammen mit der Medizinischen Hochschule Hannover (unveröffentlicht)
Rumetsch V, Kalb P (2015) Ärztliches Werberecht. Verlag C.F. Müller, Heidelberg
Sander C (2009) Arbeitsweise von Google. Studienarbeit an der Medizinischen Hochschule Hannover (unveröffentlicht)
Scholl A (2003) Die Befragung, 1. Aufl. UTB-GmbH, Stuttgart, S. 168
Schübel F (2014) Untersuchungen zum aktuellen Nutzungsstand neuer Medien durch Zahnarztpraxen. Masterarbeit EMFZ Europäische Fortbildungsakademie für Medizin und Zahnmedizin, Witten/Herdicke (unveröffentlicht) Studie 2009: Kurzform für „Müller MC (2009) Die professionell erstellte Praxiswebsite – ein effektives Instrument zur Neukundengewinnung? Masterarbeit. Akademie für zahnärztliche Fortbildung Karlsruhe (unveröffentlicht)"
Wells W D (1999) Attitude toward the site (brief article). Journal of Advertising Search September.1999. http://findarticles.com/p/articles/mi_hb3192/is_199909/ai_n7866772/ Zugegriffen: 05. Aug. 2009
Zurstiege G (2007) Werbeforschung. UTB, Stuttgart, 1. Auflage, S. 153
Zuschlag UG (2015) Das Internet-Surfverhalten potenzieller Neukunden bei der Zahnarztsuche. Dissertation an der Medizinischen Hochschule Hannover (unveröffentlicht)

„Hier arbeite ich gern!“ – Personalmanagement als Binnenmarketing

Leena Pundt

T. Sander (Hrsg.), *Meine Zahnarztpraxis – Marketing*, Erfolgskonzepte Zahnarztpraxis & Management,
DOI 10.1007/978-3-662-52938-6_9

In der gesamten deutschen Arbeitswelt und eben auch in Zahnarztpraxen wird ein Thema die nächsten 20 Jahre beherrschen: Personalmangel. Das stellt die Praxisleitung vor ganz neue Aufgaben: Wie suche und finde ich gute Mitarbeiter? Was muss ich bieten? Welche Anforderungen gibt es an mein Führungsverhalten? Welche Rolle spielt die Kommunikation in der Praxis bei der Gewinnung von Personal und von Neupatienten sowie bei der Bindung der Bestandspatienten?

In diesem Kapitel werden verschiedene Themen aus diesem Problemfeld diskutiert. Die Leserin und der Leser erfahren, wie sie geeignete Mitarbeiter für die Praxis gewinnen und die neuen Herausforderungen an ihre Führungsrolle bewältigen können. Außerdem werden Anforderungen von jungen Menschen an den modernen Arbeitsplatz in der Praxis diskutiert und Lösungsansätze vorgestellt. Aber auch das Führen von älteren Mitarbeiterinnen und Mitarbeitern bringt Herausforderungen mit sich und kann durch aufmerksamen Einsatz von Techniken der Mitarbeiterführung zum Erfolg gelangen. Und auch der Praxisalltag kommt nicht zu kurz: Welchen Nutzen bringen neue Führungssysteme, und wie geht die Praxisleitung mit Konflikten in der Praxis um. Welche Auswirkungen haben diese Erkenntnisse auf das Binnenmarketing, also dem Management des Personals der Praxen?

9.1 Einführung

Vor zehn Jahren kamen teilweise einhundert Bewerbungen auf eine Stellenanzeige. Heute ist der Praxisinhaber froh, wenn sich überhaupt eine Zahnarzthelferin bewirbt und diese dann auch seinen Qualifikationsanforderungen entspricht.

In der gesamten deutschen Arbeitswelt und eben auch in Zahnarztpraxen wird ein Thema die nächsten 20 Jahre beherrschen: Personalmangel. Das stellt die Praxisleitung vor ganz neue Aufgaben: Wie suche und finde ich gute Mitarbeiter? Was muss ich bieten? Welche Anforderungen gibt es an mein Führungsverhalten? Welche Rolle spielt die Kommunikation in der Praxis bei der Gewinnung von Personal und von Neupatienten sowie bei der Bindung der Bestandspatienten?

In diesem Kapitel werden verschiedene Themen aus diesem Problemfeld diskutiert. Die Leserin und der Leser erfahren, wie sie geeignete Mitarbeiter für die Praxis gewinnen und die neuen Herausforderungen an ihre Führungsrolle bewältigen können. Außerdem werden Anforderungen von jungen Menschen an den modernen Arbeitsplatz in der Praxis diskutiert und Lösungsansätze vorgestellt. Aber auch das Führen von älteren Mitarbeiterinnen und Mitarbeitern bringt Herausforderungen mit sich und kann durch aufmerksamen Einsatz von Techniken der Mitarbeiterführung zum Erfolg gelangen. Und auch der Praxisalltag kommt nicht zu kurz: Welchen Nutzen bringen neue Führungssysteme, und wie geht die Praxisleitung mit Konflikten in der Praxis um. Welche Auswirkungen haben diese Erkenntnisse auf das Binnenmarketing, also dem Management des Personals der Praxen?

Tipp

Stellen Sie Ihre Praxis zukunftssicher auf: Mit einem modernen, engagierten und erfolgsorientierten Team.

Das Ziel einer jeden Zahnarztpraxis ist es, durch die kompetente und erfolgreiche Behandlung der Patienten Gewinn zu erzielen, den Unternehmenswert zu erhöhen, also Wert zu erzeugen. Diese Wertorientierung ist die Leitidee moderner Praxisführung. Oberstes Ziel – durch die erfolgreiche Behandlung der Patienten – ist dabei eine konsequente Ausrichtung aller Praxisleitungsaktivitäten auf die Steigerung dieser Werte und die nachhaltige Führung der Praxis. Primäre Funktionen einer wertschöpfenden Organisation sind unmittelbar in den Produktionsprozess eingebunden, d.h. sie sind direkt dafür verantwortlich, dass die Praxis Geld verdient. Die sekundären Funktionsbereiche, wie Praxisorganisation und Personalmanagement, sind nicht direkt am Produktionsprozess beteiligt. Sie haben unterstützende Aufgaben, die es den direkt wertschöpfenden Praxisaktivitäten erst ermöglichen, erfolgreich zu sein. So kann der Zahnarzt nur dann erfolgreich den Patienten behandeln, wenn dieser einen Termin bekommen hat, am Empfang entgegen genommen wurde, in das Wartezimmer und den Behandlungsraum geführt wurde. Ein Inlay kann nur eingesetzt werden, wenn es fristgerecht im Labor angefertigt wurde. Die Reibungslosigkeit dieser Vorgänge hängt maßgeblich von der Qualifikation und Motivation der Praxismitarbeiter ab. Leistung entsteht aus Können (Qualifikation) und Wollen (Motivation), für beides hat die Praxisleitung Sorge zu tragen.

Dieses Kapitel gibt einen Überblick über die aktuell wesentlichen Aufgabenfelder des Praxis-Binnenmarketings: Moderne Arbeitsplatzwünsche im Fachkräftemangel, Nutzen von Arbeitgebermarketing, die veränderte Rolle von Führung in Zahnarztpraxen und erfolgreiches Konfliktmanagement.

9.2 Viel mehr als Work-Life-Balance – Moderne Arbeitsplatzwünsche

Der starke Geburtenrückgang in Deutschland wird langfristig dazu führen, dass die Zahl der arbeitsfähigen Personen immer mehr abnimmt. Der Rückgang der Zahl möglicher Arbeitnehmer schafft auch für Praxen die Notwendigkeit, sich auf dem Arbeitsmarkt aufgrund besonderer Leistungen – als Arbeitgeber, nicht als Zahnarzt – von seinen Mitbewerbern abzusetzen, um weiterhin quantitativ (in ausreichender Anzahl) und qualitativ (mit den passenden Qualifikationen) ausreichend Helferinnen, Laborleiter und weitere Mitarbeiter in der Praxis beschäftigen zu können.

Hintergrund ist der viel diskutierte Fachkräftemangel als eine Folge des demographischen Wandels. Durch die geringere Anzahl der Kohorte der aktuell in den Arbeitsmarkt eintretenden Generation (auch Generation Y genannt), werden Zahnarztpraxen in einen Wettkampf um die qualifizierten Arbeitskräfte treten müssen. Gleichzeitig nimmt der Anteil an erfahrenen Arbeitskräften zu – und immer öfter arbeiten mehrere Generationen in einer Praxis zusammen. Wichtige Grundregeln für diese altersheterogene Zusammenarbeit lautet: Gegenseitige Wertschätzung durch mitarbeiterorientierte Führung zum Ausdruck bringen und auf individuelle Unterschiede berücksichtigen (Deller et al. 2014).

Die nachkommende Generation will nicht arbeiten, um zu leben. Sie will ein ausgewogenes Nebeneinander von Beruf und Freizeit – was sich im Übrigen auch immer mehr Menschen der arbeitenden Generationen wünschen. Flexibilität für die Familie, Anerkennung im Job und ein harmonisches Miteinander in der Praxis stehen bei der Arbeitsplatzwahl ganz vorn (vgl. McKinsey & Company 2015).

Die Generation Y beschreibt alle Menschen, die zwischen 1980 und 2000 geboren sind und jetzt in den Arbeitsmarkt eintreten (für einen schnellen Überblick: www.absolventa.de). Wichtige Merkmale der Generation Y sind „z. B. die Fähigkeit Informationen über das Internet zu gewinnen, neue Technologien ungezwungen zu nutzen, und [der] Wunsch, einen Unterschied zwischen der Umwelt und dem eigenen Leben zu machen" (Parment 2013). Für alle Arbeitgeber wird es eine Herausforderung sein, die Bedürfnisse der Generation Y zu befriedigen und diese Generation erfolgreich in ein bestehendes Praxisgefüge zu integrieren.

Die Bedürfnisse der Generation Y unterscheiden sich grundlegend von den Bedürfnissen der Generation X (zwischen 1960 und 1980 geboren). Hat die Generation X noch überwiegend die Lebens- und Arbeitsmodelle der Elterngeneration übernommen, so zeigt die Generation Y hingegen Energie und Willen, ihr Leben anders zu gestalten. Für sie ist die Karriere keineswegs mehr das Wichtigste im Leben. Für sie geht es vor allem um Freunde und Familie, es muss eine Work-Life-Balance vorhanden sein. Wird es ihnen ermöglicht, während der Arbeitszeit in Maßen auch privaten Angelegenheiten nachzukommen, so sind sie auch gerne bereit, einen Teil ihrer Freizeit für die Arbeit aufzugeben. Bei der Arbeit sind vor allem eine angenehme Atmosphäre und wechselnde Tätigkeiten wichtig. Selbstverständlich kann die Praxis nicht all diese Wünsche erfüllen. Jedoch gibt es einige Gestaltungsspielräume, die Praxisleitungen sich zunutze machen sollten.

- **Vereinbarkeit von Beruf und Familie**

Die Motivation und Zufriedenheit von Helferinnen, die Wert auf die Vereinbarkeit von Beruf und Familie oder ein ausgewogenes Privatleben legen, kann durch individuelle Arbeitszeitregelungen gesteigert werden. Oftmals verschieben sich die Bedürfnisse nach Vereinbarkeit über die Lebensspanne. Die Praxisleitung sollte regelmäßige Mitarbeiterbespräche durchführen, um im individuellen Gespräch mit den Helferinnen herauszufinden, welches Arbeitszeitmodell das passende ist – und ob sich Veränderungen zum letzten Gespräch ergeben haben.

Daraus ergibt sich ein erhöhter Koordinationsaufwand in der Arbeitszeitplanung für die Praxisleitung. Die Erweiterung der Praxisleitung um eine Praxismanagerin kann diesen Vorgang professionalisieren und vereinfachen (vgl. ► Abschn. 9.4). Die Außenwirkung der Praxis als Arbeitgeber, der Wert auf die Vereinbarkeit von Beruf und Familie legt, mag eine solche neue Struktur rechtfertigen.

- **Junge und jung Gebliebene: Attraktive Arbeitsbedingungen durch Lebensphasenorientierung**

Die Vereinbarkeit von Beruf und Familie ist nicht nur für junge Mütter und Väter wichtig, auch in anderen Lebensphasen kann vermehrt der Wunsch nach flexiblen Arbeitszeitmodellen aufkommen. Ein wichtiges Stichwort hierbei ist „Elder Care", für viele Arbeitnehmer kommt in einer späteren Phase des Berufslebens die Verpflichtung dazu, sich um pflegebedürftig gewordene Eltern zu kümmern. Dieser Verpflichtung, die oft eine Herausforderung für die Arbeitnehmer ist, kann die Praxisleitung entgegenkommen, indem ähnliche Arbeitszeitflexibilisierungen angeboten werden wie bei Mitarbeiterinnen rund um die Elternzeit mit eigenen Kindern.

Tipp

Für viele Mitarbeiter ist es schon vor Eintritt in die Rente ein Bedürfnis, nicht mehr in Vollzeit zu arbeiten. Auch hier kann die Praxisleitung durch regelmäßig geführte Mitarbeitergespräche individuelle Bedarfe erkennen und reagieren. Es lohnt sich, in einem persönlichen Gespräch die individuellen Lebensumstände zu berücksichtigen.

In vielen Praxen haben sich Lohnabrechnungssysteme etabliert, die einem bestimmten Schema folgen und wenig offen für Flexibilisierungen sind. Es ist in der praktischen Umsetzung jedoch viel einfacher, als es auf den ersten Blick erscheint, flexible Rahmenbedingungen umzusetzen. Erste Maßnahme sollte immer die Kommunikation mit den Helferinnen und den weiteren Angestellten sein, z. B. durch regelmäßig durchgeführte Mitarbeitergespräche (vgl. ► Abschn. 9.4).

9.3 „Da will ich hin!" Traumjob Praxis: Arbeitgebermarketing für Zahnarztpraxen

Wenn die erforderlichen Anforderungen an den modernen Arbeitsplatz aus Sicht der Praxis erfüllt sind, sollten dies die potenziellen neuen Mitarbeiter auch erfahren. Ziel eines so genannten „Employer Brandings" ist, durch die positive Reputation der Praxis nicht nur als Behandler, sondern auch als Arbeitgeber kontinuierlich ausreichend potenzielle Bewerber für die Praxis zu interessieren – um alle ausgeschriebenen Stellen angemessen, schnell und möglichst dauerhaft besetzen zu können (vgl. Nagel 2011). Employer Branding wirkt in dieser Definition zunächst nur nach Außen, jedoch ist diese Außenwirkung, die Reputation, untrennbar mit dem „Employee Branding" verbunden. Damit ist gemeint, dass die Botschaften, die von der Praxisleitung an den Bewerbermarkt gesendet werden, authentisch sein und den wahren Gegebenheiten im realen Praxisalltag entsprechen müssen. Damit wird die Bindung der vorhandenen Mitarbeiter an die Praxis gestärkt und gleichzeitig die Reputation der Praxis geformt. Sobald eine Praxis beispielsweise potenziellen neuen Helferinnen ein besonders kollegiales Arbeitsumfeld verspricht, aber am Empfang und in den Behandlungsräumen Missverständnisse, Streit oder Unzufriedenheit vorherrschen, stimmen Innen- und Außenwahrnehmung nicht überein. Potenzielle neue Helferinnen werden dies spätestens bei ihrem Bewerbungsgespräch, wahrscheinlich jedoch schon früher, z. B. in lokal organisierten Social Media-Gruppen, erfahren.

Das Mitarbeitermarketing funktioniert ähnlich wie das Patientenmarketing: Die besten Fachangestellten finden den Weg über die Empfehlung (vgl. Holtbrügge 2015) – zum Beispiel durch Ihre Helferinnen. Aber ein großer Teil der Arbeit suchenden ZFA's wird das tun, was alle tun: Googeln. Ist Ihre Praxis-Website auf Personalsuche ausgerichtet? Welche Emotionen haben Helferinnen, wenn Sie auf Ihrer Homepage landen? Die Praxis-Website gilt als das Personalmarketing-Instrument Nummer eins. Sie kann mithilfe der CUBE-Formel analysiert werden. CUBE steht für C-Content, U-Usability, B-Branding und E-Emotion. Im Folgenden sind einige Leitfragen zusammengestellt, anhand derer ein solcher Website-Check durchgeführt werden kann (nach Scholz 2014).

▪▪ Content

Finden Bewerber alle Informationen auf der Praxis-Website, die sie brauchen?

- Genaue Anforderungen der jeweiligen Stelle (Helfer/in, Laborleiter/in, ...)?
- Informationen über verschiedene Arbeitsmodelle (Vollzeit/Teilzeit)?
- Umfangreiche Informationen über Praxis-Standort und -größe?

? Ist die Praxis-Website nutzbar?

▪▪ Usability

Wie ist die „Handhabbarkeit" der Praxis-Website?

- Findet sich ein potenzieller Bewerber gleich auf der Homepage zurecht?
- Ist das Interface, die Schnittstelle zwischen Information (Stellenangeboten) und User (Bewerber), intuitiv erschließbar?
- Wie sind die Stellenangebote angeordnet?
- Ist die Website barrierefrei?

? Ist die Praxis-Website anwendbar?

▪▪ Branding

Wird die „Employer Value Proposition" klar herausgestellt?

- Baut die Praxis auf der Homepage eine klare Identität auf?
- Wird eine Arbeitgebermarke kreiert?
- Gibt es eine durchgehende Corporate Identity (medienübergreifender Einsatz von gleichen Schrifttypen, Farben, Logos ...)

? Ist die Praxis-Website unterscheidbar?

▪▪ Emotion

Macht der Besuch der Praxis-Website Spaß?

- Welche Stimmung verbreitet die Website (distanziert, steril, freundschaftlich/familiär ...)?
- Welche Farben, Formen und Bilder werden verwendet? Sind Agenturfotos verwendet oder ist das echte Team abgebildet?
- Gibt es verspielte Interfaces, die Hierarchien auflockern oder witzige Anspielungen auf das Thema Zähne oder andere Dienstleistungen der Praxis?

? Ist die Praxis-Website fühlbar?

Selbstverständlich spielen auch bei der Bewertung der Praxis als möglicher Arbeitgeber soziale Medien eine immer größere Rolle. In vielen Regionen existieren lokale Facebook-Gruppen, in denen sich z. B. Helferinnen über Arbeitsbedingungen und Führungspraktiken ansässiger Zahnarztpraxen informell und oftmals sehr offen austauschen. Dies ist ein weiterer Grund für eine authentische Haltung beim Employer Branding.

Auch Praxen selbst können durch die Einrichtung einer eigenen Facebook-Seite über sich nicht nur als Behandler informieren, sondern auch durch das Posten von Bildern aus dem Praxisalltag einen authentischen Eindruck von sich als Arbeitgeber präsentieren und gestalten. Gab es ein Team-Event? Stellen Sie ein Gruppenfoto online! Freuen Sie sich über die Einweihung des neuen Empfangstresens? Zeigen Sie es der online-Welt! So vermitteln Sie ein positives und originäres Bild über sich als Arbeitgeber.

Mit dem Ziel, die eigene Praxis als Wunscharbeitgeber in der Region zu verankern, sind perspektivisch auch weitere Maßnahmen wie z. B. das Erstellen von Youtube-Videos oder Schalten von innovativen Anzeigen denkbar. Es ist jedoch grundsätzlich zu empfehlen, zunächst die Personalmanagement-Anstrengungen nach innen zu richten. Mund-zu-Mund-Propaganda ist auch beim Personalmarketing die authentischste und wirksamste Maßnahme.

9.4 Schöne neue Arbeitswelt – Die veränderte Rolle von Führung in Zahnarztpraxen

In der Arbeitswelt von Generation Y und Social Media stellt sich auch die Frage nach neuen

Anforderungen an die Führung der Praxis und die effektive Gestaltung des Binnenmarketings. Professionelles Personalmanagement ist eine zentrale Führungsaufgabe. Direkte Auswirkungen guter Führungskultur, z. B. auf das Betriebsklima und die Motivation der Helferinnen, aber auch indirekte Auswirkungen, z. B. auf die Außenwirkung der Praxis am Arbeitnehmermarkt (Employer Branding, vgl. ► Abschn. 9.3), sind zu berücksichtigen.

Als Betriebsklima oder Organisationskultur wird die Summe der vorherrschenden Verhaltensgewohnheiten der Personen, welche die Zahnarztpraxis determinieren, verstanden. Die Organisationskultur wird maßgeblich von den Führungspersonen der Praxis bestimmt. Sie determiniert auch den Grad der Verantwortungsübernahme auf allen Ebenen, z. B. das „Mitdenken" der Helferinnen im Behandlungsprozess über den eigenen Tätigkeitsbereich hinaus. Dies geschieht in einer Praxis immer dann, wenn die Mitarbeiter motiviert und befähigt werden, in ihrem Wirkungsbereich unternehmerisch zu denken. Das Konzept der „transformationalen Führung" beinhaltet, dass durch die Art und Weise, in der das Führungsteam der Praxis die Mitarbeiter motiviert, bindet und entwickelt, die beschriebene Haltung („Mitdenken der Helferinnen") erreicht wird (vgl. Felfe 2006). Gleichzeitig wird durch „gute Führung" auch der Ruf der Praxis als exzellenter Arbeitgeber in der Region gestärkt. Hierzu gehören auch die Fürsorge für eine angemessene Work-Life Balance der Mitarbeiter sowie die individuelle Personalentwicklung der Praxisteam-Mitglieder (vgl. ► Abschn. 9.2). All dies sind klare Führungsaufgaben, die durch entsprechende Instrumente, z. B. Wahl des passenden Führungsstils und regelmäßige Mitarbeitergespräche, ausgeübt werden können.

Entscheidend sind die klare Rollenverteilung in der Praxis und die entsprechende Übernahme von Verantwortlichkeiten. Eng damit verknüpft ist die Kommunikation zwischen dem Führungsteam der Praxis und den Mitarbeitern.

Je nach Größe der Praxis sollte hier in die klare Aufteilung von Aufgaben und Befugnissen investiert werden, z. B. durch regelmäßige Teambesprechungen. Im Führungsteam der Praxis sind alle Personen in leitender Funktion und mit koordinierenden sowie anweisenden Aufgaben.

Die Praxen werden immer größer, teilweise haben Praxen und MVZ bereits 40 Zahnärzte mit 100 Helferinnen und mehr. Doch schon bei Praxen mit mehr als einem Behandler stellt sich die Frage, ob die neuen administrativen und logistischen Anforderungen in einem immer härter werdenden Wettbewerb nicht durch eine professionelle Praxismanagerin verantwortlich erfüllt werden sollten. Denn nur die Behandler (und die in der Prophylaxe tätigen Helferinnen) sind direkt wertschöpfend aktiv, ihre darüber hinausgehenden Tätigkeiten sollten aus ökonomischen Gründen auf maßgebende Führungsaufgaben beschränkt bleiben. Eine Praxismanagerin kann durch eine Zusatzausbildung und entsprechende Berufserfahrung qualifiziert werden. Sie ist Teil des Führungsteams der Praxis.

9.4.1 Zahnarzt: Geschäftsführer, Personalchef, Marketing- und Vertriebsleiter in einer Person

Unabhängig von Praxisgröße ist es wichtig, Rollendefinitionen und Aufgabenverteilungen innerhalb des Praxisteams zu klären. Führungsrollen und Aufgabenteilung sollten klar besprochen sein. Unter „Rolle" wird im Allgemeinen die Gesamtheit der Erwartungen verstanden, die an eine Person in einer Position gerichtet werden. Unterschiede in den Rollenerwartungen führen zu Verantwortungslücken und Kooperationsfehlern. Eine Auflistung von Rollen und Aufgaben von Chefbehandler (oftmals Praxiseigentümer), Praxismanagerin, Laborleiter, Helferinnen und weiteren Personen kann helfen, diese Klarheit zu erlangen. So kann der Chefbehandler und Praxiseigentümer je nach Aufgabe als Unternehmer mit Verantwortung für das Geschäft, die Strategie und die Finanzen unterwegs sein, am selben Tag jedoch auch als Zahnarzt den Patienten behandeln, sich um Formblätter und Anträge kümmern sowie als Personalchef Entscheidungen über die Personalstrategie (welche Mitarbeiter brauchen wir wann und mit welcher „Geisteshaltung") und Personalplanung (wann wird wer eingestellt) treffen. Wenn jetzt auch noch persönliche Mitarbeitergespräche als Aufgabengebiet hinzukommen, wird deutlich, warum eine

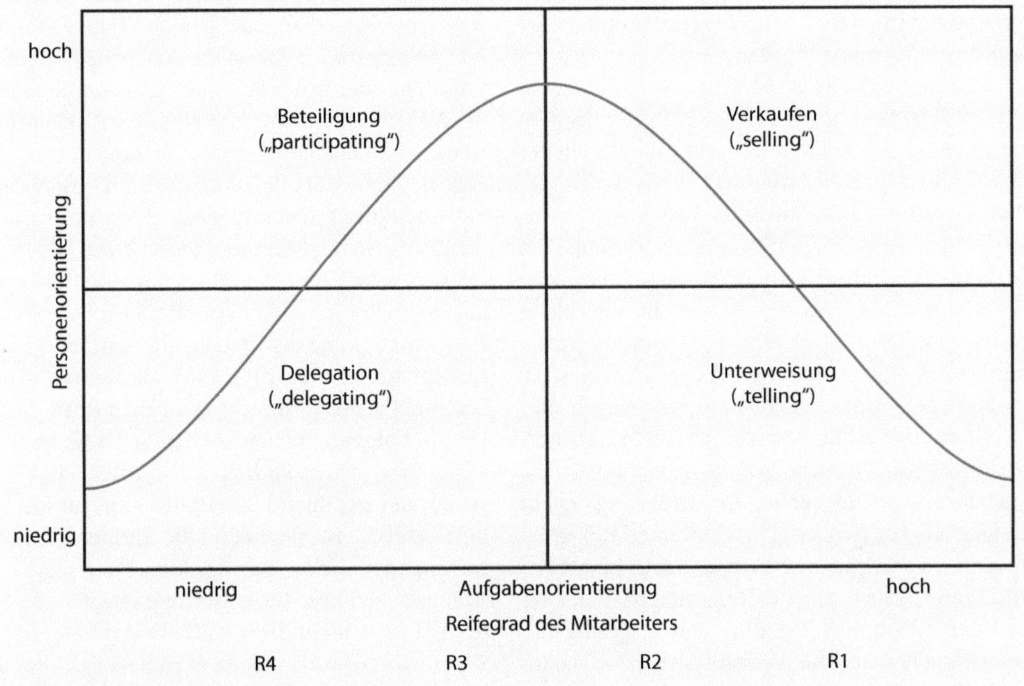

Abb. 9.1 Reifegradtheorie von Hersey/Blanchard (1969)

Unterstützung für das Binnenmarketing z. B. durch eine Praxismanagerin, durchaus Sinn machen kann.

9.4.2 Situative Führung – ein Fahrplan zum erfolgreichen Team

Eines der bekanntesten und direkt im Arbeitsalltag anwendbaren Führungsmodelle ist das so genannte Reifegradmodell von Hersey und Blanchard, das bereits in den 1970er Jahren entwickelt wurde. Kerngedanke ist, dass die Führungsperson je nach Situation unterschiedliche Führungsstile wählen soll, um bei unterschiedlichen Persönlichkeitsstrukturen der Mitarbeiter erfolgreich zu sein. Nicht jede Helferin startet mit demselben Verständnis von Abläufen und Qualitätsstandards. Die Wahl der Ansprache hängt so nicht nur von der Aufgabe, sondern auch vom aufgabenrelevanten Reifegrad z. B. der Helferin ab. Darunter wird einerseits die technische Reife verstanden, eine Aufgabe zu erfüllen, und andererseits auch die psychologische Reife, die dafür erforderliche Motivation zu besitzen (Holtbrügge 2015). Dieser Reifegrad durchläuft nach dem Modell eine Entwicklungskurve, die vier idealtypische Führungsstile beinhaltet (vgl. Abb. 9.1).

Den Startpunkt stellt die „Unterweisung" des Mitarbeiters dar. Hierbei werden die einzelnen Aufgaben genau erklärt und auch die Reihenfolge der Aufgaben von der Führungsperson bestimmt. Dieser Führungsstil hängt mit einer niedrigen aufgabenbezogenen Reife des Mitarbeiters zusammen, z. B. bei Auszubildenden oder neuen, noch unerfahrenen Mitarbeitern.

Wenn davon ausgegangen werden kann, dass der Mitarbeiter bereits einige Kenntnisse zur Erfüllung der Aufgabe besitzt, wird im Modell von einem höheren Reifegrad des Mitarbeiters gesprochen. Wenn sich ein Mitarbeiter also z. B. durch eine gewisse Zeit der Zusammenarbeit in der Praxis fachlich weiterentwickelt hat, bietet sich ein gleichzeitig mitarbeiter- und aufgabenbezogener Führungsstil an. Es kommt jetzt darauf an, die Mitarbeiter zu überzeugen („Verkaufen" der Aufgaben als Führungsstil).

Eine „Beteiligung" des Mitarbeiters am Entscheidungsprozess findet mit zunehmender Reife des

Mitarbeiters statt. Hierbei sehen sich Führungsperson und Mitarbeiter als gleichberechtigt und treffen Entscheidungen gemeinsam.

Sozusagen als Kür ist bei Mitarbeitern mit sehr hohem Reifegrad, also großer Berufserfahrung im betreffenden Aufgabengebiet und Expertise in der Durchführung, Delegation der Führungsstil der Wahl. Hierbei kann dem Mitarbeiter auch komplette Entscheidungsfreiheit gelassen werden. Dies setzt entsprechendes Vertrauen in die Kompetenzen des Mitarbeiters voraus, ist jedoch ein hocheffektiver Führungsstil: Der delegierenden Führungspersonen werden Ressourcen für weitere Aufgaben freigesetzt.

Nach diesem Modell sind immer diejenigen Führungspersonen erfolgreich, die je nach Mitarbeiterqualifikation den passenden Führungsstil anwenden. Eine der Hauptaufgaben der Praxisführung besteht demnach darin, den aufgabenrelevanten Reifegrad des Mitarbeiters zu erkennen und sich in der Art und Weise der Ansprache daran anzupassen. Dies erfordert eine hohe Flexibilität und Empathie und könnte auch durch die Aufstellung der Praxis mit einem Führungsteam unterstützt werden.

9.4.3 Kommunikation ist alles – Mitarbeitergespräche richtig führen

Es wurde bereits deutlich, dass die Kommunikation mit den Helferinnen und den weiteren Angestellten essentiell ist – und Chefsache. Kommunikation in der Praxis findet auf drei Ebenen statt: auf individueller, organisationaler und öffentlicher Ebene (vgl. ► Abschn. 9.2).

Auf individueller Ebene finden die Mitarbeitergespräche statt. Sie sollten idealerweise mindestens einmal jährlich sowie nach Bedarf, z. B. bei Änderung der Lebensumstände eines Angestellten, durchgeführt werden. Wichtig ist, dass die Mitarbeitergespräche von der Praxisleitung persönlich durchgeführt werden. Dies transportiert Wertschätzung und eine angemessene Bedeutung des Termins auch für „die Chefs". Auf organisationaler Ebene sind zwei Aspekte bedeutend: Erstens die Praxisorganisation, ein Management des Funktionsrahmens der Praxis. Auch dies kann durch die Einstellung einer Praxismanagerin wesentlich unterstützt werden. Auf öffentlicher Ebene ist die Außenwirkung der Praxis als Arbeitgeber gemeint (vgl. ► Abschn. 9.2). Selbstverständlich ist die exzellente Betreuung und Behandlung der Patienten an erster Stelle für die Außenwirkung der Praxis zu sehen. Allerdings ist nicht unabhängig davon der Gesamteindruck des Miteinanders in der Praxis für das Wohlbefinden des Patienten und Inhalt seiner Berichterstattung über die Praxisleistung nicht zu unterschätzen.

Für Mitarbeitergespräche gibt es kein starres, allgemeingültiges Ablaufschema. Sie müssen unter Berücksichtigung der jeweiligen Situation, der entsprechenden Zielsetzung sowie der individuellen Eigenheiten der Gesprächspartner geführt werden. Die im Folgenden dargestellten Schritte des Mitarbeitergesprächs sind also als „roter Faden" zu sehen, der genügend Spielraum gibt, im Einzelfall flexibel zu reagieren und die Aktionen der entsprechenden Zielsetzung des Mitarbeitergesprächs anzupassen. Diese Orientierungsschritte können in der Praxis nicht die inhaltliche Argumentation abnehmen. Er trägt jedoch dazu bei das Gespräch zu strukturieren, wesentliche Gesprächsteile nicht zu vergessen und das Gesprächsziel nicht aus den Augen zu verlieren.

Ablauf eines Mitarbeitergesprächs

Vorbereitung

- verschieben Sie ggfs. das Gespräch, wenn Sie unter Zeitdruck stehen oder das Gefühl haben Informieren Sie Ihren Mitarbeiter frühzeitig über den Gesprächstermin, die ungefähre Dauer (ca. 1 Std.) und den Inhalt (Jahresgespräch, abgeschlossene Prüfung, Neustrukturierung der Aufgaben, Weiterbildungsangebote, ...).
- Bereiten Sie das Gespräch gründlich vor – bitten Sie ggfs. auch den Mitarbeiter im Vorfeld um eine (schriftliche) Vorbereitung.
- Planen Sie ausreichend Zeit ein und stellen Sie sicher, dass Sie sich ungestört unterhalten können.
- Sorgen Sie für eine angenehme Atmosphäre und, sich aus anderen Gründen nicht 100 %ig auf das Gespräch einlassen zu können.

Schritt 1: Positive Eröffnung

- Höflichkeit und Freundlichkeit sind – unabhängig vom Gesprächsanlass – Grundvoraussetzungen eines jeden Gesprächs.
- Gehen Sie auf den Mitarbeiter zu, begrüßen Sie ihn und danken Sie ihm für sein Kommen.
- Bieten Sie dem Mitarbeiter etwas zu trinken an (Wasser, Kaffee, Tee) und beginnen Sie mit einem leichten Small-Talk Thema, z. B. zum Wetter („Ice-breaker").
- Setzen Sie sich mit ihm an einen geeigneten Tisch und unterstreichen Sie so die Bedeutung des Gesprächs.
- Stellen Sie einen persönlichen Kontakt her und tragen Sie so zu einem positiven und offenen Gesprächsklima bei.
- Umreißen Sie den Gesprächsanlass und die Gesprächsziele.
- Stellen Sie dar, wie Sie im Gespräch vorgehen werden.
- Nennen Sie den Zeitrahmen.

Schritt 2: Anlass nennen und Mitarbeiter äußern lassen

- Idealerweise haben Sie den Mitarbeiter bei der Vereinbarung des Gesprächstermins veranlasst, sich selbst vorzubereiten.
- An dieser Stelle geben Sie ihm zunächst Gelegenheit, seine Sichtweise darzustellen.
- Geben Sie dem Mitarbeiter Gelegenheit, seinen Gefühlen unumwunden Luft zu machen.
- Achten Sie an dieser Stelle nicht auf Sachlichkeit, sondern akzeptieren Sie die Emotionalität seiner Ausführungen.

Schritt 3: Geduldig zuhören

- Unterbrechen Sie ihn in diesem Gesprächsabschnitt nicht, sondern machen Sie sich Notizen zu Punkten, auf die Sie später eingehen wollen.
- Kommentieren Sie diese Äußerungen nicht.
- Fragen Sie nach, wenn Sie etwas nicht verstehen.
- Stellen Sie anschließend Ihre eigene Meinung dar, indem Sie seine Ausführungen bestätigen, weiterführen oder ihre eigene Sicht darstellen.

Schritt 4: Gemeinsam Entwicklungsfelder benennen

- Arbeiten Sie gemeinsam mit dem Mitarbeiter die Unterschiede in den einzelnen Sichtweisen heraus.
- Suchen Sie gemeinsam nach Ursachen für diese unterschiedliche Betrachtungsweise.
- Suchen Sie nach Lösungen, die für beide Gesprächspartner akzeptabel sind.
- Seien Sie offen für die Sichtweise des Mitarbeiters und versuchen Sie, diese nachzuvollziehen.
- Reden Sie nicht um den „heißen Brei" herum, sondern bringen Sie Ihre eigene Meinung deutlich zum Ausdruck und beziehen Sie Stellung.
- Seien Sie so flexibel, Ihre eigene Meinung zu ändern, wenn sich im Gespräch entsprechende Aspekte ergeben.
- Fassen Sie zusammen und sichern Sie Zwischenergebnisse.
- Behalten Sie das Gesprächsziel vor Augen.

Schritt 5: Gute Leistungen loben

- Falls noch nicht im bisherigen Gesprächsverlauf geschehen, denken Sie daran gute Leistungen der Mitarbeiterin zu loben und hervorzuheben.
- Jeder Mitarbeiter hat Talente und bringt zumindest in einzelnen (Teil-)bereichen gute Leistungen. Erwähnen Sie diese wertschätzend im Gespräch.

Schritt 6: Einvernehmlicher Schluss, ggf. mit Vereinbarungen

- Fassen Sie alle wichtigen Punkte noch einmal kurz zusammen.
- Vereinbaren Sie Ergebnisse und halten Sie diese schriftlich fest (Wer macht was bis wann?).
- Zeigen Sie ggf. noch einmal die Differenzen und die vereinbarten Kompromisse auf.

Nachbereitung

- Welche Maßnahmen müssen Sie veranlassen?
- Welche Gesprächsziele haben Sie erreicht?
- Welche neuen Erkenntnisse haben Sie über Ihren Gesprächspartner gewonnen und was sollten Sie bei zukünftigen Gesprächen beachten?
- Welches Bild hat der Gesprächspartner von Ihnen gewinnen können?
- Haben Sie sich im Gespräch richtig verhalten, bzw. was würden Sie beim nächsten Mal anders machen? (Reflexion)

Die in diesem Kapitel angesprochenen Aspekte können das anspruchsvolle und komplexe Thema „Personal" nur anreißen. Für weitergehende Informationen wird die einschlägige Literatur oder die Kontaktaufnahme mit den Autoren empfohlen.

Literatur

Deller J, Pundt L, Wöhrmann AM (2014) Führung von Silver Workers. In: Felfe J (Hrsg) Trends der psychologischen Führungsforschung – Neue Konzepte, Methoden und Erkenntnisse. Hogrefe Verlag, Göttingen

Felfe J (2006) Transformationale und charismatische Führung – Stand der Forschung und aktuelle Entwicklungen. Zeitschrift für Personalpsychologie 5(4):163–176

Holtbrügge D (2015) Personalmanagement, 6. Aufl. Springer, Heidelberg

https://www.mckinsey.de/sites/mck_files/files/230915_pm_most_wanted.pdf Zugegriffen: 20. Febr. 2016

McKinsey & Company (2015/Zugegriffen: 10. Apr. 2016) Arbeitgeberwahl: Toptalente setzen auf kollegiale Zusammenarbeit und fachliche Weiterentwicklung

Nagel K (2011) Employer Branding. Starke Arbeitgebermarken jenseits von Marketingphrasen und Werbetechniken. Linde International, Wien

Parment A (2013) Die Generation Y – Mitarbeiter der Zukunft motivieren, integrieren, führen, 2. Aufl. Springer, Wiesbaden

Scholz C (2014) Grundzüge des Personalmanagements, 2. Aufl. Vahlen, München

Marketing-Controlling – Wie optimiere ich meinen Erfolg?

Thomas Sander

T. Sander (Hrsg.), *Meine Zahnarztpraxis – Marketing*, Erfolgskonzepte Zahnarztpraxis & Management,
DOI 10.1007/978-3-662-52938-6_10

In diesem Kapitel wird in die Grundlagen eines geeigneten Marketing-Controllings eingeführt. In Anwendungsbeispielen wird gezeigt, wie die Mittel zur Neupatientengewinnung optimal gesteuert werden können. Die sogenannten Konversionsraten zeigen dabei an, wie wirkungsvoll die verschiedenen Maßnahmen sind. Z. B. kann jede Praxis im Mittel 50–250 Neupatienten pro Monat über das Internet generieren.
Mit Konversionsquotienten wird ausgedrückt, wie effizient die Maßnahmen im Einzelnen sind und wie das Werbebudget bei gleichem Erfolg verringert bzw. bei Budgetoptimierung die Neupatientenzahl vergrößert werden kann. Der Übergewinnfaktor drückt aus, welche Vorteile der Praxisinhaber aus seinen Werbeaktivitäten ziehen kann.
Schließlich wird erklärt, wie das Webcontrolling, also das Erfassen und Nutzen der relevanten Daten aus den Webanalyse-Tools, in das gesamte Marketing-Controlling eingebettet werden kann. Die für die Praxis wichtigen Begriffe werden erklärt.

10.1 Einführung und Definition

Während die vorangehenden Kapitel eher das Grundwissen des zahnärztlichen Marketings beinhalten, über das jeder Zahnarzt Kenntnisse haben sollte, richtet sich dieser Abschnitt eher an die Fortgeschrittenen. Es geht um die Frage, wie das Marketing optimiert werden kann.

Controlling ist ein Begriff der Wirtschaftslehre und bezieht sich auf die Wirtschaftlichkeit eines Unternehmens im Allgemeinen. In der hier vorgenommenen Definition wird der Begriff im Hinblick auf das Marketing konkretisiert.

> **Controlling** ist eine Teilfunktion der Unternehmensführung und erfüllt die Aufgabe der Information an die Unternehmensleitung und hat eine Steuerungs- sowie Führungsfunktion. Im Speziellen geht es um die Steuerung der Wirtschaftlichkeit (operatives Controlling) und um den Aufbau von Potenzialen mit Hilfe von Analysen (strategisches Controlling).

Im Folgenden wird diese Definition auf das Marketing angewendet. Marketing-Controlling soll dabei unterstützen, die für Marketing und Werbung eingesetzten Mittel im Hinblick auf den Gewinn der Praxis zu optimieren und mit Hilfe von Marktbeobachtungen neue Potenziale zur Gewinnung von Patienten zu aktivieren. Dazu werden Messinstrumente wie Patientenbefragungen, betriebswirtschaftliche Daten der Praxis und Websitetracking sowie Vergleichswerte von Studien und anderen Praxen eingesetzt.

Tipp

Erfolgreiches Marketing-Controlling setzt sehr viele Erfahrungen mit Marketing und Praxisökonomie voraus.

10.2 Konversionen

10.2.1 Definition

Unter Konversion versteht man im Marketing die Umwandlung eines Interessenten in einen Käufer. Grundsätzlich sind alle Menschen potenzielle Interessenten für die Dienstleistung des Zahnarztes, im Gegensatz zu vielen Produkten und Dienstleistungen, die sich an nur bestimmte Zielgruppen, ggf. auch zeitlich begrenzt, richten: So ist z. B. der Autor im Sommer ein potenzieller Interessent für Wanderstiefel, im Gegensatz zu vielen anderen Menschen, die nicht gern wandern und sich deshalb auch nicht für Wanderstiefel interessieren. Für die Zahnarztpraxis sind interessierte Patienten die, die grundsätzlich nichts dagegen haben, den Zahnarzt zu wechseln oder sogar aktiv wechseln möchten.

10.2.2 Konversionsprinzip am Beispiel von Zahnarztpraxen

70 Mio. von den ca. 82 Mio. Menschen in Deutschland sind relevante potenzielle Interessenten für eine Zahnarztpraxis. Davon gehen 35 % zweimal und

44 % einmal pro Jahr zum Zahnarzt (www.mingle-trend). Es gibt danach mindestens 80 Mio. regelmäßige Kontakte in den Praxen, dazu kommen noch die, die unregelmäßig zum Zahnarzt gehen.

Um abzuschätzen, wie viele Patienten pro Praxis relevante potenzielle Interessenten sind, gehen wir zunächst von den o.g. 79 % der 70 Mio. Menschen aus, die im Schnitt 1,45 mal pro Jahr zum Zahnarzt gehen, also 55 Mio. Hinzu kommen noch die Unregelmäßigen. Es handelt sich also insgesamt um mindestens 4,6 Mio. Patienten, die in jedem Monat eine Praxis aufsuchen. Davon bleiben 90 % ihrem Zahnarzt treu, aber 10 % sind tatsächlich an einem Wechsel interessiert, also 460.000 Patienten. Bei knapp 46.000 Praxen werden also 10 Patienten pro Praxis und Monat zu Neupatienten, weil sie zu- oder umgezogen sind, weil der alte Zahnarzt die Praxis geschlossen hat, weil ihnen der neue Zahnarzt von Freunden ans Herz gelegt wurde oder weil sie einfach unzufrieden waren. Diese Zahl korrespondiert gut mit den in den Studien von Müller und Zuschlag ermittelten Werten, die aber den Bezug zum Behandler und nicht zur Praxis hergestellt haben. In unserer obigen Berechnung haben wir aber einige Reserven, so dass sich die Zahlen gut bestätigen.

Wie viele Praxen befinden sich in Ihrem wettbewerblichen Umfeld? 10, 20, 50? In Großstädten sind im relevanten Einzugsgebiet einer Praxis teilweise mehr als 50 Zahnärzte ansässig.

Damit suchen in jedem Monat 500 Patienten in dem Einzugsgebiet Ihrer Praxis einen neuen Zahnarzt. 50–250 finden ihren neuen Behandler im Internet. Und Sie gewinnen davon keinen einzigen Patienten, wenn sie keine, eine schlecht gemachte oder eine schlecht platzierte Website haben.

Für diese (in diesem Rechenbeispiel) 500 Patienten interessieren sich also 50 Praxen, die Aufmerksamkeit erzeugen und dann die Patienten überzeugen müssen, in ihre Praxis zu kommen. Wie das funktioniert, wird in ▸ Kap. 3 ausführlich dargestellt. Es handelt sich hierbei keineswegs um Verdrängungswettbewerb; es geht um frei verfügbare Interessenten.

Um darzustellen, wie dieser Prozess abläuft, werden gern sogenannte Konversionstrichter verwendet.

In ◘ Abb. 10.1 ist ein solcher Trichter dargestellt. Durch ein Praxisschild, ein Plakat oder das Internet wird allen potenziellen Konsumenten (das sind die vielen Smilies oben im Bild) ein Kontaktangebot gemacht. Als erste Konversionsstufe bezeichnen wir die, bei der die Konsumenten das Kontaktangebot annehmen: Sie schauen auf das Praxisschild, die Zeitungsanzeige oder finden im Arztbewertungsportal mehrere interessante Praxen. In der zweiten Konversionsstufe werden die Patienten von Wahrnehmern zu Kontaktaufnehmern „gewandelt". Naturgemäß werden das pro Praxis immer weniger. Schließlich findet noch der Übergang statt in die Patienten, die tatsächlich in die Praxis kommen (Konversion 3) und schließlich in die, die tatsächlich eine Leistung in Anspruch nehmen (Konversionsstufe 4). Auf jeder Konversionsstufe (KV) muss der Leistungsanbieter das jeweils Geeignete tun, um den Patienten in der Konversionshierarchie letztlich zu seinem Patienten zu machen (ein Smilie wurde gewonnen).

In ◘ Abb. 10.2 ist der Konversionstrichter schematisch für das Gewinnen von Patienten über die Website dargestellt.

Auf der Grundebene findet das Bereitstellen der Website im Internet dar. Um zu erreichen, dass potenziell interessierte Konsumenten die Website auch finden können, betrachten wir hier erstens nur die Zielgruppe, die über das Internet einen neuen Zahnarzt sucht, und zweitens, dass wir durch die richtigen SEO-Maßnahmen dafür sorgen, dass die Website bei Eingabe der passenden Keywords auch tatsächlich auf dem Bildschirm erscheint, und zwar möglichst ganz oben. Wenn also die Website gut rankt und der sichtbare Eintrag bei Google „mehr verspricht", besteht die Chance, dass die Seite angeklickt wird (KV 1). Diese Chance wird erhöht, wenn die Praxis auf der ersten Seite gleich mehrmals vertreten ist, z. B. in der organischen Suche und bei den Anzeigen (AdWords).

Tipp

Sie erhöhen die Chance, dass Ihre Website angeklickt wird, wenn sie bei der Googlesuche mehrfach angezeigt wird. Das macht z. B. den Einsatz von Google AdWords und sinnvoll.

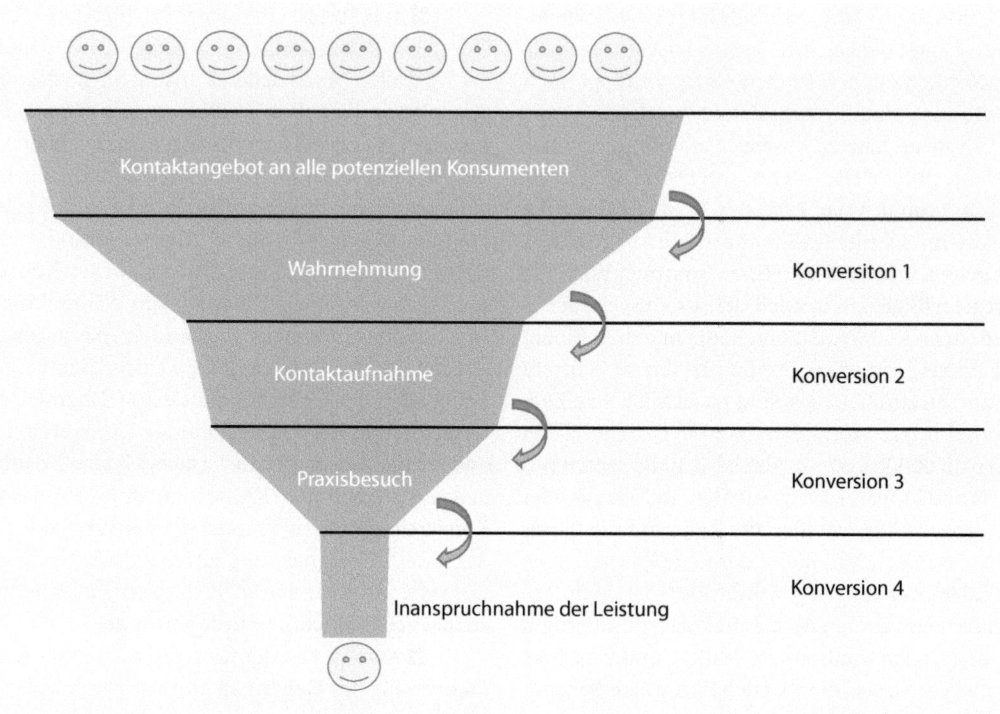

Abb. 10.1 Grundschema eines Konversionstrichters

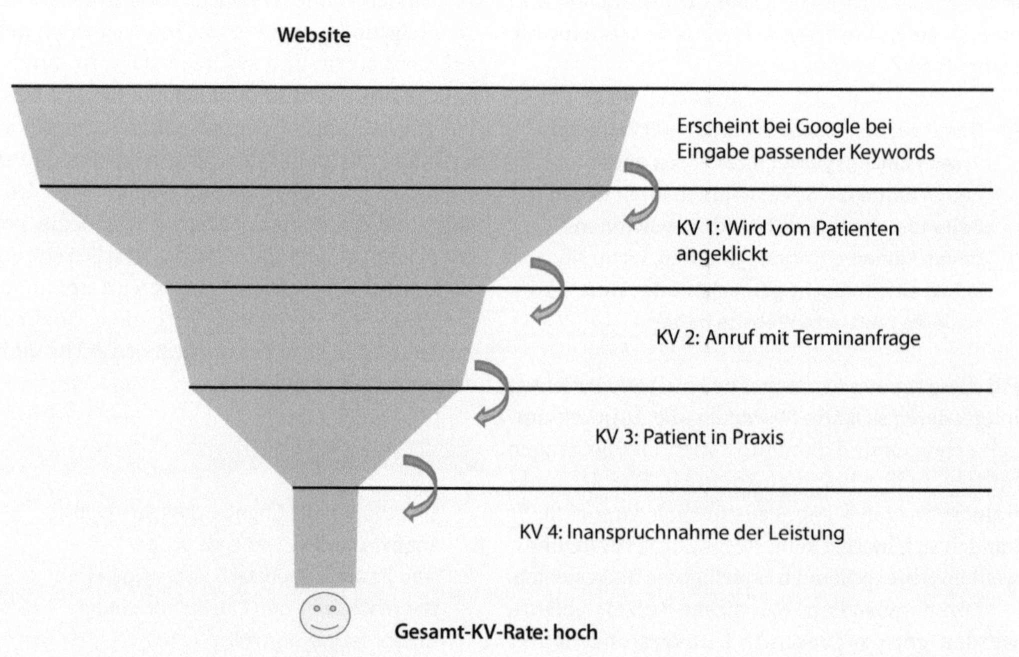

Abb. 10.2 Konversionstrichter am Beispiel Website

Sie können das bei Google ausprobieren, indem Sie z. B. „Amazon" eingeben. Obwohl man meinen könnte, dass die Konsumenten, die Amazon eintippen, ja genau Amazon suchen und dass deshalb der organische Eintrag, der auch sofort ganz oben erscheint, reichen müsste, sehen Sie im Regelfall darüber noch eine Amazon-Anzeige (AdWords). Dafür setzt Amazon sehr viel Geld ein, weil es die Chance auf das Wandeln auf die erste KV-Stufe noch erhöht. Deshalb setzen marketingaktive Praxen alles daran, dass sie mehrfach erscheinen (AdWords, Google Plus, Arztverzeichnisse und-bewertungsportale, Städteverzeichnisse und vieles mehr). Es ist das erste Ziel im Außenmarketing, hier auf diese Weise erfolgreich zu sein.

Ist die Wandlung in KV 1 geglückt, muss die Website nun so gestaltet sein, dass die Patienten mindestens nicht sofort wieder wegklicken bzw. abspringen. Damit haben wir uns ausführlich in ► Kap. 8 beschäftigt. Ziel der professionellen Websitegestaltung ist es, Vertrauen zu wecken und den Patienten zu bewegen, Kontakt zur Praxis aufzunehmen (KV 2). Wenn der Patient die Praxis betritt, wird das **Binnenmarketing** relevant, um den Patienten zu versorgen und anschließend an die Praxis zu binden.

Die Gesamt-Konversionsrate ist beim Webmarketing relativ hoch, das heißt gemäß dem obigen Zahlenbeispiel, dass von den ca. 50 bis 250 Patienten, die um Umkreis einer Praxis in jedem Monat einen Zahnarzt über das Internet suchen, im Mittel 1 bis 5 pro Praxis konvertiert werden. Praxen, die marketingaktiv sind, erreichen hier viel mehr Neupatienten. Die KV-Quoten liegen im einstelligen Prozentbereich. Der Trichter ist schmal.

Die Rate bezieht sich stets auf die absolute Zahl der gewonnenen Patienten, die Quote auf prozentuale Anteile.

Im Gegensatz dazu sind die Gesamt-Konversions-Quoten wegen der erheblichen Streuverluste z. B. bei der Zeitungswerbung, sehr klein. In ◘ Abb. 10.3 ist das schematisch dargestellt.

Mit einer Anzeige unterbreiten Sie allen Lesern z. B. einer Tageszeitung ein Kontaktangebot. Nur sehr wenige davon können Sie in die nächste KV-Stufe wandeln, weil nur vergleichsweise relativ wenige Konsumenten gerade einen neuen Zahnarzt suchen. Um die mit Anzeigen beabsichtigte Imagebildung zu

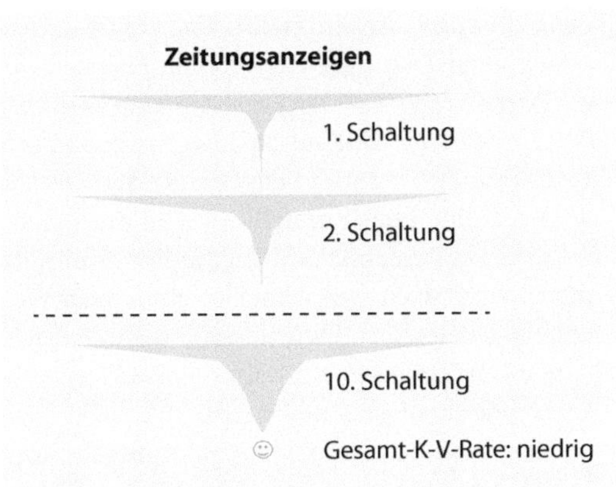

◘ **Abb. 10.3** Konversionstrichter für Zeitungsanzeigen

erreichen, müssen Sie diese dann auch vielfach und dauerhaft schalten. Mit der Zeit erhöht sich dann die Zahl derer, die Ihre Anzeige wahrnehmen (KV 1). Erst nach 1–2 Jahren können Sie davon ausgehen, dass sich zufällig gerade suchende Interessenten an Ihre Anzeige und die darin transportierten Inhalte bzw. Emotionen erinnern und Kontakt aufnehmen (KV 2). Danach ist der Prozess mit dem des Web-KV-Trichters vergleichbar. Die Gesamt-Konversionsquote ist äußerst klein, der Trichter ist breit.

Diese unterschiedlichen Wahrnehmungs- und Angebotsformen können in zwei Kategorien eingeteilt werden: Während das Webmarketing die aktive Auseinandersetzung bedient (vgl. auch ► Abschn. 5.2), richten sich z. B. Zeitungsanzeigen oder Plakate an die passive Nutzungsbereitschaft der Verbraucher. Dazu ist ein erhöhter Aufwand erforderlich, was auch zu höheren Kosten führt. Allgemein geht der Trend immer mehr zum Werben mit aktiver Auseinandersetzung, wobei auch Zeitungsanzeigen und Plakate Wirkung entfalten und daher sinnvoll sein können. Das muss im jeweiligen Einzelfall betrachtet werden und setzt Marketing-Controlling voraus.

10.2.3 Konversionen in der Kieferorthopädie

Kieferorthopädischen Leistungen werden, wenn überhaupt, im Normalfall maximal einmal im Leben eines Patienten in Anspruch genommen (im Vergleich gehen Patienten 1,45 mal jährlich zum Zahnarzt). Das

Potenzial ist also verhältnismäßig klein. Entsprechend entfalten hier Zeitungsanzeigen oder Plakate kaum eine Wirkung (der KV-Trichter ist extrem breit). Die erste Aufmerksamkeit auf die kieferorthopädische Praxis erlangt der Patient bzw. seine Eltern in den meisten Fällen über Empfehlung von Zahnärzten und/oder über Freunde und Verwandte. Vom Autor untersuchte Praxen verzeichnen aber durchaus Webquoten bei den (Neu-)Patienten von mehreren zehn Prozent (im Gegensatz zur Zahnmedizin liegen hier keine repräsentativen Studien vor).

Gleichwohl ist die Neupatientenrate sehr hoch: Eine KFO-Praxis benötigt ca. 50 bis 150 neue Patienten im Quartal (Starts, Beauftragung der Behandlung), um wirtschaftlich erfolgreich zu sein, also 15 bis 50 neue Patienten im Monat. Diese Rate liegt also noch deutlich höher als in der Zahnarztpraxis, was ein ausgesprochenes Zielgruppenmarketing erforderlich macht. Dies geschieht in erster Linie über das Empfehlungsmarketing, das heißt, dass der Kieferorthopäde eine als perfekt angesehene Leistung (Zielrichtung Eltern) und/oder ein emotional äußerst positiv wirksames Wahrnehmen in der Praxis (Kinder/Jugendliche und dann Eltern) bewirken muss. Beides wird extrem vom Verhalten des Praxisinhabers geprägt.

Hinsichtlich des Außenmarketings ist die zielgruppenorientierte Website und auch die Teilnahme an Social Media unerlässlich. Die Anforderungen an das SEO sind hier nicht so hoch wie bei Zahnarztpraxen, weil die Zahl der konkurrierenden Praxen klein ist. Positiv wirken sich ein guter Bekanntheitsgrad in der Zielgruppe sowie das Kontakthalten zu den zahnärztlichen Kollegen aus. Teilweise bieten Kieferorthopäden Veranstaltungen in der Praxis für die Zielgruppe an, teilweise sind sie in Schulen aktiv.

Hinsichtlich der Erwachsenen-KFO empfehle ich die Kombination von imagebildender Zeitungswerbung in Verbindung mit einem hochwertigen Webauftritt. Erwachsenen-KFO bietet nicht in dem Maß Chancen für ein wirksames Empfehlungsmarketing wie in der Kinder-KFO und in der Zahnmedizin.

10.2.4 Konversionen in der Spezialpraxis

Unter Spezialpraxen werden Oralchirurgie- oder MKG-Praxen bzw. z. B. auch spezialisierte Endodontie-Praxen verstanden. Diese Praxen können entweder ein ausgeprägtes Zuweisermarketing betreiben, ein reines Patientenmarketing oder eine Mischform. Grundsätzlich ist der KV-Trichter schmaler als in der Kieferorthopädie, weil die Leistungen zwar weniger oft als in der normalen Zahnheilkunde, aber potenziell häufiger als die kieferorthopädischen Leistungen durchgeführt werden. Je nachdem müssen geeignete Mischformen des Marketings erarbeitet werden.

Insgesamt werden in Deutschland ca. 1,2 Mio. Implantate pro Jahr gesetzt, also etwa 15 pro 1000 Einwohnern. In einer Stadt mit 100.000 Einwohnern werden also 1500 Implantate gesetzt. Pro 100.000 Einwohner gibt es eine MKG-Praxis, und 40 % aller Implantate werden in MKG-Praxen gesetzt also ca. 600. Dieser Mittelwert zeigt das Potenzial auf, einige wenige Praxen inserieren mehr als 1000 Implantate pro Jahr.

Um die übrigen 60 %, also 900 Implantate pro Jahr, streiten sich knapp 100 Zahnärzte. Das ergibt ein Gesamtpotenzial von 9 Implantaten pro Zahnarzt. Nach Paarsch (2013) beträgt der Mittelwert der in Zahnarztpraxen gesetzten Implantate 16.

10.2.5 Konversion KV 4 in der Praxis

In Zeiten des reinen Verkäufermarktes strebte die Konversionsquote, wenn der Patient in der Praxis angenommen wurde, gegen 100 %, das heißt, dass fast alle HKP auch umgesetzt wurden. Heute, in Zeiten eines Käufermarktes, holen sich immer mehr Patienten sich eine zweite Meinung oder ein zweites Angebot ein. Die KV-Quoten liegen daher für KV 4 im Bereich zwischen 50 und 95 %, als Mittelwert kann von 80 % ausgegangen werden. Um eine Einschätzung über die Angemessenheit der eigenen KV-Quote zu erlangen, wird die zahnmedizinische Praxis mit hochwertigem, beratungsintensivem Einzelhandel verglichen: Dort liegt die KV-Quote bei 75 %, wobei 50 % den Kaufvertrag sofort und 25 % nach 4–6 Wochen abschließen.

Der Autor empfiehlt aufgrund seiner Praxiserfahrung, eine KV 4-Quote von 80 % und mehr anzustreben, wobei bei einer Quote von weniger als

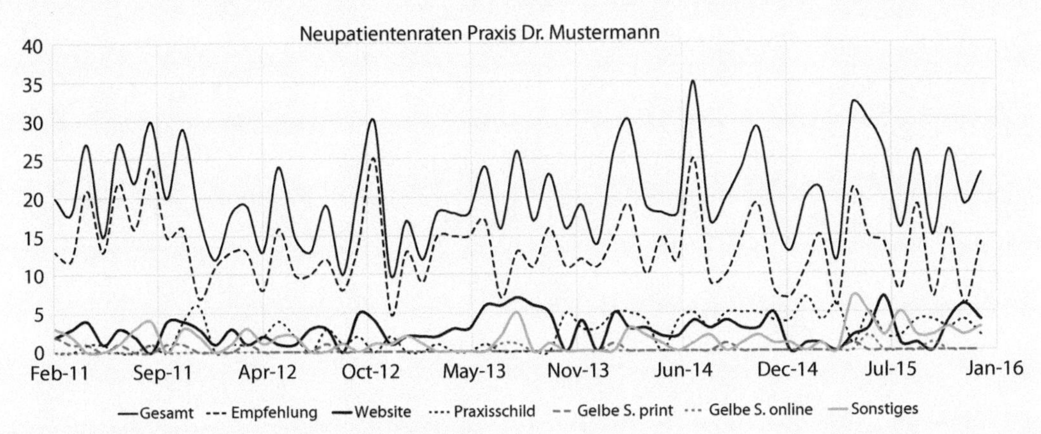

Abb. 10.4 Beispiel für einen Neupatientenratenverlauf

75 % eine Untersuchung eingeleitet werden sollte, warum das so ist. Es kann dann davon ausgegangen werden, dass in der Patientenansprache nicht das ganze Potenzial ausgeschöpft wird.

10.3 Marketing-Controlling in der Praxis

Mit Marketing-Controlling wird das Marketing der Praxis dahingehend gesteuert, dass die Instrumente zur Neupatientengewinnung effizient eingesetzt werden. Hier muss eine klare Trennlinie zur betriebswirtschaftlichen Betreuung der Praxis gezogen werden. So können z. B. zu viele Neupatienten dann unwirtschaftlich werden, wenn zur Leistungserbringung ein weiterer Zahnarzt oder Personal im Allgemeinen eingestellt werden muss, dieses dann aber nicht voll ausgelastet ist. Außerdem liegt in der Medizin die Besonderheit vor, dass die angebotene Dienstleistung in großen Teilen vom Inhaber selbst erbracht wird (typische Freiberuflersituation). Es ist nicht vorteilhaft, wenn die Investition in die Gewinnung eines Neupatienten so hoch ist, dass die zusätzliche dadurch induzierte Leistung nur noch zu einem geringen Stundengewinn erbracht werden kann. Im Folgenden wird in diesem Zusammenhang vom „Übergewinn" gesprochen.

Eine direkte Zusammenarbeit von Controller und betriebswirtschaftlichem Berater der Praxis ist unerlässlich, wenn diese Tätigkeiten nicht ohnehin in Personalunion erfolgen.

Die folgenden Inhalte sind grundsätzlich eher betriebswirtschaftlicher Natur und auch zur Veröffentlichung in entsprechender Fachliteratur geeignet. Der Autor hat sich im Hinblick auf das Verständnis und die Anwendbarkeit in der Praxis dazu entschieden, auf Formeln zu verzichten und eher in Form von Beispielen zu erklären.

Grundsätzlich setzt ein wirksames Controlling eine gute Mitarbeit der Praxis (Compliance) voraus. Wenn die Daten nicht vollständig erhoben und dem Controller zugeleitet werden, kann das Controlling keine Erfolge bringen.

10.3.1 Messen ist essenziell

Voraussetzung für das Controlling ist die ständige Messung der Neupatientenraten und -quoten (vgl. ▶ Abschn. 5.6). Eine monatliche Auswertung wird empfohlen.

In Abb. 10.4 ist der Neupatientenratenverlauf einer durchschnittlichen Einbehandlerpraxis über mehrere Jahre dargestellt. Zu beachten ist insbesondere die obere Kurve, die die Gesamtzahl der Neupatienten widerspiegelt. Die darunter liegenden Kurven zeigen die ersten Aufmerksamkeiten der einzelnen Instrumente wie z. B. dem Web oder dem Praxisschild. Die Gesamtraten schwanken zwischen 10 und 35 pro Monat. Es wird deutlich, dass eine monatweise Analyse sinnleer ist. Grundsätzlich sollten Jahresbetrachtungen vorgenommen werden, wobei aber quartalsweise Zwischenauswertungen empfohlen werden.

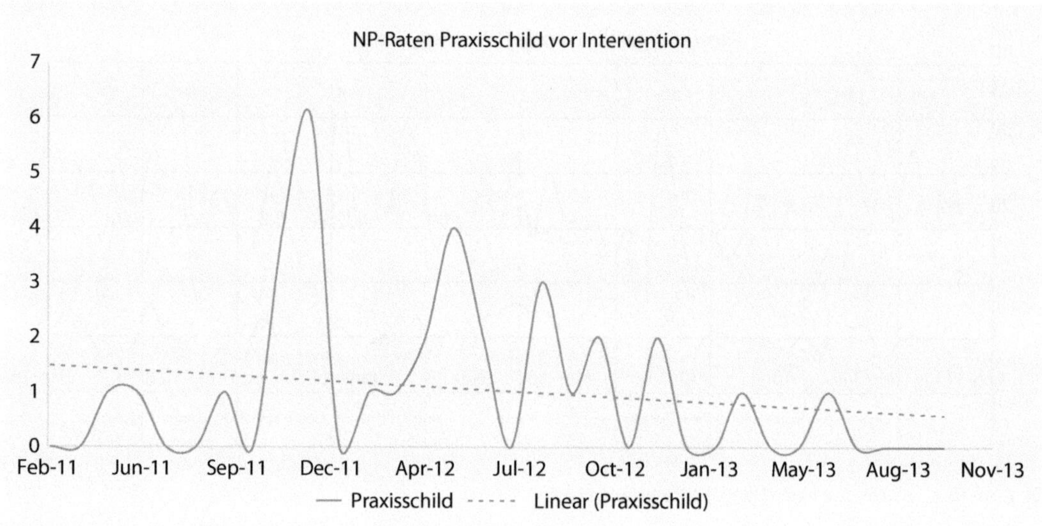

Abb. 10.5 Ratenverlauf Praxisschild vor Intervention

10.3.2 Wirkung einer Maßnahme am Beispiel

Die untersuchte Praxis zeichnete sich dadurch aus, dass sie über die Jahre ihr Marketingverhalten nur ein einziges Mal verändert hat: Im Oktober 2013, also etwa in der Mitte des Untersuchungszeitraums, wurde das traditionelle, unscheinbare Praxisschild neben der Tür durch eine deutlich von der Straße aus sichtbare Stele ergänzt. Dass es sich um den Hinweis auf eine Zahnarztpraxis handelt, wurde hinreichend deutlich. Es handelte sich also um eine Marketing-Intervention, die in der Änderung nur eines Parameters bestand. Die Kosten betrugen ca. 2000 Euro. Mit der Annahme, dass das Schild 10 Jahre lang nicht erneuert werden muss, betragen die Jahreskosten 200 Euro. Die Straße ist eine wenig befahrene zweispurige Durchgangsstraße. Das Praxisgebäude befindet sich in unmittelbarer Nähe der Stele.

In ◘ Abb. 10.5 ist der Verlauf der Neupatientenraten vor der Intervention dargestellt. Im Mittel beträgt die Rate derer, die zuerst durch das alte Schild auf die Praxis aufmerksam geworden waren und dann die Praxis aufsuchten, 1 Patient pro Monat.

In ◘ Abb. 10.6 wird der Verlauf nach der Intervention gezeigt: Die mittlere Rate beträgt jetzt 4 Patienten, die durch das neue Schild aufmerksam werden. Die Neupatientenzahl hat sich um 3 pro Monat erhöht, also um 36 Patienten im Jahr. Mit einem durchschnittlichen Honorar-Fallwert von 150 Euro erreicht die Praxis dadurch heute einen zusätzlichen Honorarumsatz von 5400 Euro im ersten Jahr. Mit der Annahme, dass die Patienten im Mittel 10 Jahre an die Praxis gebunden bleiben, sind das in der Summe 54.000 Euro, wobei in jedem Jahr der gleiche Umsatz jeweils noch hinzuwächst. Eine kleine Maßnahme entfaltet hier eine große Wirkung und bestätigt die Wirkung von Praxisschildern und Plakaten (vgl. ► Kap. 6). Der **Konversionsquotient**, das ist das Verhältnis zwischen dem Gewinn aus einer Maßnahme und den eingesetzten Mitteln, ist hier extrem groß.

> **Bereits eine kleine Maßnahme kann eine große Wirkung entfalten.**

10.3.3 Controlling beginnt mit dem Status Quo

In diesem Buch werden an verschiedenen Stellen Marketing-Daten aus diversen Untersuchungen vorgestellt. Doch keine Praxis ist wie die andere: Vor

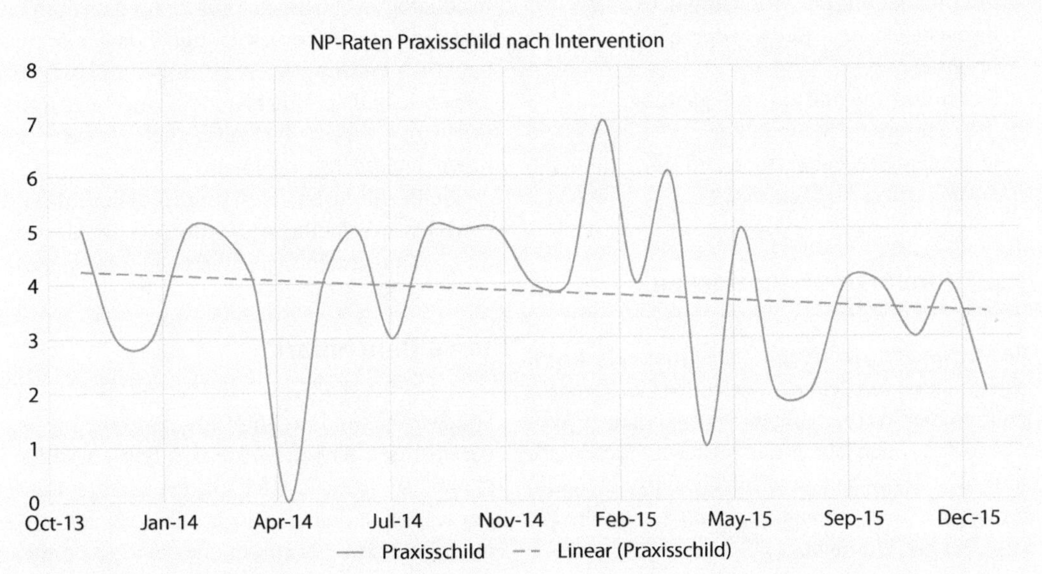

Abb. 10.6 Ratenverlauf Praxisschild nach Intervention

Beginn der Marketingsteuerung muss der Status Quo, also die individuelle Ausgangssituation erfasst werden. Dazu gehört – falls noch keine Daten vorliegen – der Beginn der Messung der aktuellen Neupatientenrate und -quote. Frühestens nach 3 Monaten kann eine erste Auswertung erfolgen. Dabei muss zusätzlich noch betrachtet werden, welche Teilbudgets für die verschiedenen Werbemittel eingerichtet waren bzw. was tatsächlich aufgewendet wurde. Gut für die Auswertung ist auch die Kenntnis der tatsächlichen Fallwerte der Praxis, damit nicht auf Erfahrungswerte zurückgegriffen werden muss.

Das aktuelle Marketing der Praxis erzeugt eine bestimmte Neupatientenrate. Es kann davon ausgegangen werden, dass dieses Verhältnis konstant bleibt, wenn sich die Randbedingungen nicht ändern.

Gehen Sie davon aus, dass der Werbeetat einer großen Schnellrestaurantkette, die wir alle kennen und bei der wir uns fragen, warum die überhaupt wirbt, grundsätzlich der Stabilisierung des Umsatzes dient. Wird der Etat zurückgefahren, ist mit Umsatzverlusten zu rechnen. So ist das auch in der Zahnarztpraxis.

10.3.4 Zieldefinition und grundsätzliches Vorgehen

Nun erfolgt eine Zieldefinition:

- Soll der Umsatz stabil gehalten werden, weil ein noch höheres Patientenaufkommen nur noch unwirtschaftlich behandelt werden könnte? Sollen dann die Werbemittel effizienter eingesetzt bzw. der Etat sinnhaft und ohne Umsatzverlust verringert werden?
- Oder soll die Neupatientenrate erhöht werden? Mit welchen Maßnahmen? Wie sieht die Wirtschaftlichkeit verschiedener Alternativen aus?

Nach der Zieldefinition wird schrittweise vorgegangen:

1. Laufendes Erfassen der Situation (Messen, Daten auswerten)
2. Analyse der Situation, Berechnung der Konversionsquotienten
3. Optimierung auf Benchmark-Ebene
4. Entwicklung eines Marketingplans
5. Planung der Konversionsquotienten, Berechnung der Wirtschaftlichkeit der Maßnahmen

6. Verabschiedung des Marketingplans und Bereitstellen eines Budgets durch die Praxisleitung
7. Durchführung und aktive Begleitung (Steuerung) der Maßnahmen
8. Quartalsweise Auswertung und jährliche Optimierung des Marketings

10.3.5 Konversionsquotienten

Die Konversionsquotienten (KV-Quotient) zeigen das Verhältnis von dem zu erzielenden Umsatzes aus den mit einer Werbemaßnahme gewonnenen Neupatienten in einem Jahr zu den Kosten für diese Maßnahme. In dem oben angeführten Beispiel (Stele) betragen die Umsätze 5400 Euro und der Einsatz 200 Euro. Der KV-Quotient ist 27.

Der KV-Quotient sagt wenig darüber aus, wie hoch der Gewinn aus der jeweiligen Maßnahme tatsächlich ist. Denn wir wissen nicht, wie oft die Patienten tatsächlich kommen und wie viel tatsächlich im Einzelfall umgesetzt wird. Außerdem berücksichtigt er nicht den Umsatz bzw. Gewinn, der langfristig mit den gewonnenen Patienten erzielt werden kann. Es handelt sich um einen Vergleichswert: Er dient zum Vergleich mit den Werten aus anderen Praxen und dem jährlichen Vergleich der betreffenden Praxis, also der Beobachtung der Entwicklung der Wirtschaftlichkeit der Maßnahmen.

Zu beachten ist auch, dass die vermeintliche Unwirtschaftlichkeit einer einzelnen Maßnahme (kleine KV-Quotienten) unter Umständen in Kauf genommen werden sollte, weil dadurch möglicherweise andere Maßnahmen gestützt werden. So kann es z. B. vorkommen, dass eine AdWords-Kampagne kleine KV-Quotienten aufweist, aber das Webmarketing ansonsten sehr erfolgreich ist. Mit der Erfahrung des Controllers (Ist die Schaltung von AdWords eventuell wirksam, weil die Website häufig bei der Googlesuche auftaucht, s.oben?) muss hier entsprechend interpretiert werden. Denn oft unterscheiden die Patienten nicht zwischen der organisch gefundenen und der über AdWords angeklickten Seite.

Um eine vertiefte Wirtschaftlichkeitsbetrachtung durchzuführen, wird schließlich der sogenannte Übergewinn-Quotient berechnet. Hier werden die dauerhafte Bindung des Patienten und der damit nachhaltig zu erzielende Umsatz auf der einen Seite und die Tatsache berücksichtigt, dass der Praxisinhaber die Leistung selbst erbringen muss. Es wird also ein kalkulatorischer Arztlohn angesetzt, um den Effekt zu erfassen, dass zusätzliche Umsätze auch unwirtschaftlich sein können.

Schließlich ist noch anzumerken, dass die betriebswirtschaftliche Situation der Praxis stets in die Gesamtbetrachtung einbezogen werden muss.

10.3.6 Benchmark

Für das Web- und das Empfehlungsmarketing liegen verwertbare Anhaltswerte vor. Diese wurden in ◼ Abb. 10.7 integriert. Sie kann verwendet werden, um schnell und überschlägig abzuschätzen, ob ggf. noch Potenziale in einem oder beiden Bereichen aktiviert werden können. Die Darstellung kann sowohl für das Web- als auch für das Empfehlungsmarketing verwendet werden.

Erzielt die Praxis beispielsweise eine Neupatientenrate von 20 pro Behandler und Monat (x-Achse) und die Webquote (also der Anteil, der erste Aufmerksamkeit über das Internet bekam) beträgt 30 %, (y-Achse) dann befinden wir uns im Bereich mit vorhandenem Potenzial. Wie kann es aktiviert werden? Erreicht dieselbe Praxis (also 20 Neupatienten) 60 % über Empfehlung, so ist das gut bis sehr gut.

10.3.7 Beispiel Status Quo

Eine Beispielspraxis hat einen Gesamtumsatz von 600.000 Euro. Es handelt sich um eine Einzelpraxis mit 2000 Behandlungsfällen im Jahr. Der mittlere Fallwert beträgt 300 Euro. Das Marketingbudget ist mit 30.000 Euro = 5 % angesetzt.

Die Website wird als einmalige (und alle 5–10 Jahre wiederkehrende) Investition angesehen. Sie wird in die KV-Berechnung nicht mit einbezogen. Diese einmalige Investition wird so interpretiert wie das Verlegen eines neuen Fußbodens, der eine mittelfristige Imagesteigerung der Praxis bewirkt. Es ist geplant, das in dem Jahr der Neuerstellung erforderliche Budget einmalig zu erhöhen. Die meisten Besucher nutzen die Website für das Erfragen der Telefonnummer oder Öffnungszeiten. Das zeigt

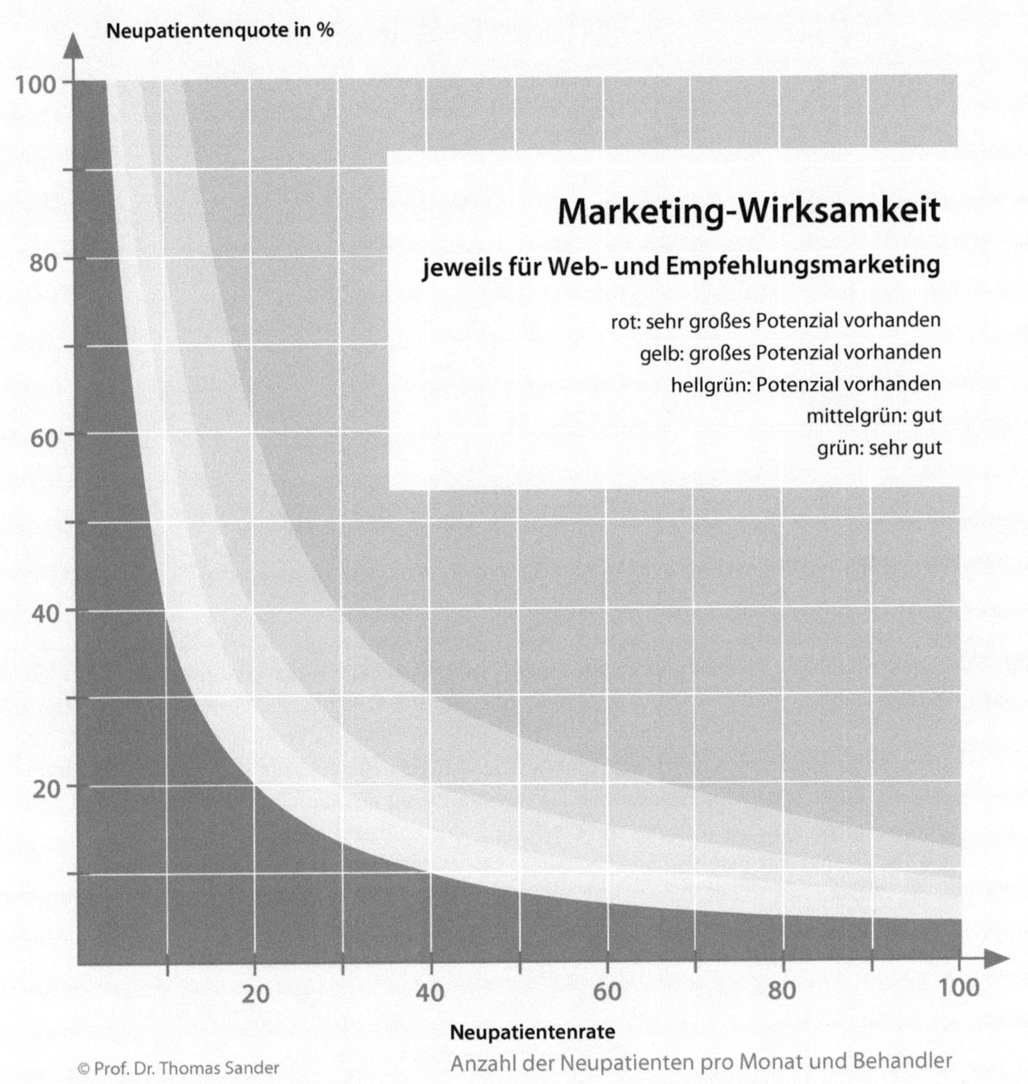

Abb. 10.7 Marketingwirksamkeit

die Webauswertung. In ihrer Grundstruktur ist die Website eher ein Informationsmedium für Bestandpatienten. Im Hinblick auf die Akquisition von Neupatienten sind z. B. SEO-Maßnahmen relevant. Für die KV-Berechnungen werden nur die unmittelbaren Kosten für die Pflege der Website und das SEO in Ansatz gebracht (Websitekosten).

Für das Marketing-Controlling werden 8000 Euro pro Jahr angesetzt. Es handelt sich um einen Teil der Grundkosten des Marketings. Sie werden für die KV-Kosten nicht in Ansatz gebracht. Entsprechend werden die Quoten für die Patienten aus dem Empfehlungsmarketing nicht in die KV-Berechnung integriert, weil diese Patienten „sowieso" gekommen wären. Außerdem erzeugt das Empfehlungsmarketing keine unmittelbaren Ausgaben.

Die Ausgaben werden zusammengestellt:

- Websitekosten: 5000 Euro
- Anzeigen in Zeitungen: 8000 Euro
- Mieten eines Plakats: 6000 Euro
- Präsenz in Arztbewertungsportalen: 1000 Euro
- Kino-Werbung: 2000 Euro

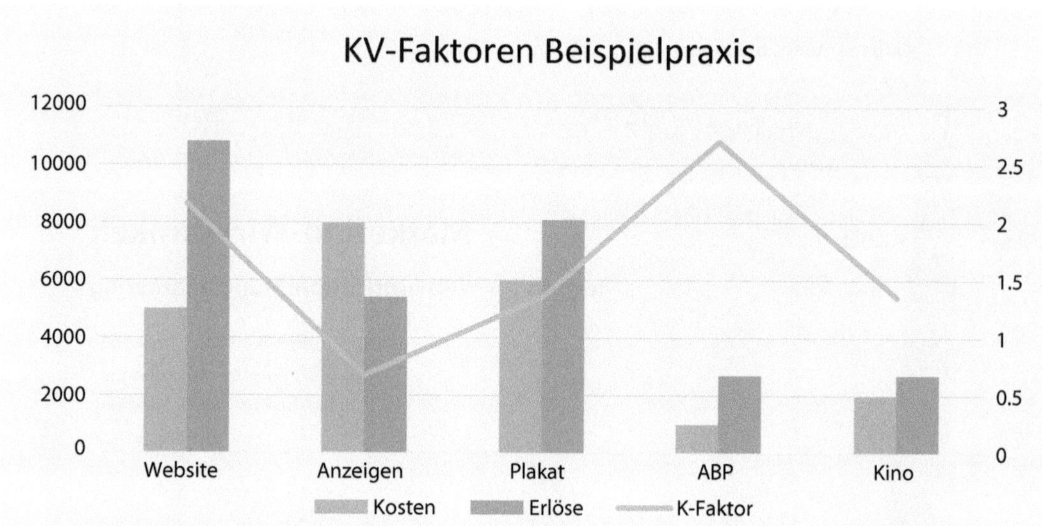

Abb. 10.8 KV-Quotienten im Status Quo einer Beispielpraxis

Insgesamt betragen die Marketingkosten 30.000 Euro, wovon 8000 Euro Fixkosten und 22.000 Euro variable Kosten sind.

Zum Vergleich: In Sander C (2015) wird vorgeschlagen, insgesamt 1 bis 2 % des Gesamtumsatzes für die Marketingfixkosten einschließlich der Website-Erstellung anzusetzen. Geht man von Erstellungskosten für die Website von 10.000 Euro verteilt auf 5 Jahre aus, erhöhen sich die Fixkosten in unserem Beispiel um 2000 Euro auf 10.000 Euro. Das sind 1,7 % des Umsatzes, also in dem von Sander C vorgeschlagenen Bereich.

Die Neupatientenrate unserer Beispielpraxis beträgt 15 Patienten pro Monat entsprechend 180 pro Jahr. Das ist ein leicht überdurchschnittlicher Wert und stellt eine gute Ausgangssituation dar.

Die Quoten betragen:

- Empfehlung: 45 %
- Web: 20 %
- Anzeigen: 10 %
- Plakat: 15 %
- Arztbewertungsportale: 5 %
- Kino: 5 %

Der Schnellcheck mit Abb. 10.7 zeigt, dass das Empfehlungsmarketing (15:45) befriedigend ist und das Webmarketing (15:20) noch hohe Potenziale aufweist. Am Binnenmarketing soll deshalb nicht mit erster Priorität gearbeitet werden. Das Webmarketing soll näher untersucht werden.

Die 81 Neupatienten, die durch Empfehlung auf die Praxis aufmerksam wurden, werden entsprechend erlösseitig im Hinblick auf das Controlling nicht berücksichtigt. Die Neupatientenakquisitionsraten der übrigen Maßnahmen werden ermittelt und mit dem Fallwert 300 Euro multipliziert

Entsprechende Erlöse:

- Web: 10.800 Euro
- Anzeigen: 5.400 Euro
- Plakat: 8.100 Euro
- Arztbewertungsportale: 2.700 Euro
- Kino: 2.700 Euro

In Abb. 10.8 ist das Ergebnis grafisch dargestellt. Der jeweils rechte Balken zeigt die Erlöse aufgrund der Werbemaßnahme, der linke die Kosten. Mit der Linie werden die KV-Quotienten angezeigt. Das beste Ergebnis wird mit den ABP (KV-Quotient = 2,7) erzielt. Es wird überlegt, eventuell noch Anzeigen in diesem ABP zu schalten. Die Webauswertung (folgender Abschnitt) zeigt nämlich, dass viele Patienten über das ABP die Website der Praxis aufrufen. Es wird hier ein großes Potenzial vermutet. Die Website selbst liegt mit KV-Quotient = 2,2 an zweiter Stelle. Insgesamt kann gesagt werden, dass das Webmarketing der Praxis funktioniert, aber noch Potenzial hat.

Das Plakat und das Kino liefern Ergebnisse KV-Quotienten >1 und sollen nicht verändert werden. Lediglich die Anzeigen liefern einen KV-Quotient <1 (0,7). Der Controller empfiehlt nach Diskussion mit dem Praxisinhaber, das Anzeigenbudget zu kürzen oder zu streichen.

Der Gesamt-KV-Quotient beträgt 1,4, was als zufriedenstellend im Vergleich zu anderen Praxen angesehen werden kann. Die Investition in einen Neupatienten beträgt 167 Euro bzw. 222 Euro, wenn lediglich die variablen Kosten betrachtet werden und die Empfehlungspatienten unberücksichtigt bleiben. Bei einer angenommenen Bindungsdauer der Patienten an die Praxis von 10 Jahren beträgt der Gesamtumsatz 3000 Euro pro Patient. Das ergibt einen Total-KV-Quotienten von 13,5 (Gesamterlöse pro Patient dividiert durch die Investition in die Gewinnung eines Patienten). Der Anteil der Werbekosten am Umsatz beträgt 7,4 %. Die Ergebnisse sind zufriedenstellend.

Schließlich wird noch der **Übergewinn-Quotient** ermittelt. Der Übergewinn-Quotient ist der von den Neupatienten (ohne Empfehlungsmarketinganteil) bewirkte **Mehrgewinn** insgesamt dividiert durch die variablen Kosten.

Definitionen

Übergewinn – Der Übergewinn ergibt sich aus dem Honorarumsatz abzgl. der Kosten und eines kalkulatorischen Arztlohns. Er beschreibt den Gewinnanteil, den der Praxisinhaber hätte, wenn er die Durchführung der Leistung an einen angestellten Zahnarzt vergeben und selbst an der Leistungserbringung nicht teilhaben würde. Anders ausgedrückt stellt der Übergewinn den Teil des Gewinns dar, der nach Abzug einer typischen Entlohnung für die Arbeit des Inhabers beim ihm verbleibt. Wenn kein Übergewinn erzielt wird, könnte der Inhaber besser als angestellter Zahnarzt arbeiten, denn dann hätte er bei gleicher Leistung mehr Lohn.

Übergewinnanteil – Der Übergewinnanteil beträgt im Mittel 12 % des Honorarumsatzes. Mit der Berechnung der durch die Neupatienten erreichten zusätzlichen Übergewinne abzüglich der Kosten für die Akquisition dieser Patienten wird gezeigt, ob die Marketingmaßnahmen wirtschaftlich sind. Der Übergewinn muss größer sein als die Kosten. Hier wird wieder die Form des Quotienten gewählt: Das Verhältnis von Übergewinn zu Marketingkosten sollte >1 sein.

Der Ansatz des Übergewinns stammt aus der Bewertungslehre für Zahnarztpraxen.

Der Übergewinn-Quotient ist hier 1,2. Es sollte stets ein Übergewinn-Quotient von >1 angestrebt werden, weil der Praxisinhaber die Mehrumsätze sonst nicht wirtschaftlich erbringen kann (der Stundensatz hierfür wäre kleiner als der mittlere).

10.3.8 Beispiel Marketing-Planung neu

Der Controller schlägt nun vor, in SEO zu investieren, weil das Webmarketing hier Potenziale aufweist. Die Anzeigen hält der Praxisinhaber im Hinblick auf die Imagewirkung für wichtig, das Budget soll aber reduziert werden. Die übrigen Budgets werden nicht verändert. Es wird dem Zahnarzt darüber hinaus empfohlen, die Patienten verstärkt zu Bewertungen in den ABP zu animieren, weil dies erfahrungsgemäß eine deutliche Steigerung der Patientenzugänge ohne zusätzliche Kosten bewirkt.

Die Planung für das folgende Jahr legt der Praxisinhaber mit Beratung durch den Marketing-Controller wie folgt fest:

Ausgaben:

- Websitekosten mit SEO: 12.000 Euro
- Anzeigen in Zeitungen: 4000 Euro
- Mieten eines Plakats: 6000 Euro
- Präsenz in Arztbewertungsportalen: 1000 Euro
- Kino-Werbung: 2000 Euro

Insgesamt betragen die Marketingkosten nun 33.000 Euro (um 3000 Euro erhöht), wovon 8000 Euro Fixkosten und 25.000 Euro variable Kosten sind.

Es wird angenommen, dass sich die Neupatientenrate auf 205 pro Jahr erhöht. Aufgrund der Erfahrungen des Controllers ist diese Steigerung um 14 % realistisch. Die Zahl der Empfehlungspatienten wird als konstant angenommen.

Die Soll-Quoten betragen:

- Empfehlung: 40 %
- Web: 24 %
- Anzeigen: 9 %
- Plakat: 13 %
- Arztbewertungsportale: 10 %
- Kino: 4 %

In ◘ Abb. 10.9 ist das Ergebnis dargestellt. Die KV-Quotienten sind nun ausgeglichener, es gibt aber keinen Quotienten <1. Die Ergebnisse in den

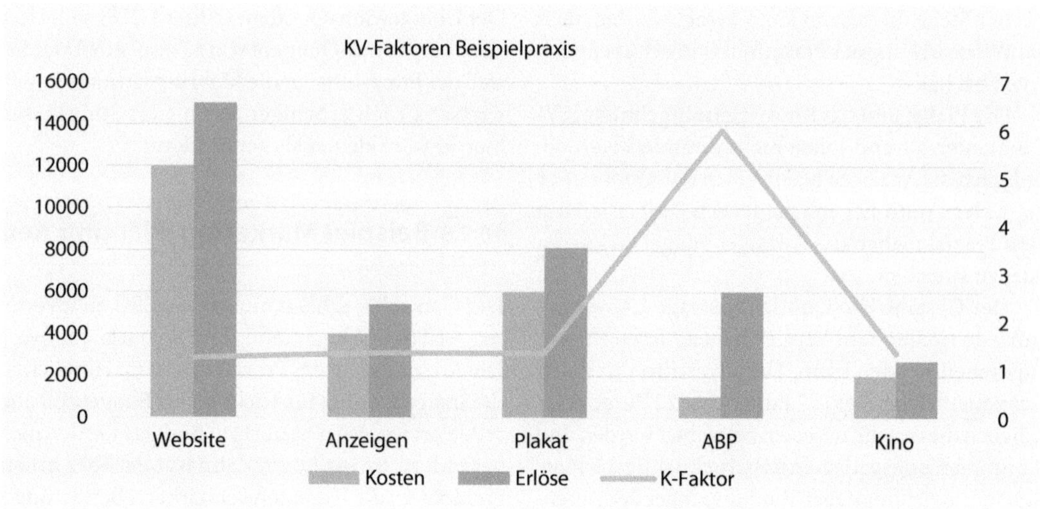

Abb. 10.9 Geplante KV-Quotienten einer Beispielpraxis

Arztbewertungsportalen ranken besser, insgesamt nehmen die Web- und ABP-Erlöse zu.

Ohne die Berechnungen im Einzelnen vorzustellen, weist der Plan folgende Ergebnisse aus (Ergebnisse aus dem Status Quo in der Klammer):

- Gesamt-KV-Quotient: 1,5 (1,4)
- Investition in Neupatient insgesamt: 161 Euro (167 Euro)
- Total-KV-Quotient: 14,9 (13,5)
- Übergewinn: 33.480 Euro (26.730 Euro)
- Übergewinn-Quotient: 1,3 (1,2)

Insgesamt ist die Planung schlüssig und zeigt eine Verbesserung im Marketingerfolg. Im Rahmen der Quartalsberichte wird nun regelmäßig geprüft, wie sich die Ergebnisse tatsächlich entwickeln. Ggf. muss kurzfristig im Jahresverlauf leicht korrigiert werden. Eine grundlegende Neuplanung ist aber erst in einem Jahr geplant.

10.4 Web-Controlling

Da das Internet sehr gute Möglichkeiten für die Akquisition von Neupatienten bietet, sollte es nicht nur in Form eines Webauftritts oder z. B. ABP-Eintrages genutzt, sondern der damit verbundene Erfolg auch gesteuert werden (Web-Controlling). Die über verschiedene Analyse-Tools (Google-Analytics oder Piwik) zur Verfügung stehenden Informationen ergänzen das in ▶ Abschn. 10.3 beschriebene Controlling. Im Folgenden werden die wichtigsten Teilinstrumente vorgestellt.

Relevante Besucher

Relevante Besucher sind die Interessenten, die die Website besuchen, also anklicken. Die Analyse-Tools zählen dabei auch teilweise Besucher mit, die als Patienten gar nicht infrage kommen, weil sie z. B. aus Übersee kommen. Diese tatsächlich nicht relevanten Besucher können bis zu 40 % ausmachen und müssen eliminiert werden. Dazu müssen die Besucher identifiziert werden, die aus dem Praxisort bzw. dem Einzugsgebiet kommen. Das relevante Einzugsgebiet kann größer (Kleinstadt) oder kleiner (Großstadt) als der Praxisort sein.

Die durchschnittliche relevante Besucherzahl beträgt nach Zuschlag (2015) 5 bis 10 pro Tag und streut sehr stark (1–65), je nach Aktivität des Websitebetreibers. Als Größenordnung für die Zahl der wiederkehrenden Besucher kann 50 % angenommen werden, bei neuen Websites bzw. Praxen ist der Wert eher kleiner. Knapp 60 % der Besucher suchen explizit einen neuen Zahnarzt, knapp 70 % suchen gezielt nach Informationen. Dabei suchen 40 % nach allgemeinen Informationen wie Öffnungszeiten, Kontaktdaten und Anfahrtsbeschreibungen. 17 % interessieren sich für das Behandlungsspektrum, 8 % für die Team-Fotos. 7 % suchen nach der Philosophie der Praxis, nach Bildern und Lebensläufe der Zahnärzte sowie nach Praxisfotos. 6 % suchen gezielt nach medizinischen Informationen. Im Hinblick auf das Marketing ist bemerkenswert, dass 29 % nach einem Zahnarzt suchen, der speziell ängstliche Patienten behandelt. 14 % suchen nach bestimmten Behandlungsmethoden.

Knapp 60 % der Besucher von zahnärztlichen Websites suchen explizit einen neuen Zahnarzt.

Seiten pro Besuch

Durchschnittlich werden 5 Seiten pro Besuch angeklickt (2–12). Hier kann in Verbindung mit der Besuchsdauer rückgeschlossen werden, welche Angebote für den Nutzer mehr oder weniger attraktiv sind.

Besuchsdauer

Die durchschnittliche Besuchsdauer auf zahnärztlichen Websites beträgt etwas mehr als 2 Minuten. Bei neuen Websites bzw. Praxen kann und sollte die Dauer höher ausfallen.

Absprungrate und Einstiege

Die Absprungrate beschreibt den Anteil der Besucher, die eine Seite verlassen, ohne eine weitere Seite aufzurufen. Typisch ist eine hohe Absprungrate dann, wenn der Interessent nur nach der Telefonnummer gesucht hat. Ein typischer Wert für die Absprungrate der Startseite ist 50 % bei wiederkehrenden Besuchern. Bei neuen Nutzern muss dieser Wert dann kleiner sein. Beträgt der Wert 0 %, bedeutet das, dass alle Besucher weitere Seiten aufgesucht haben. Die Seite ist sehr attraktiv. 100 % bedeutet, dass alle Besucher, die auf einer Seite eingestiegen sind, diese wieder verlassen haben, ohne sich weitere Seiten anzusehen, z. B. nachdem Kontaktinformationen gefunden wurden. Zuschlag hat als mittlere Absprungrate 36 % ermittelt. Maaz (2015) hat für die Landingpage einer AdWords-Kampagne (Implantologie, MKG, Köln) ebenfalls eine Absprungrate von 36 % ermittelt.

Bemerkenswert ist, dass die Absprungraten der Besucher, die z. B. von Jameda auf die Website gelangt sind, eher niedrig sind (z. B. 10 % bei neuen Nutzern). Das kann so interpretiert werden, dass die Patienten, die den Behandler in Jameda interessant finden, sich die Website intensiver anschauen.

Mit den Einstiegen wird gezählt, wie viele Besucher auf welcher Seite eingestiegen sind. Wenn eine Praxis einen Behandlungsschwerpunkt (z. B. Implantologie) besonders betonen oder gar bewerben will, sollten erhöhte Einstiegsraten festzustellen sein. Das ist im Vergleich zu den Einstiegen auf die anderen Seiten zu bewerten. Außerdem muss eine wirksame Landingpage (z. B. für Implantologie) ebenfalls hohe Einstiege aufweisen. Ansonsten muss an der Findbarkeit der Landingpage gearbeitet werden.

Hohe Einstiegszahlen weisen stets die Startseite (Homepage) und z. B. die Kontaktseite (oft auch die Impressumseite) auf. Wenn die Absprungrate z. B. einer Landingpage groß ist, kann das bedeuten, dass dort alle relevanten Informationen bereits zu finden sind und deshalb keine weiteren Seiten aufgesucht werden. Oder sie ist so unattraktiv, dass sie zum schnellen Ausstieg verleitet. Es muss also individuell analysiert werden. Eine Größenordnung für die Absprungrate einer Landingpage ist 50 %.

Absprungraten müssen stets im Verhältnis zu den Einstiegen gesehen werden. Wenn nur 2 Besucher in 3 Monaten z. B. auf der Leistungsseite „Ästhetische Zahnheilkunde" eingestiegen sind und die Absprungrate beträgt 100 %, haben diese 2 Besucher sich vermutlich nur verirrt.

Besucher von den Arztbewertungsportalen

Die ABP bieten in der Regel ein Tool für die Praxis an, mit dem nachvollzogen werden kann, wie oft das Profil aufgerufen wurde, wie oft daraufhin die Website angeklickt wurde und schließlich auch, wie viele Kontakte per Telefon oder Kontaktformular mit der Praxis zustande kamen (Letzteres nach einem Rechenalgorithmus). Diese Daten dienen als Vergleichswerte zu den vorher genannten Informationen.

Telefon-Tracking

Beim Telefon-Tracking wird z. B. bei dem Klick auf eine AdWords-Anzeige, der zum Aufruf der Startseite einer Website führt, dort eine andere als die eigentliche Praxistelefonnummer angezeigt. Wenn ein Interessent dann diese Nummer anruft, wird dessen Telefonnummer zusammen mit der Uhrzeit registriert. Wenn die Praxis nun alle Anrufe samt Telefonnummer, Name und Uhrzeit erfasst, kann exakt nachvollzogen werden, wer über Google AdWords auf die Praxis aufmerksam wurde, und schließlich, welche Behandlung bei ihm daraufhin vorgenommen wurde. Mit dieser Methode kann die Wirksamkeit einer Kampagne sehr gut gemessen werden.

▪▪ Besondere Informationen zu AdWords

Die Zahl der Impressionen gibt an, wie oft die betreffende Anzeige den Webnutzern gezeigt wurde. Die Anzahl der Klicks zeigt, wie häufig die Anzeige angeklickt wurde.

Die Klick-Through-Rate (CTR) zeigt, wie oft eine Anzeige im Verhältnis zu den gezeigten Impressionen angeklickt wird. Z. B. hat Maaz (2015) für die Implantologie festgestellt, dass relevante Keywords Zahnimplantat, Zahnimplantate, Implantate und Implantat, aber z. B. weniger Implantologie relevant sind. Hier muss über einen Keyword-Planer vor einer Kampagne ermittelt werden, welche passenden Keywords die meiste Anwendung finden. Es können CTR von 5 bis 10 % erwartet werden. Im Bereich der ästhetisch-plastischen Chirurgie werden CTR von 2 bis 4 % erwartet, das heißt, dass bei gleicher Impressionszahl deutlich weniger Klicks erfolgen. Das kann daran liegen, dass der Wettbewerb in der Chirurgie größer ist als in der Implantologie oder daran, dass sich erheblich mehr Patienten für die Implantologie interessieren.

Die durchschnittlichen Kosten per Klick (CPC) sind die Gesamtkosten aller Klicks geteilt durch die Anzahl aller Klicks. Maaz (2015) hat für Implantologie-Kampagnen in Köln einen durchschnittlichen Wert von 2,35 Euro ermittelt.

Die Conversionsrate (CR oder auch Klick/Conversion-Rate) gibt an, wie oft ein Klick auf eine Anzeige durchschnittlich zur Konversion, also zum Kauf führt. Allgemein geht man bei Shops hier von 1,5 bis 6 % aus. Für die Implantologie liegt dieser Wert bei 0,1 bis 0,2 %. Allein für AdWords kann von Werbekosten pro gewonnenem Implantatpatienten von 400 bis 500 Euro ausgegangen werden.

Das Verhältnis zwischen organischen und bezahlten Zugriffen beträgt bei Maaz ca. 50 %, wobei die Absprungraten bei der organischen Suche deutlich geringer sind.

▪▪ Fazit

Je mehr Informationen vorliegen, desto besser kann der Controller die Wirksamkeit der Maßnahmen beurteilen und sie zusammen mit den übrigen Daten so aufbereiten, dass eine ständige Optimierung des Marketings der Praxis im Hinblick auf deren Wirtschaftlichkeit vorgenommen werden kann.

10.5 Zusammenfassung

Sie kennen die Grundlagen des erfolgreichen zahnmedizinischen Marketings und wenden sie im Hinblick auf den wirtschaftlichen Erfolg Ihrer Praxis an. Mit Hilfe des Marketing-Controllings nutzen Sie die Möglichkeiten, die Investitionen in das Marketing zu optimieren. Sie steigern damit die Neupatientenzahl bei Beachtung der gesamten betriebswirtschaftlichen Situation mit Kenntnis der Bedeutung der verschiedenen Konversionsstufen und -möglichkeiten. Oder sie stabilisieren die Neupatientenzahl bei gleichzeitiger Optimierung der eingesetzten Mittel.

Sie verfügen über die Grundkenntnisse des Web-Controllings, damit Sie zusammen mit Ihrem Marketing-Controller die jeweils nächste Periode qualifiziert planen können.

Was müssen Sie noch tun, um diese Vorgaben zu erfüllen?

Literatur

Maaz MAB (2015) Analyse der Google-AdWords-Kampagne einer implantologischen Praxis in Bezug auf verschiedene Parameter zur Analyse der Kosten-/Nutzenrelation. Masterarbeit, EMFZ Europäische Fortbildungsakademie für Medizin und Zahnmedizin, Witten/Herdicke (unveröffentlicht)

Paarsch M (2013) Zur Entwicklung des Marktes von Zahnimplantaten in Deutschland zum aktuellen Zeitpunkt und innerhalb der letzten 5 Jahre. Masterarbeit, EMFZ Europäische Fortbildungsakademie für Medizin und Zahnmedizin, Witten/Herdicke, unveröffentlicht

Sander C (2015) Was kostet ein neu gewonnener Patient? ZWP 7/2015, Oemus Verlag

www.mingle-trend.de

Offene Fragen und Ausblick

Thomas Sander und Michal-Constanze Müller

T. Sander (Hrsg.), *Meine Zahnarztpraxis – Marketing*, Erfolgskonzepte Zahnarztpraxis & Management,
DOI 10.1007/978-3-662-52938-6_11

In diesem Kapitel wird nach einer zusammenfassenden Darstellung der Entwicklung in der Praxisökonomie – insbesondere hinsichtlich der Veränderungen der Zahnarztzahlen und der Betriebsformen – auf die Notwendigkeit des Aufbaus von Unternehmensstrategien eingegangen. Im Einzelnen wird die Entwicklung durch die zunehmende Feminisierung und durch das sich verändernde Marketingverhalten betrachtet.
Es wird kritisch versucht einzuordnen, wie sich diese Tendenzen auch auf berufsethische Einstellungen auswirken.
Schließlich werden weitere mögliche Forschungsgebiete aufgezeigt.

▪▪ Ökonomische Entwicklung von Zahnarztpraxen

Die Zahnarztpraxen in Deutschland sind endgültig „im Markt" angekommen. Kennzeichen dafür sind u. a. einerseits die seit den 1970er Jahren zunächst kontinuierlich rückläufige Realeinkommensentwicklung bei einer Erholung ab ca. 2000 (s. ▶ Kap. 3, Abb. 3.3) und andererseits die kontinuierliche Zunahme der Privatleistungen (alle Leistungen ohne KZV-Leistungen) bis auf zurzeit gut 50 % der Gesamtumsätze (s. ▶ Kap. 6, Abb. 6.1).

Ob die Zahnarztdichte bis 2030 mit etwa 1150 Patienten pro Zahnarzt im Mittel lange konstant bleiben wird, bleibt abzuwarten. Es wird zwar ein Rückgang der Bevölkerungszahl erwartet, die angebotenen Zahnarztstunden sollen aber in entsprechendem Maße rückläufig sein wie die Nachfrage danach. In Ballungsgebieten ist die Dichte erheblich größer (teilweise <500 Patienten pro Zahnarzt) und im ländlichen Raum erheblich kleiner (teilweise mehrere tausend Patienten pro Zahnarzt). Aus Marketingsicht macht sich dies dadurch bemerkbar, dass in Städten mittels intensiv wahrnehmbarer Werbung um Patienten gerungen wird, während das Marketing auf dem Land deutlich zurückhaltender praktiziert wird. Die neuen Möglichkeiten mit ZMVZ (zahnärztliche MVZ) führen zu einer Zentralisierung des Angebots. ZMVZ betreiben, ebenso wie die großen BAG, in der Regel ein sehr intensives Marketing, was den Wettbewerb weiter schürt.

Insgesamt ist auch eine weitere Verbesserung der allgemeinen Zahngesundheit zu erwarten, was eine Verlagerung der Therapieformen zur Folge hat. So werden weniger Kronenkaries und Zahnverluste sowie zunehmend Wurzelkaries und Parodontitis (Michaelis et al. 2010) erwartet. In der Prothetik ist eine Verlagerung zum festsitzenden Zahnersatz festzustellen. Entsprechend sind eine zunehmende Spezialisierung durch Setzung von Arbeitsschwerpunkten, insbesondere bei jungen Zahnärzten, und ein vermehrter Wechsel der Arbeitsschwerpunkte festzustellen, allerdings ohne einen spürbaren Trend zu mehr Fachzahnärzten. Die Arbeitsteilung – ein Anzeichen für marktwirtschaftliche Entwicklung – nimmt zu. Oder anders ausgedrückt: Die Zahnärzte sind vermehrt auf der Suche nach einer erfolgreichen Unternehmensstrategie.

▪▪ Feminisierung

In Kürze wird es mehr weibliche als männliche Behandler geben. Zu beachten ist hier, dass häufig das Arbeitsmuster von Frauen anders ist als das von Männern. Oft ist ihre Berufslebenszeit geringer, u. a. weil die Familienarbeit bei Zahnärztinnen mehr im Vordergrund steht als bei Zahnärzten. Aber nicht nur bei den insgesamt angebotenen Behandlungsstunden – die sind in die Prognose einer gleichförmig verlaufenden Nachfrage- und Angebotsentwicklung bereits eingerechnet – macht sich die Feminisierung bemerkbar. Es können sich deutlich mehr Frauen als Männer vorstellen, als Angestellte zu arbeiten, wenn auch deren absolute Zahl noch gering ist, aber deutlich steigt. Die meisten Zahnärzte, ob männlich oder weiblich, wollen gern freiberuflich tätig sein (Michaelis et al. 2010). Es ist aber nicht erfasst worden, inwieweit Frauen ein Selbständigkeitsverhältnis mit geringer Kapitalbeteiligung in einer Berufsausübungsgemeinschaft eingehen, also quasi angestellt und nicht selbstständig sind.

Frauen setzen oft auch andere Tätigkeitsschwerpunkte, nämlich deutlich erhöht bei der Kieferorthopädie und der Kinderzahnheilkunde, während überwiegend Männer Prothetik und Implantologie praktizieren (Michaelis et al. 2010).

▪▪ Veränderung

Mehr als die Hälfte der Zahnärzte findet, dass sie stark oder sehr stark im Wettbewerb mit anderen Praxen stehen (Michaelis et al. 2010). Einerseits beklagen viele Zahnärzte dabei die zunehmende Überlagerung zahnärztlichen Denkens und

Handelns durch die Ökonomie. Andererseits sehen die meisten Zahnärzte die Zukunft durchaus positiv. Dies ergaben auch verschiedene Blitzumfragen der Autoren. Lediglich knapp ein Viertel der Befragten sieht keine Entwicklungspotenziale für ihre zahnärztliche Berufsausübung. Allerdings ist bemerkenswert, dass in dieser Gruppe überproportional viele ältere Zahnärzte und Zahnärzte mit geringen Privateinnahmen vertreten sind (Michaelis et al. 2010). Es kann davon ausgegangen werden, dass sich die große Zahl der optimistischen Zahnärzte der Marktentwicklung positiv stellt.

Beachtenswert ist auch die stetig sinkende Akquisitionsrate von Neupatienten durch das Empfehlungsmarketing, insbesondere in Gebieten mit hoher Zahnarztdichte. Auf den zunehmenden Wettbewerb reagieren die Zahnärzte bewusst durch die Gestaltung der Praxisstrukturen und durch Werbung. Die „Vergewerblichung" des Berufsstandes macht sich außerdem in der Erschließung neuer Märkte bemerkbar, z. B. im Bereich der Cosmetic Dentistry und der Naturzahnheilkunde.

Die Autoren gehen davon aus, dass die Einzelpraxis weiterhin die dominierende Praxisform in Deutschland sein wird. Allerdings werden neben der zunehmenden Setzung von Tätigkeitsschwerpunkten mehr neuartige Praxisformen angestrebt. Die Gesamtzahl der angestellten Zahnärzte wird weiter steigen. Die Landschaft der Zahnarztpraxen entwickelt sich von der männerdominierten Einzelpraxis, die alles anbietet, hin zu einer heterogenen Struktur bestehend aus allgemeinzahnärztlichen und hoch spezialisierten Einzelpraxen sowie vielen alternativen Unternehmensformen wie losen und festen Netzwerken, Filialbildung, ZMVZ, Franchise-Systemen und vielem mehr.

■■ Entwicklung des Marketings

Aufgrund dieser sich verändernden Marktgegebenheiten wandelt sich auch das Verhalten der Zahnärzte beim Marketing, insbesondere im Zusammenhang mit den neuen Freiheiten im Werberecht. Das hat teilweise extreme Formen angenommen, die viele Zahnärzte für nicht angemessen halten. Aus unternehmerischer Sicht ist aber stets zu beachten, dass „der Wurm nicht dem Angler schmecken muss, sondern dem Fisch": Letztlich ist entscheidend, was dem Patienten gefällt und für welchen Zahnarzt er sich entscheidet. Und die Entscheidung wird mehr und mehr von Werbung beeinflusst.

Bei der Gestaltung der Werbemittel wird nach Auffassung der Autoren aber oft ein wesentlicher Aspekt nicht ausreichend berücksichtigt, der von Michaelis et al. (2010, S. 28) auf den Punkt gebracht wird: „Die professionelle Vertrauensbeziehung mit dem Patienten erscheint aus unserer Sicht aber als der Kern, der den Rahmen der personalisierten Dienstleistung im Interesse des Klienten überhaupt erst absteckt und gesellschaftlich sichert."

Neben der Erlangung von Aufmerksamkeit, Neugierde und Interesse für die Leistungen einer Zahnarztpraxis wird werblich zukünftig der Vertrauensaufbau in die medizinische Dienstleistung, noch bevor der Patient die Praxis aufsucht, im Vordergrund stehen. Und das Vertrauen wird überwiegend durch die Person des Behandlers und durch die Teammitglieder aufgebaut.

In der Praxis wird heute dieser Vertrauensaufbau durch immer besseren Service sowie durch nach außen dargestellte Fortbildung als Ausweis der zahnärztlichen Kompetenz bereits zunehmend realisiert. Auch nehmen Zahnärzte vermehrt an Kommunikationstrainings teil, die letztlich zum Ziel haben, das Vertrauen des Patienten in die zahnärztliche Empfehlung zu erlangen, damit dieser die Empfehlung auch annimmt.

Nach außen hin wird der Vertrauensaufbau durch vermehrte Darstellung der zahnmedizinischen Kompetenz in Form von Zeitungsartikeln (redaktionell oder quasi-redaktionell), Informationsangeboten in der Praxis, Audiowerbung im Rundfunk, Supermarkt etc. und Bewegtbildwerbung im Internet oder im lokalen Fernsehen erfolgen. Mit bewegten Bildern aus der Praxis, idealerweise mit direkter Ansprache durch den Zahnarzt, kann das Vertrauen in die Leistung des Behandlers noch vor dem ersten persönlichen Kontakt angeregt werden. Dabei ist aber zu beachten, dass verschiedene Zielgruppen unterschiedlich auf diese Art der Werbung reagieren, und dass auch nicht alle Zahnärzte bereit sind, sich auf diese Form der Werbung einzulassen.

Hinsichtlich der Positionierungsstrategien der Praxen wird in der Folge die Zielgruppen-Positionierung in Verbindung mit der Spezialisten-Positionierung stärker in den Vordergrund treten. Oder anders ausgedrückt: Jeder Zahnarzt bekommt (nur) die Patienten, die zu ihm passen bzw. die er haben will. Das bedeutet aber beispielsweise auch für die kleine Allgemeineinzelpraxis, dass sie sich zu einer bestimmten Zielgruppe bekennen muss, weil sich sonst die Patienten abwenden und dorthin orientieren werden, wo sie fühlbar „gewollt" sind. Dabei kann die Positionierung durchaus auf die Zielgruppe z. B. „Bürger im Stadtteil" ausgerichtet sein, die eben gerade den Zahnarzt für die ganze Familie sucht und sich in den Spezialpraxen nicht wohlfühlt.

Zu akzeptieren sind in diesem Zusammenhang auch „marktschreierische" Werbestrategien mancher Zahnärzte. Diese richten sich ebenfalls an eine bestimmte Zielgruppe, und wenn in der Folge die akquirierten Patienten zu diesem Behandler passen, ist das marktgerecht. Jeder unternehmerisch agierende Zahnarzt sollte unbeirrt seine Strategie aufbauen und akzeptieren, dass es neben seiner noch andere gibt.

Bei der vermehrten bewussten Positionierung von Praxen und deren entsprechend zu erwartenden Erfolgen wird es in Ballungsgebieten dann aber auch Praxen geben, die unrentabel arbeiten. Diese sind entweder nicht veräußerbar oder müssen vorzeitig schließen. An dieser Stelle wird oft die Frage gestellt, ob die Zahnarzt-Einzelpraxis eine Zukunft wie die Tante-Emma-Läden der 1960er Jahre hat. Die Antwort ist ein klares „Nein". Im Lebensmitteleinzelhandel hat sich aufgrund der geringen Margen tatsächlich eine Struktur mit nahezu ausschließlich großen Einheiten bzw. extrem günstigen Anbietern herausgearbeitet. Hier ist aber zu beachten, dass dies in einem gesättigten Markt mit einer Preiselastizität der Nachfrage $\varepsilon > 1$ (elastischer Bereich) geschehen ist. Dies beides ist bei der Zahnmedizin nicht der Fall (▶ Abschn. 3.6). Der Markt der zahnmedizinischen Dienstleistung ist keineswegs gesättigt, und die Preiselastizität ε ist < 1 (unelastischer Bereich), d. h. Preissteigerungen wirken sich nicht negativ auf die Nachfrage aus. Außerdem ist der Dienstleistungssektor, bei dem naturgemäß eine starke Bindung zwischen Kunde und Dienstleister vorherrscht, nur schwer mit dem Handelssektor zu vergleichen. Ein „Sterben" der kleinen Einheiten an sich ist deshalb nicht zu erwarten, wohl aber ein Rückgang ihrer Anzahl. Weiterhin wird die Schere der Einkommensüberschüsse weiter auseinandergehen. Es wird immer mehr kleine Praxen mit weiter abnehmenden Überschüssen geben und auch weiterhin Praxisinhaber, die infolge der richtigen Strategie ein deutlich höheres Einkommen haben.

▪▪ Forschung

Bei sich deutlich verändernden Akquisitionsstrukturen von Neupatienten einerseits und zunehmendem „Patientenhopping" andererseits muss das Hauptaugenmerk der Marketingforschung darauf liegen, welche Faktoren die Patienten tatsächlich nachhaltig an eine Praxis binden.

Darüber hinaus ist der Wirkungsmechanismus bei der Beeinflussung der Patienten durch Werbung näher zu erforschen, warum sie letztlich eine neue Praxis aufsuchen. Bislang gibt es lediglich Studien, wie die Aufmerksamkeit zuerst erlangt wird. Weitergehend ist dabei die Entwicklung des Mediums Internet vorrangig im Auge zu behalten, weil hieraus die meisten Marketing-Innovationen zu erwarten sind. Schließlich ist aufgrund der zunehmenden Arbeitsteilung die Wirkung des Zuweisermarketings näher zu erforschen. Interessant wird darüber hinaus spannend sein, einmal näher zu verfolgen, ob ein Zusammenhang besteht zwischen spezifischen Patientenmerkmale von Neupatienten (z. B. Compliance, Kaufwille, Behandlungsbedarf, Terminverlässlichkeit etc.) und der jeweils zugrundeliegenden Akquisitionsart.

Für die genannten Punkte haben die Autoren auch weiterhin zukünftig Forschungsvorhaben geplant.

▪▪ Schlusswort

Marketing ist ein selbstverständlicher Bestandteil des Unternehmens Zahnarztpraxis geworden. Dennoch befinden wir uns damit erst am Anfang einer für viele Zahnärzte noch ungewohnten und neuen Entwicklung. Wir hoffen, mit diesem Buch eine Grundlage für das Thema geschaffen zu haben und freuen uns auf die weitere Auseinandersetzung mit diesem spannenden Feld.

Literatur

Michaelis W, Bergmann-Krauss B, Reich E (2010) Rollenverständnis von Zahnärztinnen und Zahnärzten in Deutschland zur eigenen Berufsausübung – Ergebnisse einer bundesweiten Befragungsstudie. Institut der Deutschen Zahnärzte, Köln

Serviceteil

T. Sander (Hrsg.), *Meine Zahnarztpraxis – Marketing*, Erfolgskonzepte Zahnarztpraxis & Management,
DOI 10.1007/978-3-662-52938-6

Glossar

Absatz In der Betriebswirtschaftslehre bezeichnet man so die entgeltliche Überlassung betrieblicher Leistungen an andere Marktteilnehmer. In der Sprache der Kaufleute handelt es sich um die veräußerten Warenmengen.

ABW oder Arztbewertungsportal Ärzte und Zahnärzte müssen es hinnehmen, in Portalen gelistet zu sein und bewertet zu werden. Marktführer 2016 ist Jameda.

AIDA-Prozess Es ist ein Werbewirkungsprinzip und zeigt ein Stufenmodell mit vier Phasen, das ein Kunde zur Kaufentscheidung durchlaufen soll: **A**ttention – Aufmerksamkeit, **I**nterest – Interesse, **D**esire – Verlangen, **A**ction – Handeln.

Akquisition Kundengewinnungsmaßnahmen, vorwiegend durch Gespräche.

Aktiengesellschaft Privatrechtliche Vereinigung; Kapitalgesellschaft, deren Grundkapital in Aktien zerlegt ist; Unternehmensform von Wirtschaftsunternehmen mit großem Kapitalbedarf.

Aktualisierungskosten Kosten zur Pflege und Aktualisierung des (hier) Internet-Auftritts.

Aktualitätstransparenz Ersichtlichkeit der regelmäßigen, in kurzen Zeiträumen durchgeführten Pflege und Aktualisierung des Internet-Auftritts.

Akzelerator Kennziffer, die das Maß eines bestimmten Investitionsvolumens im Verhältnis zur Änderung der gesamtwirtschaftlichen Nachfrage beschreibt.

Algorithmus Lösungsverfahren in endlich vielen Schritten nach genau definierten Vorschriften zur Problembewältigung.

Angebotsspektrum Vielfalt von Angebotsmöglichkeiten.

Authentizität Empfundene Echtheit; Übereinstimmung von Wahrnehmung, unmittelbarem Schein und eigentlichem Sein.

Bannerwerbung Form der Internetwerbung unter Einbindung einer Grafik- oder Flashdatei. Klickt der Besucher das Banner an, erfolgt eine automatische Weiterleitung auf die Internetseite des werbenden Unternehmens.

Berufsausübungsgemeinschaft (BAG) Unter die BAG fallen alle zahnärztlichen Kooperationen, wird aber üblicherweise mit der Gemeinschaftspraxis gleichgesetzt.

Bloggen Tätigkeit des Schreibens in einem Blog, einem auf einer Website geführten Tagebuch.

Budget Ein in Geldbeträgen formulierter Plan von zu erwartenden Einnahmen und Ausgaben.

Businessplan Schriftliche Zusammenfassung eines unternehmerischen Vorhabens, das auf einer Geschäftsidee basiert. Darstellung der Strategie und der Ziele, die mit der Produktion, dem Vertrieb und der Finanzierung eines Produktes oder einer Dienstleistung einhergehen.

Claim Synonym in Werbung und Marketing für veralteten Begriff Slogan. Bezeichnung eines fest mit dem Markennamen verbundenen Satzes oder Satzteils, der integraler Bestandteil des Firmenlogos sein kann.

Controlling Steuerungssystem bzw. Führungs- und Informationssystem

Corporate Design Einheitliches Erscheinungsbild eines Unternehmens oder einer Organisation hinsichtlich der Kommunikationsmittel und der Außendarstellung zur Erzielung eines Wiedererkennungseffektes.

cross-medial Beim Marketing bezieht sich der Begriff auf einen Kommunikationsmix, eine medienübergreifende Kampagne unter parallelem, vernetztem Einsatz mehrerer Instrumente.

Demografische Segmentierung Aufteilung eines Gesamtmarktes in bezüglich der Marktreaktion intern homogener und untereinander heterogener Untergruppen nach Alter, Einkommen, Geschlecht, sozialem Status und Beruf.

Deregulierung Liberalisierung rechtlicher Auflagen innerhalb einer Branche zur Erleichterung des Marktzugangs.

Desinvestition Gegenteil von Investition; Form der Innenfinanzierung, Freisetzung von in Sachwerten oder Finanzwerten investierten Geldbeträgen zur erneuten Verwendung für Investitionen.

Dienstleistungskomponente Bestandteil einer Dienstleistung.

Dienstleistungsmarketing Betriebswirtschaftlicher beziehungs- und wertorientierter Ansatz des Marketings, der sich speziell mit der Marketingproblematik von Dienstleistern unter Berücksichtigung der Aspekte, in denen sich deren Marketing von Sachgutherstellern unterscheidet, beschäftigt.

Differenzierung In der Wirtschaftswissenschaft versteht man darunter die Unternehmensstrategie, sich gegenüber den Konkurrenten hinsichtlich Preis, Image, Support, Design, Qualität etc. zu unterscheiden.

Domainname Persönliche Adresse im Internet, mit der man mit einem Webserver eine Website erstellen, publizieren und interaktive Webinhalte zur Verfügung stellen kann; außerdem können eigene E-Mailadressen unter dem Domainnamen genutzt werden.

Erweiterungsinvestition Mit dieser Investition werden die betrieblichen Produktionskapazitäten zur Erhöhung der Leistungsfähigkeit vergrößert. Sie geht über den Ersatz der Abschreibungen hinaus.

Existenzgründungsberater Fachkundigen Stellen, die das Gründungsvorhaben begutachten und die Tragfähigkeit beurteilen: Steuerberater, Rechtsanwälte, Unternehmensberater, Wirtschaftsprüfer, Industrie- und Handelskammern, Handwerkskammern, Berufsverbände, Kreditinstitute und Gründerzentren.

Eyecatcher Werbliches Gestaltungsmittel zum Blickfang, das die Aufmerksamkeit auf einen Gegenstand lenkt, um die Werbewirkung zu erhöhen.

Flickr Kommerzielles Web-Dienstleistungsportal, das den Benutzern erlaubt, digitale und digitalisierte Bilder sowie Videos mit Kommentaren und Notizen auf die Website zu laden, um sie anderen Nutzern zur Verfügung zu stellen.

Gewinn In der Betriebswirtschaftslehre werden verschiedenen Gewinnbegriffe unterschieden. Als Bilanzgewinn bezeichnet man die Differenz zwischen Erträgen und Aufwendungen einer Periode gemäß Gewinn- und Verlustrechnung (GuV). Als kalkulatorischen Gewinn bezeichnet man die Differenz zwischen Erlösen und Kosten einer Periode gemäß Kostenrechnung.

Google Analytics Kostenloser Dienst von Google zur Analyse von Zugriffen auf Webseiten; bietet u.a. Funktionen zur Ermittlung der Herkunft der Besucher, deren Verweildauer und deren Suchbegriffe in Suchmaschinen.

Google Maps Dienst von Google zur Suche von Orten oder Positionen auf einer Landkarte oder auf einem Satelliten- oder Luftbild der Erdoberfläche.

Grundbedürfnisprinzip In dem hierarchischen Modell der Maslow- Bedürfnispyramide bilden die menschlichen Bedürfnisse die Stufen der Pyramide und bauen aufeinander auf. Demnach sucht der Mensch zuerst die Bedürfnisse der untersten Stufe zu befriedigen, bevor er die Befriedigung der nächsten Befriedigungsstufe anstrebt. Solange ein Bedürfnis der unteren Stufe nicht befriedigt ist, fehlt prinzipiell die Motivation, ein weiteres zu befriedigen.

Haptik Die Lehre der haptischen Wahrnehmung wird als Haptik bezeichnet und beschäftigt sich mit dem aktiven Erfühlen von Größe, Konturen, Oberflächentextur und Gewicht eines Objekts durch Integration der Hautsinne und der Tiefensensibilität.

High-End-Praxen Der Ausdruck High-End bezeichnet den höchsten Entwicklungszustand von Technologien. Im angloamerikanischen Sprachraum bringt dieser Begriff auch die Hochpreisigkeit zum Ausdruck. Eine High-End-Praxis ist eine moderne auf dem höchsten technischen Niveau ausgestattete Praxis.

HKP oder Heil- und Kostenplan Stellt das schriftliche, individuelle Leistungsangebot an einen Patienten dar. Auch KV bzw. Kostenvoranschlag genannt.

Homepage Zentrale Seite eines Webauftritts, in der Regel auch Startseite.

Honorarumsatz Der Honorarumsatz ist der Teil des Gesamtumsatzes der Praxis ohne Fremdlaborumsatz.

HTTP-Protokoll Das Hypertext Transfer Protocol dient zur Protokollierung der Datenübertragung über ein Netzwerk. Es wird eingesetzt, um Webseiten aus dem World Wide Web in einen Webbrowser zu laden.

Hyperlink Elektronischer Querverweis, der einen Sprung an eine andere Stelle desselben Hypertextes oder zu einem anderen Dokument ermöglicht. Das im Hyperlink angegebene Ziel wird automatisch aufgerufen.

Hypertext Text, der mit einer netzartigen Objektstruktur Informationen durch Hyperlinks zwischen Wissenseinheiten verknüpft.

Immaterialität In der Wirtschaft versteht man darunter nichtphysische Vermögensgegenstände.

Impression Im Internet wird mit der Anzahl der Impressionen gemessen, wie oft eine Anzeige, z.B. bei Google AdWords, allen Google-Nutzern gezeigt wird.

Innovation Wörtlich bedeutet Innovation Neuerung oder Erneuerung, im allgemeinen Sprachgebrauch verwendet man den Begriff im Sinne von neuen Ideen und Erfindungen und deren wirtschaftliche Nutzung.

Institution In der Soziologie ist eine Institution eine mit Handlungsrechten und –pflichten belegte soziale Wirklichkeit. In der Umgangssprache wird darunter auch eine Organisation verstanden.

Internet Weltweites Netzwerk zum Datenaustausch, das aus vielen Rechnernetzwerken besteht.

iTunes Dieses Multimedia-Verwaltungsprogramm von der Firma Apple dient zum Abspielen, Konvertieren, Organisieren und Kaufen von Musik, Hörbüchern, Filmen, Podcasts, iPhone-Apps und Spielen. Ebenso kann es Inhalte angeschlossener iPods und iPhones verwalten.

Kaufanlass Grund, Motiv für den Kauf.

Kaufbereitschaft Eigeninteressiertes, den Nutzen maximierendes Handeln des Konsumenten bei gegebenem Einkommen und gegebenem Preis.

Kaufkraft Verfügbares Einkommen der Privathaushalte für Konsumzwecke.

Key Visual In der Werbesprache versteht man darunter ein Bildelement als Schlüsselreiz einer Werbebotschaft, das im Gedächtnis des Betrachters bleibt und mit dem Produkt verbunden wird.

Keyword Suchbegriffe, die der Benutzer in eine Suchmaschine eingibt, um für ihn relevante Resultate, Dokumente oder Websites zu finden.

Keyword-Advertising Bei dieser Internet-Werbeform werden dem Benutzer Werbemittel auf den Ergebnisseiten von Internet-Suchmaschinen und Websites abhängig von den individuellen Keywords (Schlüsselwörtern) angezeigt.

Klientel Bezeichnung für Auftraggeber in ihrer Gesamtheit. Leistungsempfänger bestimmter Dienstleistungsträger wie z.B. Notare, Rechtsanwälte, Steuerberater usw. Im medizinischen/pflegerischen Dienstleistungsbereich wird der Begriff zur Abgrenzung zum Begriff „Patient" benutzt, um den Dienstleistungscharakter der Tätigkeit zu betonen.

Konsumgut Gut, das für den privaten Ge- oder Verbrauch hergestellt und gehandelt wird.

Konversions-Quotient, KV-Quotient Verhältnis von zusätzlichem Umsatz zu Werbeaufwand zur Gewinnung eines Neupatienten; Gesamt-KV-Quotient: Wert über alle Maßnahmen; Totaler KV-Quotient: Wert einzelner Maßnahmen über die gesamte Bindungsdauer des Patienten an die Praxis; Zahl zur Bestimmung des Aufwands

KZBV Kassenzahnärztliche Bundesvereinigung

KZV Der Kassenzahnärztlichen Vereinigung gehören in Deutschland alle Zahnärzte an, die zur ambulanten Behandlung von Versicherten der gesetzlichen Krankenversicherungen zugelassen oder ermächtigt sind. Zu den Hauptaufgaben zählen die Erfüllung der ihnen durch das SGB übertragenen Aufgaben, die Sicherstellung der ambulanten kassenärztlichen Versorgung und die Vertretung der Rechte der Zahnärzte gegenüber den Krankenkassen sowie die Überwachung der Pflichten der Vertragsärzte.

Landingpage Die Seite einer Website, auf die der User geleitet wird, wenn er sie auf der Suchmaschine anklickt.

Leistungserbringungsstrategie Unternehmensplan zum Kapazitätsmanagement der Leistungserbringung bei variabler Nachfrage.

Leitbild Strategische Zielvorstellung einer Organisation.

Lokales Marketing Die jeweilige lokale Kultur wird zum Leitprinzip für die Marketingstrategien und -maßnahmen erhoben. Hierzu gehören das geografische, sportliche und soziale Umfeld, Bräuche, Sitten, Gewohnheiten, Bedürfnisse, Traditionen und Werte als auch sprachliche Besonderheiten (Dialekt).

Management Steuerung der Geschäftsprozesse zur Erreichung der Unternehmensziele.

Marke Juristischer Begriff im Sinne eines Warenzeichens; eine rechtlich geschützte Kennzeichnung von Waren oder Dienstleistungen eines Unternehmens zur Dokumentation der Herkunft/Urheberschaft.

Markenausprägung Merkmale der Marke.

Markenbildung Gesamtheit aller Marketingmaßnahmen, die zu einer Marke oder einer unternehmerischen Leistung führen, die von einem Einzelnen leicht identifizierbar ist und im Gedächtnis bleibt.

Markenführung Entwicklung und Betreuung einer Marke (Markenmanagement) mit dem Ziel, das eigene Produkt von den Konkurrenzprodukten abzuheben bzw. zu differenzieren.

Markenidentität Selbstbild einer Marke aus Sicht der Unternehmensleitung. Sie beschreibt, wofür die Marke stehen soll; definiert essenziell und wesensprägend deren Bedeutung und ihren Zweck.

Marketing Marketing ist die zentrale betriebswirtschaftliche Funktion in einem marktorientierten Unternehmen mit dem Ziel, durch die Befriedigung der Bedürfnisse und Wünsche des Konsumenten Gewinne zu erwirtschaften, indem die richtigen Güter zum richtigen Preis auf dem richtigen Markt mit den richtigen Absatzförderungsmaßnahmen platziert werden.

Marketingbudget Kurzfristiger, operativer finanzieller Unternehmensplan zur Umsetzung von Absatzförderungsmaßnahmen.

Marketinginstrument Mittel und Maßnahmen der Unternehmensleitung, um auf den Markt (Kunden, Lieferanten, Konkurrenten) einzuwirken und diesen entsprechend der Unternehmensziele zu beeinflussen.

Marketingkommunikation Maßnahmen zur planmäßigen, bewussten Gestaltung und zur Vermittlung von Informationen zum Zweck der Beeinflussung von Wissen, Erwartungen, Verhaltensweisen, Einstellung der Zielgruppen des Unternehmens.

Marketingkonzept Darin werden Informationen und Maßnahmen im Unternehmen strukturiert beschrieben, die laufend überwacht werden müssen. Es beinhaltet die Situationsanalyse, die Marketingziele, die Marketingstrategie und das Marketing-Contolling.

Marketing-Mix Marketing-Strategien werden in konkrete Aktionen (Werbung, Vertrieb) umgesetzt und für einen bestimmten Zeitraum (meist ein Jahr) durchgeplant.

Marketingplan Dokument, das alle Aktionen und Maßnahmen enthält, um spezifische Marktziele zu erreichen. Es kann für ein einzelnes Produkt, eine Dienstleistung, eine Marke oder Produktlinie erstellt werden und zeitlich auf ein oder mehrere Jahre ausgerichtet sein.

Marktpotenzial Bezeichnung für die Gesamtheit möglicher absetzbarer Mengen eines Produktes auf einem bestimmten Markt unter Berücksichtigung der Kaufkraft der Haushalte.

Marktsegmentierung Aufteilung eines Gesamtmarktes bezüglich der Marktreaktion in homogene und heterogene Untergruppen sowie deren Bearbeitung.

Marktwachstum Das Marktwachstum drückt die Veränderung des Marktvolumens gegenüber dem Marktvolumen der Vorperiode aus. Zur Berechnung werden Werte externer Quellen (Branchenverbände, Unternehmensberatungen) bezogen.

Massen-Marketing Eine große, unstrukturierte Menge von Personen wird angesprochen, wobei Unterschiede in der Bedürfnisstruktur und den Verhaltensweisen der Konsumenten nicht berücksichtigt werden.

Media-Planung Planungsprozess zur gezielten Nutzung von Massenmedien für Werbezwecke.

Meta-Angaben Planerische Maßnahmen zur Gestaltung des Planungssystems unter Berücksichtigung von Fragen des Umfangs, des Inhaltes, der Zeitpunkte, der Zuständigkeiten und des Ablaufs der Planungsaktivitäten (Planung der Planung).

Mikro-Marketing Marketing, das sich an Einzelpersonen oder kleine Gruppen richtet und deren besonderen Interessen und Bedürfnisse berücksichtigt, indem es kundenspezifische Produkte oder Dienstleistungen anbietet.

Monetäre Kosten In der Gesundheitsökonomie sind dies indirekte Kosten, die dem Patienten im persönlichen Umfeld entstehen. Dem gegenüber steht der indirekte Nutzen, der durch die Verbesserung der Gesundheit des Patienten einhergeht.

Monopolstellung Marktsituation, in der für ein ökonomisches Gut nur ein Anbieter oder ein Nachfrager existiert.

Neupatientenakquisition Anwerbung neuer Patienten.

Neuromarketing Interdisziplinäres Forschungsgebiet, in dem psychologische und neuro-physiologische Erkenntnisse für Marketingzwecke interpretiert werden. Unsichtbare Zustände und Prozesse, die die Kaufentscheidung des Konsumenten beeinflussen, werden erforscht und in Beziehung zu sichtbarem Verhalten gesetzt.

Nischen-Marketing Konzentration auf eine eng abgegrenzte Zielgruppe, den Nischenmarkt, um dort zum Spezialanbieter oder gar Klein-Monopolisten zu werden.

Nominelle Wertentwicklung Die Entwicklung des Geldwerts eines Zahlungsmittels.

Nutzenerwartung Grundlegende Annahme des Konzepts der volkswirtschaftlichen Nutzenfunktion, die annimmt, dass der Konsument danach strebt, aus der Menge ihm zur Verfügung stehender Alternativen diejenige mit dem größten zu erwartenden Nutzen auszuwählen.

Organische Suche Bei Suchmaschinen ist das Ergebnis der organischen Suche die Darstellung der Links aus dem nichtkommerziellen Rankingsystem der Maschine; im Gegensatz zu den bezahlten Links und z.B. den Google-Places-Einträgen.

PageRank Algorithmusverfahren zur Bewertung bzw. Gewichtung einer großen Zahl verlinkter Dokumente (z.B. World Wide Web) anhand ihrer Struktur; dient Suchmaschinen als Grundlage für die Bewertung von Seiten.

Patientennutzen Differenz zwischen der vom Patienten erwarteten Qualität einer medizinischen Versorgung und der von ihm wahrgenommenen Qualität im Rahmen seiner Versorgung.

Piktogramm Einzelnes Symbol zur Vermittlung einer Information durch vereinfachte grafische Darstellung.

Podcasting Produktion und Angebot von abonnierbaren Audio- oder Video-Mediendateien über das Internet.

Portfolio-Analyse Strategisches Unternehmensführungsinstrument zur Bestimmung eines ausgewogenen Produkt- bzw. Dienstleistungsprogramms unter Berücksichtigung der Chancen und Risiken künftiger Ertragsentwicklungen, der Unternehmenssituation und der Umweltbedingungen.

Positionierung Gezieltes, planmäßiges Herausstellen von Stärken und Qualitäten, durch die sich ein Produkt oder eine Dienstleistung nach Einschätzung der Zielgruppe klar und positiv von anderen unterscheidet.

Positionierungsstrategie Langfristige Planungsmaßnahmen, den zentralen emotionalen und faktischen Verwendungsgrund für die Produkt- oder Dienstleistungsgruppe in der Konsumentenwahrnehmung dominant zu besetzen.

Praxisarchitektur Räumliche Gestaltung der Praxis.

Preisbildung Prozess des Zustandekommens eines Preises durch das Zusammenwirken von Angebot und Nachfrage.

Preiselastizität Maß für die relative Änderung der Angebots- bzw. Nachfragemenge bei relativer Preisänderung.

Preisniveau Zeigt an, wie viele Währungseinheiten für eine Einheit des Sozialprodukts bezahlt werden müssen.

Preisspirale Hier: Aufschaukelungseffekt zwischen Preisangeboten auf niedrigem Niveau und Forderungen von Konsumenten nach immer weiter sinkenden Preisen, auf die eingegangen wird.

Preistransparenz Vergleichbarkeit von Preisen.

Preiswettbewerb Forderung des geringsten Preises, um Konkurrenz zu verdrängen.

Printanzeige Öffentliche Ankündigung oder Bekanntmachung, die gegen Bezahlung als Werbebotschaft in einer Druckschrift abgedruckt wird.

Produktloyalität Anhaltende Markentreue; Treue eines Kunden zu einem bestimmten Produkt.

Produktportfolio Kollektion von Produkten, Dienstleistungen, Projekten oder Marken, die ein Unternehmen anbietet.

Psychografische Merkmale Zu diesen zählen z. B.: Persönlichkeit, Lebensstil, Werte, Lebensziel, Motivation, Meinung, Glaubenssätze.

Pull-Marketing Der Produkthersteller (z.B. ZE aus China) baut ein Image und einen Bekanntheitsgrad auf und übt über den Verbraucher Druck auf den Anbieter aus, indem der Kunde das Produkt nachfragt und der Anbieter somit gezwungen ist, dieses Produkt in seinem Sortiment zu führen.

Qualitätsmanagement Kernaufgabe des Managements; beinhaltet alle organisierten Maßnahmen zur Verbesserung von Produkten, Prozessen und Leistungen.

Ranking Rangordnung.

Rationalisierungsinvestition Eine Investition, die bewirkt, dass eine bestimmte Produktionsmenge mit geringerem Einsatz erbracht werden kann.

Realeinkommen Preisbereinigtes, um die Geldentwertungsrate verringertes Nominaleinkommen; es wird durch einen Index definiert, der als Indikator für die tatsächliche Kaufkraft des Einkommens dient.

Reklamation Beschwerde; negative Äußerung von Kunden, Lieferanten oder anderen Geschäftspartnern mit dem Ziel der Behebung des Missstandes.

relativer Marktanteil Gibt an, welchen prozentualen Anteil der eigene absolute Marktanteil des Unternehmens am absoluten Marktanteil des größten Konkurrenten ausmacht. Die Berechnung erfolgt in Wert- oder Mengeneinheiten und zeigt zeitpunktbezogen die Stärke eines Unternehmens in einem bestimmten Markt auf.

Rezeptionsleistung Messbare Größe, die das Aufnahmevermögen eines Rezipienten (z.B. von Werbebotschaften) beschreibt.

RSS-Feeds Bezeichnet die Bereitstellung von Daten im RSS-Format (Familie von XML-basierten Dateiformaten).

Save-the-Date Ankündigung eines formalen Anlasses, zu dem eingeladen wird, damit sich der Eingeladene den Tag freihält (Termin-Vorankündigung).

Semantisches Differenzial Psychologisches Verfahren zur Ermittlung, welche Vorstellungen Personen mit bestimmten Begriffen, Sachverhalten oder Planungen verbinden.

Slogan Einprägsamer Spruch, der hauptsächlich in der Werbung oder Markenkommunikation und in der Politik verwendet wird, um in kompakter Form eine Aussage zu vermitteln und das Publikum schlagartig zu beeinflussen.

Spam Auf elektronischem Weg übertragene, unerwünschte Nachrichten, die dem Empfänger unverlangt zugestellt werden und zumeist einen Werbeinhalt haben.

Strategische Geschäftseinheiten (SGE) Teilbereich eines Unternehmens, das in einem unternehmensexternen Marktsegment unabhängig von anderen Teilgebieten der Unternehmen agieren kann; eng verbundene Markt-Produkt-Kombinationen mit definierter Marktaufgabe, die dem Unternehmen einen eigenständigen Erfolgsbeitrag liefern.

Subsite Unterseite einer Website.

Suchindex Schlüsselwort-Index für die Dokumentenbasis in Suchmaschinen, um Suchanfragen über Schüsselwörter mit einer nach Relevanz geordneten Trefferliste zu beantworten.

Suchmaschinen-Marketing Teilgebiet des Online-Marketings, das alle Maßnahmen zur Gewinnung von Besuchern für eine Webpräsenz über Websuchmaschinen umfasst. Es gliedert sich in die Teildisziplinen Suchmaschinenoptimierung und Sponsorenlink.

SWOT-Analyse Werkzeug des strategischen Management zur Analyse der Stärken, Schwächen, Chancen und Risiken: für **S**trengths (Stärken), **W**eaknesses (Schwächen), **O**pportunities (Chancen) und **T**hreats (Gefahren).

Telefonmailing Direktmarketing durch zielgruppengenaue Ansprache durch die Kombination der Medien Mailing und Telefon (zeitversetzt).

Telefontracking Verfahren zur Ermittlung der Telefonnummer eines Interessenten, der die über einen Link separat generierte Telefonnummer einer Praxis anruft, z.B. bei Google AdWords.

Typografie Gestaltungsprozess, der mittels Schrift, Linien, Bildern, Flächen und typografischem Raum auf Druckwerke und elektronische Medien angewendet wird (Layoutgestaltung, Schriftenentwurf, Papierauswahl etc.).

Übergewinn Gewinn durch zusätzlich behandelte Neupatienten nach Abzug eines kalkulatorischen Arztlohns

Umsatz Wertmäßige Erfassung des Absatzes eines Unternehmens (Erlös).

(un)elastische Nachfragereaktion Bei der elastischen Nachfrage sinkt die Nachfrage auf Null, wenn die Preise steigen, bei der unelastischen Nachfrage reagiert die Nachfrage nicht auf Preisänderungen.

URL Identifiziert und lokalisiert eine Ressource über das verwendete Netzwerkprotokoll sowie den Ort der Ressource in Computernetzwerken.

Usability Benutzerfreundlichkeit, Gebrauchstauglichkeit.

User Begriff aus der elektronischen Datenverarbeitung für den Benutzer eines Computers, einen Internetnutzer, ein Mitglied einer Online-Community, einen Software- oder Hardwarekunden der IT-Branche sowie ein Benutzerkonto, das mit bestimmten Zugriffsrechten auf den Computer ausgestattet ist.

USP Steht im Marketing für das Alleinstellungsmerkmal (Unique Selling Proposition), das besondere Merkmal eines Produktes oder einer Dienstleistung, das die Personen einer bestimmten Zielgruppe dazu motiviert, genau dieses Produkt zu kaufen, da es ihnen einen besonderen Nutzen verschafft.

Verdrängungswettbewerb Das Bestreben eines Unternehmens, durch Preis- oder andere Politik den Marktzutritt anderer Unternehmen zu verhindern und/oder Wettbewerber aus einem Markt zu drängen.

Verhaltensorientierte Merkmale Merkmale zur Zielgruppenselektion: Lebensgewohnheiten, Entscheidungsmuster, Freizeitgestaltung, Kaufgewohnheiten, Gruppenzugehörigkeit.

Vermarktungsallianz Zusammenschluss von Unternehmen in Bezug auf das gemeinsame Marketing, um den einzelnen Unternehmen wirtschaftliche Vorteile zu verschaffen.

Vermarktungsstrategie Plan zur Erreichung der Vermarktungsziele für ein Produkt oder eine Dienstleistung z. B. durch Preis- oder Vertriebsweggestaltung.

Video-Podcast siehe Podcast.

Videowerbung Online-Videos mit Werbebotschaften auf Videokanälen (z. B. YouTube, MySpace).

Wachstumsmarkt Markt, in dem besondere Chancen für den Absatz von Produkten oder Dienstleistungen bestehen und hohe Wachstumsraten erwartet werden. Diese Märkte zeichnen sich durch neue Technologien und veränderte Rahmenbedingungen oder steigende Einkommen aus.

Wachstumspotenzial Erwartete oder eingetretene prozentuale Erhöhung des Absatz- oder Umsatzvolumens auf einem definierten Teilmarkt in einer bestimmten Periode.

Web 2.0 Interaktive, kollaborative Elemente des Internets, insbesondere des World Wide Webs, in der die Nutzer die Inhalte kommentieren, empfehlen oder mit anderen Angeboten verknüpfen können; der angelehnte Begriff an Versionsnummern von Softwareprodukten grenzt diese neue Generation des Webs von früheren Nutzungsarten ab.

Webbrowser Spezielle Computerprogramme zum Betrachten von Webseiten im World Wide Web.

Webcrawler Computerprogramm zur automatischen Durchsuchung des World Wide Webs zur Analyse von Webseiten, das vor allem von Suchmaschinen eingesetzt wird.

Web-Designer Person, die Websites im World Wide Web erstellt und pflegt und für die Gestaltung, den Aufbau und die Umsetzung des Corporate Designs verantwortlich ist.

Webmaster Person, die sich mit der Planung, grafischen Gestaltung, Entwicklung, Wartung, Vermarktung und/oder Administration von Websites sowie Webanwendungen im Internet oder Intranet einer Organisation befasst.

Webplattform Software-Kombination, mit der sich datenbankgestützte, dynamische Websites realisieren lassen.

Webserver Computer mit Webserver-Software (lokal oder in Firmennetzwerken), der Dokumente an Webbrowser überträgt und lokal, firmenintern oder weltweit zur Verfügung stellt.

Website Webauftritt, Webpräsenz, Webangebot im World Wide Web, an dem sich mehrere Webseiten, Dateien oder andere Ressourcen befinden, die durch eine einheitliche Navigation miteinander verknüpft sind.

Werbebotschaft Werbliche Kernaussage, die mit der Gestaltung (Schrift, Bild, Ton) den Empfänger (Konsumenten) informiert und aktiviert.

Werbekonzept Leitfaden und Arbeitsgrundlage, wie konkrete Werbemaßnahmen ausgeführt werden sollen.

Werbeplanung Planung zur permanenten Optimierung der Effizienz und Effektivität der Werbeaktivität eines Unternehmens, des Umfanges und der Qualität der Werbestrategie und deren Übereinstimmung mit der Marketingstrategie des Unternehmens.

Wertschöpfungskette Netzwerk von Organisationen (Lieferkette), das über vor- und nachgelagerte Verbindungen an den verschiedenen Prozessen und Vorgänge der Wertschöpfung beteiligt ist und Werte in Form von Produkten und Dienstleistungen schafft.

Wettbewerberradius Das räumliche Umfeld, in dem sich relevante Wettbewerber befinden. Für Zahnärzte in Großstädten wird hier zumeist 3 km angenommen.

Wettbewerbsanalyse Bewertung der Methoden, Produkte und Verhaltensweisen, mit der Wettbewerber in einem bestimmten Markt zur Vorhersage des Verhaltens dieser Konkurrenten operieren.

Wettbewerbsvorteil Wirtschaftswissenschaftliche Bezeichnung des Vorsprungs eines Wettbewerbers auf dem Markt gegenüber seinen Konkurrenten im ökonomischen Wettbewerb.

Wiki Hawaiisch für „schnell", bezeichnet ein Hypertextsystem für Webseiten, dessen Inhalte auch online direkt im Browser geändert werden können (z.B. Online-Enzyklopädie Wikipedia).

Wikipedia Online-Enzyklopädie in verschiedenen Sprachen zur kollektiven Erstellung von Internetseiten.

Wissensasymmetrie Entsteht, wenn entgegen der neoklassischen Ökonomie – Nachfrager und Anbieter nicht über dasselbe Maß an Informationen verfügen; so muss ein Patient sich auf die Diagnose des Arztes verlassen, der über das Wissen verfügt, das er selbst nicht hat und der damit als Anbieter direkten Einfluss auf die Nachfrage ausüben kann.

Workshop Moderierter Lehrgang zum Erfahrungsaustausch auf gleicher Ebene zur gemeinsamen Entwicklung von Strategien und Lösung von Problemen; Lernen voneinander.

World Wide Web (www) Ein weltweit über das Internet abrufbares Hypertext-System zur allgemeinen Benutzung.

YouTube Internet-Videoportal mit Sitz in San Bruno, Kalifornien, auf dem Benutzer kostenlos Videos ansehen und hochladen können.

Zahnarztdichte Anzahl der Personen, die durchschnittlich von einem Zahnarzt betreut wird (bezogen auf ein definiertes Gebiet). Achtung: Je höher diese Zahl, desto geringer ist die Zahl der Zahnärzte in einem Gebiet. Eigentlich müsste der Begriff also „Kehrwert der Zahnarztdichte" heißen.

Zielgruppe Marketingbezeichnung für eine bestimmte Menge von Marktteilnehmern, an die sich die Werbung oder andere Mittel der Kommunikationspolitik eines Unternehmens richtet.

Zielgruppen-Marketing Zielgerichtetes Einwirken auf eine Zielgruppe mit verschiedenen Marketingmitteln zur Erzielung einer hohen Kundenbindung. Werbung neuer Kundengruppen oder Erschließung von Märkten, um Gewinne zu erzielen.

Z-MVZ Zahnmedizinisches Versorgungszentrum, seit 2015 von mehreren Zahnärzten in verschiedenen Rechtsformen und auch von einem Zahnarzt als GmbH gegründet werden kann.

Zulassungsbeschränkung Zum 1. April 2007 trat das GKV-Wettbewerbsstärkungsgesetz in Kraft. Es beinhaltet unter anderem die ersatzlose Streichung der Regelungen zu den Zulassungsbeschränkungen für Vertragszahnärzte.

Stichwortverzeichnis